Was fehlt dem Kind?

Gary A. Crow

Was fehlt dem Kind?

Ein Ratgeber für Erzieher

Aus dem Englischen übersetzt
von Edith Harries und Gisela Haas

Otto Maier Verlag Ravensburg

CIP-Kurztitelaufnahme der Deutschen Bibliothek

Crow, Gary A.:
Was fehlt dem Kind?: Ein Ratgeber für Erzieher / Gary A. Crow. Aus d. Engl. übers. von Edith Harries u. Gisela Haas. – Dt. Erstausg. – Ravensburg: Maier, 1983.
Einheitssacht.: Children at risk <dt.>
ISBN 3-473-60427-5

Deutsche Erstausgabe
Die englischsprachige Originalausgabe erschien unter dem Titel
Children at Risk. A Handbook of the Signs and Symptoms of Early Childhood Difficulties
bei Schocken Books, New York.

Aus dem Englischen übersetzt von Edith Harries und Gisela Haas
Redaktion: Ingetraud Lünser
Umschlaggestaltung: Hinrich-Udo Denkena
Satz: Fotosatz Hissek, Konstanz
Gesamtherstellung: Druckerei Appl, Wemding
Printed in Germany
ISBN 3-473-60427-5

Inhalt

Ich bin eben so! 49
Fehlverhalten

Ich fühl' mich nicht wohl! 76
Störungen des Befindens

Einführung

Dieses Handbuch ist gedacht für Pädagogen, die mit jüngeren Kindern zu tun haben, wobei der Schwerpunkt bei den 5–8jährigen liegt. Für Grundschullehrer, Schulleiter, Betreuer(innen), Erziehungsberater, Schulpsychologen und andere Mitarbeiter an Kindergärten, Schulen und Kliniken wird es eine Hilfe sein. Freizeithelfer, Sozialarbeiter, kirchliche Erzieher und Eltern werden entdecken, daß die Aufzählung und Darstellung von 100 wesentlichen Symptomen für Störungen und Schwierigkeiten in der Entwicklung von Kindern informativ und von großem Interesse für sie ist.

Wissen wir, die wir für das Wohlergehen und die Belange von Kindern verantwortlich sind und diese Verantwortung auch bejahen, immer, was Kindsein heißt und was Kinder brauchen? Erkennen wir, wann Hilfe nötig ist, wie und warum? Sind unsere Bemühungen erfolgversprechend und dienen sie tatsächlich dem Besten des Kindes? Sein Wohl und sein Wohlbefinden müssen im Mittelpunkt stehen, wenn wir bei unserer Fürsorge unsere Kenntnisse, unser Können und unsere Erfahrungen einsetzen. Selbst wenn ein bestimmtes Vorgehen uns im Nachhinein als unnütz erscheint, sollten wir uns in unserem Handeln von den Grundsätzen dieses Buches leiten lassen. Wir wissen sowohl verstandesmäßig als auch intuitiv, daß Kinder unseren ganzen Einsatz brauchen, einerlei, ob es drei oder dreißig sind. Wenn nun wirkliche Probleme oder Schwierigkeiten auftauchen, ist es in jedem Fall besser, sich zu sehr zu engagieren und sich intensiv zu kümmern, als zu wenig zu tun und womöglich Wichtiges zu unterlassen – also lieber übertriebene Vorsicht als Unterschätzung der Sachlage.

Wenn sich z. B. ein Kind bei einem Schulunfall den Kopf hart anschlägt, verhalten wir uns vorsorglich wie bei einer Gehirnerschütterung. Wir veranlassen es, sich hinzulegen; wir kühlen die Beule mit Eis oder einem kalten Umschlag; wir informieren den für die Erste Hilfe ausgebildeten Erzieher. Wir sorgen dafür, daß die Eltern benachrichtigt werden und ein Erwachsener bei dem Kind bleibt, bis Vater oder Mutter kommen, um es abzuholen. Wenn es zunächst in der Schule oder dem Kindergarten bleiben muß und einschläft, wird es mindestens jede Stunde einmal geweckt. Den Eltern raten wir dringend, sicherheitshalber einen Arzt aufzusuchen, und, wenn das nicht gleich erfolgen kann, bis dahin mit den Vorsichtsmaßnahmen fortzufahren. Sind diese nicht übertrieben, da sich das Kind doch *nur* heftig gestoßen oder einen Ball an den Kopf bekommen hat, auf das Pflaster gestürzt oder mit einem andern Kind zusammengerannt ist? Vielleicht war keine der Maßnahmen wirklich nötig, aber wir haben unser mögliches getan für den Fall, daß es doch eine Gehirnerschütterung war.

Wir sollten die Klagen eines Kindes und das, was es in bezug auf seine Schwierigkeiten vorbringt, ernst nehmen. Natürlich wissen wir, daß Kinder manchmal übertreiben; daß sie ferner ihre Geschwister, Mitschüler oder Spielgefährten imitieren und mit den gleichen Klagen kommen – vor allem wenn andere aufgrund ihres Kummers besondere Aufmerksamkeit und Zuwendung von den Erwachsenen erfahren. Trotzdem sollten wir immer davon ausgehen, daß das Kind die *Wahrheit* sagt.

Gewöhnlich haben wir die Möglichkeit, uns dank unserer Erfahrung und unseres pädagogischen Geschicks davon zu überzeugen, ob ein Grund zur Beunruhigung vorliegt oder nicht, und können uns die Zeit nehmen zu beobachten, was vorgeht. Erst dann treffen wir unsere Entscheidung. Andererseits müssen wir natürlich sofort handeln, wenn die Umstände es erfordern. Hat das Kind uns zum besten gehalten, haben wir etwas Zeit und Kraft verschwendet; war es aber ernst, so brauchen wir uns nicht vorzuwerfen, etwas versäumt zu haben.

Körperliches Wohlbefinden und eine normale physische Entwicklung sind für die seelische, geistige und soziale Entwicklung von großer Wichtigkeit. Auffälligkeiten in diesen Bereichen liegen oft physische Mängel oder Störungen zugrunde. Wenn wir sehen, daß ein Kind Probleme hat, tun wir also gut daran, zunächst nach körperlichen Ursachen zu forschen und diese Möglichkeit eingehend in Betracht zu ziehen, bevor wir zu dem Schluß kommen, daß die Schwierigkeiten primär emotionaler, geistiger oder sozialer Natur sind. Auf diesen Punkt sei hier mit Nachdruck hingewiesen; denn nahezu jede Auffälligkeit im Verhalten eines Kindes kann, auch wenn es durchaus nicht den Anschein hat, ganz oder teilweise auf vorübergehendes körperliches Unbehagen oder einen körperlichen Schaden zurückzuführen sein. Dabei sollten wir nicht vergessen, daß Kinder im Wachstum begriffen und viele ihrer Schwierigkeiten entwicklungsbedingt sind. Ungewöhn-

liches Verhalten stellt somit nicht immer ein echtes Problem dar; es kann auch Ausdruck der spezifischen Veränderungen sein, die der Entwicklungsprozeß mit sich bringt. Zwar dürfen wir, bevor wir nicht Art und Umfang der Störung in ihrer Bedeutung für das betroffene Kind erkannt haben, nicht ohne weiteres annehmen, daß sich die Auffälligkeiten mit der Zeit von selber verlieren; doch sollten wir ebensowenig übersehen, daß Schwankungen und Spannungen ganz natürlich sind, Verhaltens- und Anpassungsnormen variieren und Kinder die Möglichkeit haben müssen, sich individuell und in der einzig ihnen gemäßen Weise zu entfalten.
Hinsichtlich physischer Störungen gibt es in der Altersgruppe der 5–8jährigen keine großen Unterschiede. Anders verhält es sich mit Schwierigkeiten beim Lernen, bei der Eingliederung in eine Gruppe und dem Erfüllen von Anforderungen. So verdrehen oder vertauschen Fünf- und Sechsjährige häufig Zahlen und Buchstaben und haben Mühe, Dinge in die richtige Reihenfolge zu bringen oder kleine Aufgaben den Anweisungen entsprechend auszuführen. Das kommt bei Achtjährigen seltener vor und erfordert demgemäß dann mehr Beachtung und Aufmerksamkeit. – Fünfjährige finden oft nur schwer Anschluß an Gleichaltrige oder neue Spielgefährten, während es Zweit- und Drittkläßlern meist ziemlich leicht fällt, Kontakte zu knüpfen und sich in die Gemeinschaft zu integrieren. – Ein Fünfjähriger reagiert unter Umständen mit heftigen Gefühlsausbrüchen, wenn die Mutter ihn im Kindergarten oder in der Schule zurückläßt; dagegen nimmt ein Siebenjähriger meist aufgeschlossen, oft mit Begeisterung am Schulgeschehen teil, während die Mutter zu Hause bleibt, ihren Arbeitsplatz aufsucht oder anderen Beschäftigungen nachgeht. Grundsätzlich kann man sagen, daß physische Störungen, Familien- und Umweltprobleme nicht altersgebunden sind, im Gegensatz zu den emotionalen, sozialen sowie den Lern- und Schulproblemen.

Alle erreichbaren Hilfsquellen sollten wir für die Kinder so weit es geht erschließen. Zu den einzelnen Themenkreisen finden Sie Hinweise, wann und wo Sie Schulpsychologen, Sprachheilpädagogen, Erziehungs- und Schullaufbahnberater etc. einschalten sollten. Aber auch wenn solche Institutionen nicht zur Verfügung stehen, können Sie eine Menge tun. Schon Ihr Verhältnis zu dem Kind, Ihr Verständnis für seine Schwierigkeiten sind nicht ohne Bedeutung. Einmal helfen Sie ihm damit unmittelbar; ferner haben Sie aufgrund Ihres Einblicks und des Ihnen entgegengebrachten Vertrauens Möglichkeiten, die Chancen einer Besserung zu vergrößern, ohne der Entwicklung des Kindes zu schaden. Wir wissen, daß uns Grenzen gesetzt sind, und es ist sehr wichtig, daß wir diese sehen und anerkennen; ebenso wichtig ist es aber, unser Wissen und Können zum Wohle des Kindes ohne Zögern zu nutzen.

Die hier erläuterten Thesen sollten wir im Auge behalten, wenn wir uns nun unserm eigentlichen Anliegen zuwenden: den Kindern zu *helfen*. Sprechen wir zu einer Gruppe von Eltern oder Erziehern, so taucht fast jedesmal die Frage auf: »Wie erkennen *Sie* ernste Störungen oder deren Ansätze, und wie können *wir* sie erkennen?« Die Fragen erscheinen eindeutig und verhältnismäßig einfach, ihre Beantwortung ist komplizierter, weil mehrere Aspekte zu berücksichtigen sind. Da ist zunächst die Tatsache, daß Kinder komplexe Geschöpfe sind, mit einer physischen, einer emotionalen, einer ethisch-geistigen, einer sozialen, einer sexuellen und einer intellektuellen Komponente. Jede davon enthält die Möglichkeit einer Problementwicklung. Störungen auf dem einen Gebiet zu diagnostizieren ist nicht das gleiche wie dies auf einem andern Gebiet zu tun; entsprechend verhält es sich bei verschiedenen Kombinationen. – Weiter stellen wir fest, daß die Skala von *äußerst schwer* bis *relativ unbedeutend* reicht; wir müssen also imstande sein, den Grad der Störung zu erkennen. – Ferner ist zu beachten, daß einige Symptome erst auf ein vorhandenes Problem hindeuten, wenn sie mehr oder weniger häufig auftreten, während andere schon bei einmaligem Erscheinen eine wirkliche Gefahr anzeigen. So ist z.B. eine auffällige Schwächung einer Körperhälfte sofort ein alarmierendes Zeichen, während das Stammeln und Stottern eines Fünfjährigen uns erst veranlassen wird, etwas zu unternehmen, wenn es mit einiger Regelmäßigkeit geschieht.

Da die Früherkennung von Störungen im Kindesalter so sehr wichtig ist, ist sie ein beständiges und oft vorgebrachtes Anliegen all derer, die mit Kindern zu tun haben; und das bloße Aufzeigen der Schwierigkeiten und der Komplexität der damit verbundenen Fragen genügt natürlich nicht. Andererseits müßte man Hunderte von Büchern lesen und ein Leben lang Forschungen und Studien betreiben, um alle Störungen bezogen auf alle Kinder in allen denkbaren Situationen zu beschreiben. Dieses Buch beschränkt sich daher auf die Darstellung der einhundert signifikantesten Symptome und Merkmale, die Eltern und Erziehern in der Praxis begegnen.

Sogleich erhebt sich jedoch die Frage: *Warum gerade diese und nicht andere?* Folgende Gesichtspunkte haben bei der Auswahl eine entscheidende Rolle gespielt: Die Analyse des spezifischen Problems setzte eine Kenntnis bzw. die Möglichkeit des Erkennens der zu beachtenden Merkmale voraus. Dazu mußte aus der Gesamtheit der Kinder eine bestimmte Gruppe ausgewählt und klar definiert werden. Etwas willkürlich und seinem besonderen Interesse für jüngere Kinder folgend, entschied sich der Verfasser für die Altersgruppe der 5–8/9jährigen, also für Kindergarten- und Grundschulkinder.
Wegen der übergroßen Stoffülle wurde dann eine weitere Eingrenzung vorgenommen, welche sich aus der Zusammenarbeit des Verfassers mit Lehrern und dem Wright State University College of Education in Dayton, Ohio, ergab: »Welche Merkmale und Symptome für Störungen bei Kindern der genannten Altersgruppe *muß der Erzieher erkennen und beachten?«* Eine gründliche Durchsicht der einschlägigen Literatur, die auf Veranlassung und unter der Leitung des Verfassers erfolgte, förderte 450 solcher Merkmale und Symptome zutage. Dazu sei angemerkt, daß die Literatur nur zu deren Auswahl diente, nicht aber herangezogen wurde, um das diesbezügliche Wissen zu überprüfen oder zu erweitern. Einige Symptome und Merkmale waren in den Büchern eingehend behandelt, andere nur am Rande erwähnt. Dennoch wurden alle hier aufgenommen, unabhängig davon, welche Bedeutung den einzelnen von dem jeweiligen Autor beigemessen wurde. Zweifellos ist die Liste nicht vollständig. Auch wird der Leser feststellen, daß einige der im Anhang aufgelisteten 450 Fakten kaum als Anzeichen einer Störung angesehen werden können; eher als Begleiterscheinungen. Alle typischen und besonders wichtigen Symptome sind aber nach Wissen des Verfassers in dem Verzeichnis enthalten.
Mit Hilfe eines aufwendigen Verfahrens wurden aus dieser Liste der 450 Merkmale und Symptome die 100 wesentlichsten herauskristallisiert (vgl. dazu die ausführliche Beschreibung im Anhang auf S. 186).
Der Verfasser unterteilte diese 100 Positionen in acht Gruppen, jede mit einem bestimmten Schwerpunkt, denen die Kapitel dieses Buches entsprechen. Sie werden eingeleitet durch kurze, anschauliche Szenen, die es dem Leser leichter machen sollen, sich später die angeführten Symptome wieder ins Gedächtnis zu rufen, welche er sich gesondert wohl kaum alle einprägen kann. Das Stichwortverzeichnis wird sich als

nützlich erweisen, wenn sich Fragen in Verbindung mit speziellen Sachverhalten ergeben.
Im Hauptteil wird die Beschreibung der Symptome systematisch fortentwickelt und ergänzt. Damit gewinnt der Leser einen Überblick, der ihn in den Stand setzt, sie wahrzunehmen, zu verstehen und auf sie einzugehen, wenn sie ihm in der Praxis begegnen. Ferner erhält er eine Fülle von Informationen, die es ermöglichen, die verschiedenen Anzeichen und Merkmale als solche zu erkennen und aus dem einen oder anderen auf das eventuelle Vorhandensein weiterer Störungen zu schließen. Am Ende der Kapitel sind die wichtigsten Symptome noch einmal in Listen zusammengestellt. Neben der weiter unten erläuterten Verwendbarkeit als Arbeitsbogen können sie zur Erfassung von Kindern mit besonderen Schwierigkeiten wie z. B. Lernbehinderungen, Verhaltensstörungen, körperlichen Schäden, emotionalen oder umweltbedingten Problemen dienen. Vor allem, wenn es darum geht, die erforderlichen Unterlagen für Untersuchungen, Spezialbehandlungen oder die Eingliederung eines Kindes in eine Sonderklasse vorzubereiten, sind sie von großem Wert.
Nachdem die Hauptkapitel dieses Buches abgeschlossen waren, wurden sie in bezug auf die medizinischen, psychologischen und pädagogischen Fakten und Informationen einer strengen Prüfung unterzogen, um sachliche Richtigkeit, Vollständigkeit und Verläßlichkeit zu gewährleisten. Wenngleich der Autor die endgültige Fassung vornahm und allein dafür verantwortlich zeichnet, so haben die Mitarbeiter, denen er im Vorwort seinen Dank ausgesprochen hat, doch einen wesentlichen Beitrag geleistet. Sie haben mit Umsicht und großer Sorgfalt recherchiert und viel Mühe darauf verwandt sicherzustellen, daß der Leser ein brauchbares und fundiertes Buch in die Hand bekommt.

Zur Benutzung des Buches

Aufgrund unserer Erfahrung und Ausbildung wissen wir, daß Kinder, wie schon erwähnt, als komplexe Geschöpfe eine physische, eine emotionale, eine ethisch-geistige, eine soziale, eine sexuelle und eine intellektuelle Komponente haben. Selten – wenn überhaupt – sind die auftretenden Schwierigkeiten auf ein einziges Gebiet beschränkt, fast immer sind andere in Mitleidenschaft gezogen. Das heißt, auch die Schwierigkeiten sind komplex und setzen sich aus verschiedenen Aspekten zusammen. Körperliche Beschwerden haben z. B. gewöhnlich Auswirkungen auf das emotionale und soziale Verhalten des Kindes; umgekehrt können auch ihre Ursachen im emotionalen und/oder sozialen Bereich zu finden sein. Fühlt ein Kind sich nicht wohl, so neigt es dazu, sich zurückzuziehen. Der Kontakt zu den Kameraden ist erschwert, es ist reizbar, unlustig und nicht so fröhlich wie sonst. Lernschwierigkeiten gehen oft mit emotionalen Störungen einher, u. a. m.

Die Eingrenzung auf die Altersstufe der 5–8jährigen erlaubt eine vertiefte Betrachtung der Problematik. So werden die Erwachsenen in den Stand gesetzt, sich gezielt mit den einzelnen Kindern zu befassen und ihnen wirksam zu helfen. Zwar ist es weder möglich, für dreißig Schüler dreißig individuelle Arten der Behandlung anzugeben, noch steht uns für die Kinder eine unbegrenzte Anzahl von Erziehern – verschieden nach Persönlichkeitsstruktur und Temperament – zur Verfügung. Was wir aber haben, sind ein paar grundlegende Verfahrensmuster, die sich dennoch voneinander unterscheiden. Manche Kinder brauchen vielleicht eine ganz direkte und spontane Annäherung, andere eine allmähliche und systematische. Mit manchen Schwierigkeiten wird der Erzieher selber fertig, andere erfordern das Eingreifen von Spezialisten. Detaillierte Hinweise, wann und wie der Schulpsychologe, der Erziehungsberater, der Schularzt, der Sprachheilpädagoge, der Schulaufsichtsbeamte oder der Sozialarbeiter einzusetzen sind, finden sich an den entsprechenden Stellen, aber auch, was zu tun ist, wenn diese Institutionen nicht zur Verfügung stehen. Es wird

besprochen, wie man auf die Kinder zugeht, bei denen sich Störungen bemerkbar machen, und wie man sich mit ihnen um deren Beseitigung bemüht; wie man die Eltern am wirkungsvollsten unterstützt und mit ihnen zusammenarbeitet.
Um die in diesem Buch vertretene grundsätzliche Einstellung zu Kindern und ihren Schwierigkeiten zu erfassen und die Methode zu verstehen, wenden wir uns am besten einzelnen Fällen zu. Auf den nächsten Seiten werden als Beispiele vier Kinder vorgestellt. Nachdem wir die Auffälligkeiten konstatiert haben, versuchen wir die Beobachtungen zu ordnen und in ein Schema zu bringen. Als Kategorien bieten sich die schon genannten Begriffe an: »physisch-organisch« (oft in Form einer Krankheit sich äußernd), »schulisch-intellektuell« (Lernprobleme), »emotional« und »sozial«. Manche Störungen sind außerdem in Verbindung mit Milieu- und Umweltbedingungen zu sehen. Daß auffälliges Verhalten selten nur einen einzigen Bereich betrifft und daß ein Symptom sowohl in seiner(n) Ursache(n) als auch in Erscheinung und Auswirkung gewöhnlich eine Kombination mehrerer Komponenten repräsentiert, wurde schon erwähnt. In einen Arbeitsbogen (siehe Vordruck) tragen wir nun in die erste Spalte unter *Symptome* die entsprechenden Fakten ein und kreuzen in den übrigen Spalten jeweils die Felder an, die nach unserer Meinung mit der Störung in unmittelbarem und – soweit erkennbar – ursächlichem Zusammenhang stehen.

Grundschema eines Arbeitsbogens zur Früherkennung

		Problemfelder				
Nr.	Symptom	physisch-organisch	emotional	sozial	umweltbedingt	schulisch-intellektuell

Wenn die Bogen für alle Kinder ausgefüllt sind, betrachten wir jeden einzelnen unter folgenden Gesichtspunkten:
a) Welche Beziehungen der Symptome untereinander zeichnen sich ab? Gibt es ein- oder wechselseitige Abhängigkeiten?
b) In welchen Kategorien sind die Ursachen für die Störungen zu suchen? Wo treten sie klar zutage? Wo sind sie aufgrund der Art des Symptoms eindeutig erkennbar?
c) Was sagt mir das Gesamtbild?
d) Wie sieht demnach mein vorläufiger Plan aus, dem Kind zu helfen?

Beispiel 1: Ellen
Ellen besucht die zweite Klasse und hat Schwierigkeiten. Ihre Leistungen sind in keinem Fach zufriedenstellend, obwohl sie sich offenbar große Mühe gibt – manchmal fast zu viel. Ellen wurde als kleines Mädchen körperlich und seelisch mißbraucht bzw. mißhandelt und lebt gegenwärtig bei Pflegeeltern. Spricht man mit ihr allein, so gewinnt man den Eindruck, ein freundliches, ziemlich aufgewecktes Kind vor sich zu haben; sie lacht viel, wirkt gelöst und fröhlich, warmherzig und aufgeschlossen und scheint die Dinge zu beherrschen, die man von einem Zweitkläßler erwarten kann. Sie ist dann auch imstande, einfache Rechenaufgaben zu lösen und Wörter zu schreiben; sie kennt die Zahlen und kann etwas aus der Schule erzählen. Alles scheint in Ordnung zu sein. Kein äußeres Anzeichen deutet auf ihre schulischen Mißerfolge hin.
Soll sie jedoch innerhalb einer kleinen Gruppe oder im Klassenverband eine Leistung erbringen wie vorlesen, eine Rechenaufgabe lösen, sich am Gespräch beteiligen oder ähnliches, so versagt sie vollkommen. Es ist, als hindere sie die Anwesenheit der anderen, ihre Fähigkeiten unter Beweis zu stellen. Das Bild, das sie in der Klasse bietet, steht in krassem Gegensatz zu dem, das man im Einzelgespräch von ihr erhält.

Beispiel 2: Fred
Fred ist zusammen mit einem Klassenkameraden in Schwierigkeiten geraten. Die zwei Jungen sind in eine benachbarte Kirche eingebrochen, haben die Wände beschmiert, einige Gegenstände beschädigt und ein großes Durcheinander angerichtet. Da beide erst sieben Jahre

alt und damit noch nicht strafmündig sind, hat man sie ihren Eltern übergeben mit der Auflage, sie in Zukunft besser zu beaufsichtigen. Fred besucht die zweite Klasse und ist in sehr unstabilen Verhältnissen aufgewachsen. Er lebt jetzt bei seiner Mutter und deren Mann, seinem Stiefvater. Ab und zu geht er zu seinem leiblichen Vater, einem Alkoholiker.

Fred hat schon mit Streichhölzern hantiert, hat oralen sexuellen Kontakt mit drei oder vier Nachbarsjungen gehabt, seinem Großvater Geld gestohlen, um es seinen Freunden zu schenken, und scheint hyperaktiv, wenn er sich gelegentlich auch ganz in sich zurückzieht.

Die Vorfälle ereigneten sich meistens zu Zeiten, in denen er seinen Vater besuchte, einschließlich der Episode, daß er absichtlich seine Matratze in Brand setzte. Während der letzten fünf oder sechs Wochen hat man ihm nicht mehr erlaubt, seinen Vater zu sehen. Dennoch bekam er kürzlich zu Hause einen Wutanfall, stellte die Wohnung auf den Kopf und verschwand für einige Stunden; dann kam er zurück und tat, als ob nichts gewesen sei.

Auch in der Schule fiel er gelegentlich auf, so durch Kämpfe mit anderen Kindern, Zündeleien mit Streichhölzern und einmal durch das Einatmen von Klebstoffsubstanz; keins der Vorkommnisse, für sich genommen, schwerwiegend, in der Häufung jedoch problematisch.

Durch sein Verhalten lenkt er ständig die Aufmerksamkeit auf sich, sorgt für Aufregung und stiftet in der Klasse viel Unruhe. Seine Mutter berichtet, er habe »gute« und »schlimme« Tage. Das deckt sich mit dem Erscheinungsbild in der Schule.

Beispiel 3: Gus

Bei Gus empfiehlt es sich, zusätzlich zu den oben angeführten Überlegungen sich noch folgende Fragen vorzulegen: Welche Fachleute könnten Gus helfen, und was sollte der Erzieher außerdem noch über ihn wissen, etwa über seine Mitarbeit in der Schule, sein Betragen zu Hause, das Verhältnis zu den Kameraden und zu seiner Umwelt.

Gus zeigt sich in der Schule gelegentlich recht übel gelaunt; das eigentliche Problem jedoch ist, daß er zwei- bis dreimal in der Woche in die Hose macht, auf dem Schulhof oder auch während der Stunde. Er ist gescheit und sehr wortgewandt. Am Lernen und am Schulgeschehen nimmt er lebhaften Anteil, spielt mit den andern Kindern und scheint in die Gemeinschaft integriert. Oft fällt es ihm aber offenbar

schwer, aufmerksam zu sein, stillzusitzen und die vom Erwachsenen gesetzten Grenzen zu respektieren. Begegnet dieser ihm bittend und freundlich, gibt es gewöhnlich keine Schwierigkeiten; spricht er jedoch entschieden, kurz angebunden oder streng mit ihm, reagiert Gus mit Heftigkeit; er schreit, fuchtelt mit den Armen, läuft im Zimmer herum und führt sich recht sonderbar auf.
So nahm ihn die Lehrerin eines Tages beim Arm, um seinen Übereifer zu dämpfen, worauf er sofort mit dem Geschrei begann, auf sie einschlug, nach ihr trat und sich loszureißen versuchte. Daß sie ihn weiterhin festhielt, brachte ihn nur noch mehr auf. Erst nachdem sie ihn losließ, beruhigte er sich, war plötzlich sehr zugänglich und eine Zeitlang das artigste Kind in der Klasse.

Beispiel 4: Helen

Auch bei Helen sollte der Beobachter sich fragen, welche zusätzlichen Informationen und/oder Erhebungen von Nutzen sein könnten.

Helen ist sehr still und immer darauf bedacht, visuelle und sprachliche Kontakte zu vermeiden. Sie legt eine extreme Aversion gegen Berührungen an den Tag und reagiert mit Erschrecken und Zittern, wenn jemand ihr zu nahe kommt. Die Mutter sagt, daß sie zu Hause sehr munter, gleichzeitig aber auch sehr anschmiegsam sei und ihr Verhältnis herzlich und natürlich.
Ihr Verhalten in der Schule ist sehr kontrolliert, in all ihren Handlungen ist sie peinlich genau. Zeitweilig hat man den Eindruck, sie arbeitet und bewegt sich mit der Präzision einer Maschine. Sie nimmt anscheinend alles wahr, was um sie herum geschieht, und registriert mit ungewöhnlicher Wachsamkeit auch die unbedeutenden Vorgänge in der Klasse.

Beim Lesen der nun folgenden acht Kapitel, in denen die hundert signifikantesten Symptome ausführlich behandelt sind, werden dem Erzieher die Kinder in den Sinn kommen, mit denen er zu tun hat. Wenn er für einige einen Bogen anlegen und einen Behandlungsplan entwickeln möchte, sollte er daran denken, daß die Listen nicht den Anspruch auf Vollständigkeit erheben und daß unter gewissen Umständen andere Probleme in den Vordergrund rücken können, so z. B. Bisse von Tieren, Anzeichen von Unterernährung oder Sichelzellanämie; bestimmte kulturell bedingte Faktoren (Werthaltungen, Glaubensdinge, Normen) bei ethnischen Minderheiten; Schwierigkeiten mit der deutschen Sprache bei Ausländerkindern oder andere gruppenspezifische Probleme, die auch mit dem Durchschnittsalter der Kinder zu tun haben können.

Obwohl das Buch versucht, auf jene Merkmale besonders hinzuweisen, die bezüglich ihrer Häufigkeit und ihres Ursprungs mit solchen Faktoren wie gesellschaftliche Schichtung, Alter, Nationalität, Umgebung, Wohnverhältnisse und soziales Umfeld in ihrer Relevanz wechseln, kann es zwangsläufig nur verallgemeinernd von *den* Fünf- bis Achtjährigen sprechen, während der Erzieher *seine* Gruppe ins Auge fassen muß, ihre speziellen Nöte, ihre Erfordernisse, ihre wunden Punkte, die Begleitumstände. Wichtig ist ferner, die eigene Beurteilung kritisch unter die Lupe zu nehmen und sich Rechenschaft darüber abzulegen, wie weit man die Nöte des Kindes wirklich verstanden hat.

Die Ausführlichkeit, mit der eine relativ große Anzahl bedenklicher Symptome erörtert wird, könnte nun den Leser zu dem Schluß verleiten, die meisten Kinder seien in der einen oder anderen Weise gefährdet, was nicht den Tatsachen entspricht. Außerdem ist zu berücksichtigen, daß die Ursachen oft harmloser Natur oder doch mit einigem Einsatz zu beseitigen sind. So müssen wahrheitsgemäß bei verschiedenen Erscheinungen neurologische Störungen als mögliche Ursachen genannt werden, doch kommt dies in der Praxis nur selten vor. Auch leiden die wenigsten Kinder unter einer wirklich tiefgreifenden emotionalen und sozialen Fehlentwicklung; die entsprechenden Anzeichen sind vielmehr häufig auf geringfügige – manchmal allerdings auch ernstliche! – körperliche Unzulänglichkeiten zurückzuführen. In jedem Fall sollte eine gründliche körperliche Untersuchung vorgenommen werden.

Der Leser soll jedoch nicht den Eindruck gewinnen, die Verfasser könnten mit Sicherheit alles überschauen, was jeweils in und mit dem Kind vorgeht. Das Gegenteil ist richtig. Das, was sich in den Köpfen und in den Gefühlen der Kinder abspielt, entzieht sich vermutlich unserem Verständnis; es ist außerhalb unserer Reichweite. Alice verbringt noch immer einen großen Teil ihrer Zeit im Wunderland. Trotzdem – der Erzieher hat natürlich spezifische Kenntnisse, und mit einiger Gewißheit sind seine *Er*kenntnisse, sobald er ein Gespür für die ineinandergreifenden Wachstums- und Reifungsprozesse bei Kindern entwickelt hat, so fundiert, daß er darauf aufbauen darf. Er hat ein bestimmtes Symptom vor Augen, das er beobachten kann, bzw. eine Gruppe von Symptomen, und stellt sich die Frage nach den wahrscheinlichen Ursachen und den geeigneten Maßnahmen. Als erstes sollte er sich darüber klar werden, worin die Abweichung besteht. Was hat das Kind nicht gelernt oder scheint es nicht lernen zu können? Darauf wird er sein ganzes pädagogisches Geschick einsetzen und alle zur Verfügung stehenden Hilfsmittel benutzen, um das Defizit auszugleichen. Verläuft dieser Versuch ergebnislos und das Kind verhält sich weiterhin nicht seinem Alter gemäß, so werden sich die Überlegungen auf die Ursachen konzentrieren. Diese können, wie wiederholt gesagt, physischer Natur sein, sie können in den Grenzen der Lernfähigkeit des Kindes begründet liegen oder auch in der Art und Weise des Lernens, in emotionalen Spannungen oder umweltbedingten Konflikten – und der Erzieher wird dementsprechend handeln. Wenn dann trotz aller Bemühungen der Erfolg noch immer auf sich warten läßt, ist es an der Zeit, laut und ausdauernd um Hilfe zu rufen; nicht um seinet-, sondern um des Kindes willen. Er muß freilich darauf gefaßt sein, daß es großer Anstrengungen bedarf und er alle Hebel in Bewegung setzen muß, bis die Behörden reagieren. Auch wird es Leute geben, die meinen, man mache viel Lärm um nichts, man habe übertrieben, oder die Sache sei zumindest nicht so dringlich. Andere argumentieren vielleicht: Wäre X oder Y ein besserer Lehrer, so bekäme er die Sache auch in den Griff. Um der Kinder willen: Hören Sie nicht auf solchen Unsinn, und lassen Sie nicht zu, daß er verbreitet wird. Wem es gelingt, eine Atmosphäre zu schaffen, in der sich die Kinder in Ruhe entwickeln und gesund heranwachsen können, der hat etwas Entscheidendes erreicht. Was Kinder vor allem brauchen, ist eine herzliche, ermutigende, vertrauensvolle Beziehung zum Betreuer. Manchmal erfordert diese Beziehung mehr Nachsicht als Strenge; manchmal eher Strenge als Nachsicht, immer aber muß man ihnen das Gefühl von Geborgenheit geben und die Gewißheit, daß der Erwachsene sich um sie kümmert, Anteil nimmt, sich interessiert und gewillt ist, sich für sie zu engagieren. Alle Kinder möchten stolz sein dürfen auf das, was sie vorzuweisen haben, was sie bewerkstelligen, leisten wollen, lernen können und darauf, was oder wer sie sind. Sie brauchen Zuwendung, Lob, Anerkennung und Bestätigung. Wenn wir stark, ausdauernd und aufgeschlossen genug sind und bereit dazuzulernen, können wir ihnen helfen.

Ich schaff' es nicht!

Schul- und Lernschwierigkeiten

Es ist November. Die 58 Schüler der kombinierten 1., 2. und 3. Klasse der Parkschule sind in kleinen Gruppen mit ihren Arbeiten beschäftigt, vom Malen bis zum Multiplizieren. Die Klasse hat zwei Elementarlehrer und eine zusätzliche Hilfslehrkraft; dienstags und donnerstags sind noch zwei Mütter da, die freiwillig kommen.

Einmal im Monat besuchen der Schulpsychologe und der Schulleiter die Klasse, überprüfen die Fortschritte der Kinder, die bestimmte Schwierigkeiten hatten, und besprechen diese Fälle mit den Erziehern.

Bernd, normalerweise ein fröhlicher und aktiver Junge, macht den Lehrern ernstlich Sorgen. Er gehörte bis jetzt zum oberen Drittel der Klasse, nahm an allem lebhaft Anteil, erledigte geradezu begeistert seine Aufgaben und ging sehr gern zur Schule. Während der letzten zwei Wochen nun sind seine Leistungen plötzlich abgefallen. Er hat das Interesse verloren, führt seine Arbeiten nicht zu Ende und bietet das Bild eines ganz schwachen Schülers. Die Veränderung ist erschreckend, und die Lehrer sind alarmiert.

Bei Michaela liegt der Fall anders. Sie scheint außerstande, ihre Schulaufgaben zu bewältigen. Es ist so, als fühle sie sich schon überfordert, bevor sie überhaupt angefangen hat. Ihren Fähigkeiten nach könnte sie mehr leisten, und die Lehrer stehen vor einem Rätsel.

Thomas gehört altersmäßig in die 3. Klasse und hat immer noch Schwierigkeiten mit vielen Dingen, die fast alle Erst- und Zweitkläßler beherrschen. Er verdreht ständig Zahlen und Buchstaben, kann seine Körperteile nicht benennen, läßt sich von seiner Umgebung und geringfügigen Geräuschen ablenken, betrachtet Bilder und Bücher oft verkehrt herum und kann sich nicht in eine Aufgabe vertiefen, während er an seinem Platz sitzt.

Bei Katrin haben die Lehrer das Gefühl, daß sie sich kaum konzentrieren kann und somit schwer lernt. Sie hat Mühe, drei bis fünf aufeinanderfolgende Zahlen zu wiederholen und erinnert sich an vieles nicht. Es

ist eine große Anstrengung für sie, mit den anderen Schritt zu halten; meistens gelingt es ihr nicht. Es beunruhigt die Lehrer auch, daß sie andauernd auf ihrem Stuhl hin- und herschaukelt.
Julius ist eins der Kinder, die den Lehrer zur Verzweiflung bringen können. Er arbeitet ungleichmäßig; den einen Tag weiß er etwas recht gut, am nächsten aber nicht mehr, und auch da, wo er eine Sache wirklich beherrscht, ist er offenbar nicht fähig, den einfachsten Anweisungen zu folgen. Das zeigt sich besonders bei Unterrichtsgesprächen. Seine Antworten beziehen sich überhaupt nicht auf die Fragen, sondern auf völlig andere Dinge.
Kirsten hat Schwierigkeiten beim Malen und Zeichnen. Oft hält sie den Stift so verkrampft und drückt so stark auf, daß sie das Papier zerreißt. Wenn sie Menschen darstellen soll, kritzelt sie formlose Gebilde.

Die Liste der hier geschilderten Symptome ist nicht vollständig, doch sind sich die Experten einig, daß es die signifikantesten sind, die man im Unterricht in der Grundschule beobachten kann. Wir wollen sie jetzt im einzelnen betrachten und mögliche Wege zur Abhilfe suchen.

Symptom Nr. 1:
Die Leistungen des Kindes gehen plötzlich zurück

Deutlich erkennbar ist ein plötzlicher Leistungsabfall. Da verschlechtern sich bei einem Kind plötzlich die guten oder befriedigenden Leistungen bis zum völligen Versagen. Innerhalb einer ziemlich kurzen Zeitspanne wird der größte Teil der Aufgaben im Rechnen, in der Naturkunde oder in anderen Fächern nicht mehr gelöst oder falsch beantwortet. Das Kind, das früher fast alle Arbeiten zu Ende brachte, gibt jetzt vielleicht unfertige oder kaum angefangene Arbeiten ab. Die nachlässige, unordentliche Ausführung steht in krassem Gegensatz zur sauberen und übersichtlichen, die noch vor wenigen Tagen charakteristisch war. Kurz gesagt: das Kind leistet mit einem Male bei weitem nicht das Gewohnte.
Bevor wir uns überlegen, was nun zu tun ist, sollten wir uns folgendes vor Augen halten:

Erstens: Jedes Kind hat ab und zu einen schlechten Tag (oder eine Reihe von schlechten Tagen), oder es ist an einen schwierigen Stoff geraten. Selbst ein hervorragender Schüler versagt dann und wann; sei es, weil die Materie ihm besonders kompliziert erscheint oder weil ihn gerade das Ballspiel oder Seilspringen mehr reizt als das Lernen. Ein ernstes Wort genügt unter Umständen, die Dinge wieder ins Lot zu bringen; vor allem wenn der Erwachsene sich daran erinnert, wie verlockend das Spielen sein kann!

Zweitens: Wir registrieren den Leistungsabfall eines guten Schülers sehr viel schneller als den eines mäßigen oder schwachen; anders ausgedrückt: das Absinken der mittleren und gerade noch ausreichenden Noten ist weniger auffällig und kommt uns weniger deutlich zum Bewußtsein. Deshalb sollte man öfter sein Zensurenbuch befragen und *alle* Noten daraufhin anschauen. Werden keine Zensuren gegeben, ist die Kontrolle natürlich nicht so einfach, wenn auch jeder Erzieher seine Schützlinge und deren Arbeitsweise gut kennt. In diesem Fall ist anzuraten, das Bild, das man von dem einzelnen Kind gewonnen hat, zum Ausgangspunkt für Vergleiche zu machen und überlegen, ob seine schriftlichen und mündlichen Beiträge Fortschritte gemacht haben oder nicht. Es ist praktisch, sich zu diesem Zweck ein Heft anzulegen, mit einer Seite für jedes Kind, und täglich einzutragen, welches wenig erfolgreich war oder weniger erfolgreich als üblich. Etwa einmal in der Woche kann man dann anhand der Notizen feststellen, wer ständig Schwierigkeiten hat oder in seinen Leistungen nachläßt. Bei den Eintragungen nicht das Datum vergessen! Es gibt später Aufschluß über die Häufigkeit und den zeitlichen Verlauf der Entwicklung.

Drittens: Es besteht die Möglichkeit, daß wir, wenn ein oder mehrere Schüler mit ihrer Arbeit nicht zurechtkommen, den Stoff nicht in angemessener oder verständlicher Form dargeboten haben. Auch in dieser Beziehung ist das Merkheft eine Hilfe, wenn wir erwähnt haben, an welchen Aufgaben und auf welchem speziellen Gebiet der bzw. die Betreffende(n) gescheitert ist (sind). Wir werden schnell herausfinden, ob es zwischen den schlechten Ergebnissen und der Unterrichtseinheit einen Zusammenhang gibt. Das wenigste wird sein, dann den Stoff mit der ganzen Gruppe oder den einzelnen Schülern noch einmal zu besprechen.
Leistungsabfall bei jüngeren Kindern kann verschiedene Gründe

haben. Hält dieser Zustand länger als ein paar Tage an, so sollte man der Sache nachgehen. Die erste Frage lautet: Kommen gesundheitliche/physische Störungen in Betracht? Daß man, wenn das Kind über Schmerzen, Übelkeit oder sonstige Anzeichen klagt, keine Zeit verstreichen läßt und sofort geeignete Maßnahmen ergreift, versteht sich von selbst. Aber manche Krankheiten, z. B. Infektionen, Drüsenerkrankungen, Schädigungen der Sinnesorgane (meistens Augen und Ohren) etc. entwickeln sich erst allmählich, ohne besonders auffällige oder leicht zu beobachtende Symptome. Das Kind wirkt vielleicht mehr und mehr gleichgültig und abgestumpft, oder es ist nervös und unkonzentriert und verliert das Interesse an der Schule und seiner Umgebung. Der erste Schritt ist dann, mit ihm zu sprechen, herauszufinden, wie es sich fühlt, wie es seiner Meinung nach mit dem Lernen steht und ob es Kummer hat. Vielleicht kann sich auch die Schulärztin/der Schularzt mit dem Kind unterhalten. Der Erzieher sollte die Eltern wissen lassen, daß er sich Sorgen macht. Ändert sich nichts und zeichnen sich auch keine sonstigen Ursachen ab, so muß der Hausarzt eingeschaltet werden. Es ist dann wichtig, daß die Eltern den Arzt über die Symptome genau informieren, weil viele Untersuchungen und Tests, die hier notwendig sind, routinemäßig nicht durchgeführt werden.

Nicht immer ist es einfach, die Eltern einzubeziehen, sich ihrer Mitarbeit zu versichern und/oder zu erreichen, daß das Kind einem Arzt vorgestellt wird. Was ist dann zu tun? Bekanntlich ist die medizinische Betreuung in den Kindergärten und Schulen nicht optimal geregelt. So bleibt es häufig dem Erzieher überlassen, was zu geschehen hat. In Zweifelsfällen sollte man erfahrenere Kollegen um Rat fragen und auch den Schulleiter in Kenntnis setzen, der u. a. Hinweise geben kann, welcher Weg zu beschreiten ist und welche behördlichen Einrichtungen zur Verfügung stehen.

Die Eltern sollte man persönlich benachrichtigen. Im allgemeinen werden sie sich durchaus kooperativ verhalten, sobald sie die Notwendigkeit der Maßnahmen einsehen. Wenn nicht, so darf sich der Erzieher um des Kindes willen durch diese Komplikationen auf keinen Fall entmutigen und von seinem Plan abbringen lassen. Fühlt er sich der Sache nicht gewachsen, wird der Schulleiter ihn unterstützen; ohnehin gehören die Kontakte und Verhandlungen mit den außerschulischen Institutionen zu dessen Ressort und Verantwortungsbereich. Je genauer er über das Kind, sein Problem und den Vorgang unterrichtet ist, desto wirksamer kann er helfen.

Der Leistungsabfall kann zweitens seinen Grund in der derzeitigen Familienkonstellation und/oder den Beziehungen zu Angehörigen und Freunden haben. Gewöhnlich erzählen jüngere Kinder dem Erzieher ein wenig über ihr Zuhause und über ihre Spielkameraden, wenn er freundlich und geduldig ist und sie nicht das Gefühl haben, zurechtgewiesen oder kritisiert zu werden. Bei häuslichen Schwierigkeiten kann man wahrscheinlich wenig tun, außer daß man die Eltern wissen läßt, das Kind wirke gegenwärtig recht bedrückt und seine Leistungen seien beeinträchtigt. Daneben kann man immerhin das Gefühl der Nutzlosigkeit, der Verlassenheit und des Abgelehntwerdens bei dem Kind zu einem kleinen Teil auffangen und ausgleichen, indem man in der Schule sein Selbstvertrauen stärkt und ihm Mut zuspricht.
Handelt es sich um Konflikte Gleichaltriger untereinander, so läßt man sie am besten auf sich beruhen. Jede Altersstufe hat bekanntlich ihre spezifischen Probleme; die der Vierjährigen sehen anders aus als die der Siebenjährigen; und diese unterscheiden sich wieder ganz erheblich von denen der Fünfzehnjährigen. Damit fertig zu werden, gehört zur normalen Entwicklung, und man erwiese den Kindern einen schlechten Dienst, wollte man ihnen dies abnehmen.
Nachdem der Erzieher sich über die Ursache des Leistungsabfalls klar geworden ist und entsprechend reagiert hat, ist es an der Zeit, schrittweise die Anforderungen zu steigern und darauf zu bestehen, daß der Schüler – vorausgesetzt die Diagnose und die Behandlung waren richtig – schließlich seinen früheren Stand erreicht. Zuviel Aufmerksamkeit, Anteilnahme und Verständnis können auch negative Konsequenzen haben, was unter Umständen dazu führt, daß das Manko bestehen bleibt oder sich noch vergrößert, und das Kind sieht sich als Versager, statt eine Bestätigung seiner Fähigkeiten als Lohn für seine Anstrengungen zu erfahren.

Noch ein *Nachtrag* zum Thema Einbeziehung von Eltern, Schulpsychologen und -beratern, Ämtern, Behörden, außerschulischen Institutionen. Fast alle Eltern sind um das Wohl ihrer Kinder besorgt, interessiert und gewillt, die Vorschläge und Empfehlungen der Lehrer zu akzeptieren, auch dort, wo sie mit erheblichem Aufwand und Kosten verbunden sind. Wenn nicht, so ist es vielleicht nicht gelungen, den richtigen Ton zu finden oder das Problem deutlich genug zu machen. Kulturelle und soziale Unterschiede, Sprachbarrieren und/oder andere Faktoren mögen einer erfolgreichen Zusammenarbeit im Wege stehen;

oder die Eltern sind ganz einfach anderer Meinung als der Erzieher. Es ist auch nicht auszuschließen, daß dieser nicht die geeignete Person ist, eine bestimmte Frage mit ihnen zu erörtern. Das alles sollte man bedenken.
Über den Mangel an geeigneten und qualifizierten Kräften, die den Lehrern als Psychologen, Therapeuten, Mediziner, Sprachheilpädagogen, Sozialarbeiter etc. zur Seite stehen, ist schon oft Klage geführt worden, desgleichen über das Fehlen von entsprechenden Beratungsstellen, Diagnose- und Therapiezentren sowie von sozialen Einrichtungen aller Art, die speziell für die Belange der Kinder geschaffen sind. Die vorhandenen reichen bei weitem nicht aus und sind ständig überfüllt; die langen Wartezeiten und die Überlastung der einzelnen Mitarbeiter lassen eine konkrete Hilfe für ein Kind vielfach utopisch erscheinen. Die Eltern und Erzieher sollten daher jegliche Anstrengung unternehmen, die verantwortlichen Stellen auf diesen Zustand hinzuweisen, auf Abhilfe zu dringen und zu überlegen, ob bereits alle Möglichkeiten, ihren Forderungen Nachdruck zu verleihen, ausgeschöpft wurden. Allzuoft wird das Problem eines Kindes zwar richtig erkannt, eventuell auch noch der Weg zu dessen Lösung; es besteht aber keine Aussicht auf Realisierung. Diese Erkenntnis darf den Lehrer nicht zur Resignation verleiten; er wird sich im Einzelfall nach den vorhandenen Möglichkeiten erkundigen müssen, die von Schule zu Schule, von Ort zu Ort, von Bundesland zu Bundesland zu verschieden sind.

Symptom Nr. 2: **Das Kind scheint nicht fähig, die geforderten Aufgaben zu erledigen**

Wenden wir uns nun einer anderen Lernstörung zu: Das Kind sieht sich außerstande, die gestellten Aufgaben zu erledigen (Lernunfähigkeit). Dieses Symptom ist häufig im Zusammenhang mit dem vorstehend besprochenen Problem anzutreffen – aber auch losgelöst davon, und dann ist es meistens über einen langen Zeitraum hinweg zu beobachten. Der erste und wichtigste Schritt ist festzustellen, ob es das Verlangte lernen *kann*. Dazu ist es nötig, die entsprechenden Fachleute zu konsultieren, die die intellektuellen, sozial-emotionalen, motorischen

und sensuellen Funktionen überprüfen. Es ist unverzeihlich, einem Kind, das uns versichert: »Ich kann nicht«, keinen Glauben zu schenken. Was es sagt, ist wahr, was immer auch der Grund sein mag!
Vom Ergebnis der Untersuchungen hängt es ab, was dann zu tun ist. Als Beispiele seien hier genannt: Behandlung bzw. Beseitigung physischer Mängel, Gespräche mit den Kollegen, dem Schulleiter, dem Schullaufbahnberater bezüglich eines Klassen- oder Schulwechsels (Übergang in eine Sonderklasse); Förderung der Lernfähigkeit durch geeignete Übungen (z. B. Konzentrationsübungen), Aufstellung eines speziellen Lernprogramms, Empfehlung von Spielen u. ä. Ist beim Kind sehr wenig Selbstvertrauen vorhanden und die Frustrationstoleranzschwelle entsprechend gering, sind Geduld und Einfühlungsvermögen des Lehrers von großer Bedeutung; das gilt im übrigen für alle Schwierigkeiten, die im emotional-sozialen Bereich liegen. Der Erzieher sollte sich mit den Eltern in Verbindung setzen, um zu hören, wie sie die Situation beurteilen. In besonderen Fällen kann eine Spezialbehandlung notwendig sein.

Symptom Nr. 3:
Das Kind gibt auf,
bevor es überhaupt angefangen hat

Oft fängt ein Kind, das Angst hat zu versagen, bestimmte Dinge gar nicht erst an. Sein Kommentar: »Das kann ich ja doch nicht« oder »Ich weiß ja nicht, wie das geht.« Gleichzeitig ist zu beobachten, daß es einfach nur dasitzt und auf das Papier starrt, ohne den Stift in die Hand zu nehmen oder andere Vorbereitungen zu treffen. Oder es schaut umher, schwatzt mit den Kameraden und tut alles mögliche, nur um nicht beginnen zu müssen.
Hier ist zunächst zu prüfen, ob die Aufgabe in den Augen des Kindes so kompliziert ist, daß es sich förmlich erdrückt fühlt. Der Verdacht liegt nahe, daß man ihm zu umfangreiches oder zu schwieriges Material vorgelegt hat, bevor es mit einfacherem fertig wurde. Zwanzig Rechenaufgaben können für einen Siebenjährigen z. B. eine unendlich lange Reihe sein. Sobald der Lehrer sicher ist, daß das Kind den Stoff beherrscht, sollte er ihm Mut machen, wenigstens ein oder zwei der Aufgaben zu lösen oder den ersten Teil. Dabei ist es sehr wichtig, daß

man ihm zu verstehen gibt: »Es ist gar nicht so schlimm, wenn du Fehler machst oder nur wenig schaffst.« Man könnte z. B. sagen: »Willst du nicht erstmal Übung drei oder vier versuchen und sehen, wie du damit zurechtkommst? Wenn's nicht klappt – ich bin ja hier und helfe dir.« Die erste Übung könnte man vielleicht mit ihm zusammen beginnen, oft kann das Kind dann schon allein weitermachen, denn es geht oft nur darum, den Einstieg zu finden. Dementsprechend verdient es dafür ein Lob. Wieviele Aufgaben es rechnet, ist zweitrangig, solange es nur bei der Sache bleibt. Der Versuch, es durch eine Forderung wie: »Bevor du in die Pause gehst, muß alles fertig sein« zu motivieren, sollte besser gar nicht erst unternommen werden!

Symptom Nr. 4:
Das Kind leistet weniger, als es vielleicht könnte

Eine andere Gruppe bilden die Kinder, die im Vergleich zu früheren Testergebnissen und Schulerfolgen offenbar nicht das leisten, was sie ihren Fähigkeiten nach eigentlich leisten könnten und sollten. Bevor der Pädagoge nun darauf eingeht, muß er sich vergewissern, ob seine Vermutung richtig ist. Dann sind als erstes gesundheitliche/physische Gründe in Betracht zu ziehen. Erst wenn diese nach entsprechenden Untersuchungen und Überprüfung der Augen- und Ohrenfunktion ausgeschlossen werden müssen, sollte der nächste Schritt erfolgen. Vielleicht braucht das Kind besondere Zuwendung und neue Lernimpulse, etwa in Form von Einzel- oder Gruppenarbeit, einen eigenen Arbeitsplatz, zusätzliches Arbeitsmaterial und -gerät u. ä. Genauso wichtig ist aber, daß es genügend Selbstbestätigung erfährt. Es wäre sicher falsch, solch ein Kind zu strafen oder zu rügen, weil dadurch sein Unbehagen und sein derzeitiges Unvermögen, mit der Situation fertig zu werden, nur vergrößert würde. Statt dessen freut man sich mit ihm über eine gelungene Aufgabe und über jede Verbesserung; die Anerkennung kann u. a. auch darin bestehen, daß das Kind kleine Sonderaufträge erhält. Der Grundgedanke ist, dem Kind das Gefühl zu geben, dazuzugehören und ohne Vorbehalt akzeptiert zu werden – was nicht ausschließt, daß es erfährt, wie sehr erwünscht seine Fortschritte sind und nicht zuletzt ja auch das Kind selbst zufrieden machen.

Die Frage des Leistungsvermögens eines Schülers bedarf noch einer näheren Betrachtung. Im allgemeinen haben es begabte Kinder nicht nur in bezug auf den Unterricht, sondern auch auf die übrigen Anforderungen und Betätigungen in der Schule leichter als die anderen. Differenzieren wir nach Auffassung, Ausführung der Arbeiten, Sozialisation und erfolgreicher Beteiligung an den verschiedenen Aktivitäten, und nehmen wir einmal an, ein Schüler zeigt einen hohen Grad von sozialem Engagement, hat in der Sport- und/oder Bastelgruppe und bei anderen Projekten positive Ergebnisse aufzuweisen, versteht, was man von ihm erwartet und findet sich gut zurecht, während er seine Aufgaben im Unterricht nur unzureichend löst, so kann man davon ausgehen, daß er durchschnittlich oder gut begabt ist und gegenwärtig ein bestimmtes Lern- oder Schulproblem hat. In Verbindung mit Schwierigkeiten auch in den anderen Bereichen dagegen weist ein Lerndefizit eher auf geringere intellektuelle Fähigkeiten hin als auf eine Diskrepanz zwischen Lernvermögen und tatsächlicher Lernleistung.
Nun kommt es aber auch vor, daß ein Kind nur in ein oder zwei Fächern oder bei gewissen Arten von Aufgaben die Erwartungen nicht erfüllt, was häufig mit mangelnder oder fehlender Begabung auf diesem Gebiet erklärt wird. Das mag dann und wann zutreffen, meistens hat das partielle Versagen jedoch andere Ursachen, die z. B. im emotionalen Bereich liegen können. Vielleicht hat das Kind Vorbehalte gegen den Lehrer oder eine Abneigung gegen den Stoff, die es abzubauen gilt, oder es ist einfach nicht genügend motiviert. Auch der umgekehrte Fall (d. h. die Leistungen eines Schülers sind in einem oder wenigen Fächern erheblich besser als in den übrigen) läßt darauf schließen, daß das Leistungsvermögen des Betreffenden größer ist, als es den Anschein hat.
Man sollte immer davon ausgehen, daß die Lernfähigkeit eines Kindes stabil und zumindest durchschnittlich ist. Zu dem Ergebnis, die Lernfähigkeit ist eingeschränkt, sollte man erst gelangen, wenn man alles mögliche versucht hat, dem Kind beim Lernen zu helfen. Verschiedene Erhebungen und Maßnahmen (wie z. B. eine Vorstellung beim Schulpsychologen, der u. a. verschiedene Tests durchführen kann), sollten die Bemühungen begleiten; ferner sollte man daran denken, daß sehr viele Dinge die Leistungen beeinträchtigen können. So liegt der Lernschwäche vielleicht eine Störung im emotionalen/sozialen Gefüge oder im häuslichen Bereich zugrunde, wenn sie nicht körperlich bedingt ist.

Es ist also ein weites Feld, das der Pädagoge in seine Überlegungen einbeziehen muß.
Die wirkliche Lernfähigkeit kann nicht durch einen Intelligenz-Test festgestellt werden; das ist wichtig zu wissen. Dieser gibt lediglich Aufschluß darüber, bis zu welchem Grad ein Kind, gemessen an Gleichaltrigen, bestimmte Aufgaben und Probleme unter optimalen Voraussetzungen lösen kann. Dabei ist auch die Einschränkung durch soziale und kulturelle Faktoren zu bedenken. Wenn auch für die Mehrzahl der Kinder die genormten IQ-Standard-Tests bezüglich des Lernvermögens ein annähernd richtiges Bild vermitteln, so mag das für das zur Debatte stehende Kind gerade nicht zutreffen. Das IQ-Testergebnis sollte daher nur *ein* Indikator unter vielen sein. Letzteres gilt auch für alle anderen Intelligenz- und Leistungstests, deren Resultate manchmal zwar wertvolle Hinweise auf Schwächen und Möglichkeiten zu ihrer Beseitigung geben, aber nichts darüber aussagen, warum gerade dieses Kind zu dieser Zeit Schwierigkeiten hat.

Symptom Nr. 5:
Das Kind kann mit seiner Lerngruppe nicht Schritt halten

Fast in jeder Gruppe gibt es Kinder, die beim Lernen nicht mit ihren Altersgenossen Schritt halten können, wobei die Betonung auf »Lernen« liegt (Lerntempo). Auch hier sollten wir als erstes an körperliche Mängel denken und eine Untersuchung des Seh- und Hörvermögens, aber auch der anderen körperlichen Funktionen veranlassen. Oft sind solche Mängel den Eltern und Lehrern gar nicht bekannt, und das Kind ist über einen langen Zeitraum hinweg dieser großen Belastung ausgesetzt, die sich selbstverständlich stark auf seine Leistungen auswirkt. Mit den entsprechenden Geräten bzw. Lernhilfen auch in Form geeigneter, ihren Bedürfnissen angepaßter Unterrichtsmethoden könnten die meisten von ihnen durchaus den Stand ihrer Mitschüler erreichen; allerdings wird das im Rahmen der Klasse und der Klassensituation nicht immer möglich sein.
Weniger auffällig, aber ebenso häufig, sind geistige Schäden oder Lernbehinderungen. Soweit ein solches Kind im Klassenverband bleibt (bleiben kann), helfen ihm spezielle Lehrmethoden, Lernspiele und das Lernen in kleinen Gruppen. Wichtig ist auch, daß der Lehrer

herausfindet, was und wieviel das Kind tun kann. Leider stehen für solche Aufgaben in unseren Schulen so gut wie gar keine Betreuer zur Verfügung.
Für alle in diesem Abschnitt erwähnten Kinder gilt, daß sie neben der Sonderbehandlung auch Gelegenheit haben müssen, sich innerhalb der Gruppe zu beweisen. Wann und wie das jeweils geschehen kann, muß sorgfältig geplant und überlegt werden. Am einfachsten gelingt es meist bei Sport und Spiel, in den musischen Fächern und bei besonderen Vorhaben. Vom Erzieher verlangt das Konzept der Integration, das inzwischen von vielen Schulen und Einrichtungen bejaht wird, einen großen Einsatz und Bereitschaft zur Verantwortung.
Ohnehin stellt die Situation, neben all den andern Schülern auch noch den schwer lernenden gerecht zu werden, den Lehrer vor Probleme, und es ist nicht immer leicht, die richtigen Entscheidungen zu fällen. So ist es auf der einen Seite sicher ratsam, solche Kinder zu ermutigen und die Hoffnung zu äußern, die Leistungen würden sich bessern; andererseits können Angst vor dem Versagen und die Erwartungshaltung des Erwachsenen auch zur Frustration führen. Gibt man ihnen aber zu verstehen, man sei mit dem Erreichten zufrieden und wolle sie nicht überfordern, so können neben Erleichterung auch Enttäuschung und Gleichgültigkeit die Folge sein. In den meisten Fällen wird man deshalb auf Hilfe von außen nicht verzichten können.

Symptom Nr. 6:
Das Kind vertauscht Zahlen und Buchstaben

Bisher haben wir über Lernvorgänge und abweichendes Lernverhalten allgemein gesprochen. Erfahrene Lehrer wissen, daß daneben viele Einzelerscheinungen auftreten, die sich auf bestimmte Altersgruppen, Fächer oder Konstellationen beziehen. So ist es z. B. typisch für Vorschulkinder, Erst- und Zweitkläßler, Zahlen und Buchstaben umzudrehen und zu vertauschen; sie schreiben sie in falscher Reihenfolge, verkehrt herum oder sonstwie kurios und haben Schwierigkeiten, Dinge zu ordnen und auszurichten. Im dritten Schuljahr hat sich das meist verloren; außerdem geschieht es normalerweise auch nicht durchgehend und beharrlich. Meistens handelt es sich dabei um mangelnde Koordination von Auge und Hand bzw. mangelhaftes visuelles

Wahrnehmungsvermögen und/oder dessen Umsetzung in Motorik, d. h. das Kind kann visuelle Eindrücke nicht angemessen verarbeiten und reproduzieren. Das wirkt sich beim Lesen, Schreiben, Rechnen und damit auch auf andere Fächer aus.
Als erstes müssen die Augen des Kindes von einem Facharzt untersucht werden. Übrigens sehen jüngere Kinder nicht besonders gut; daran sollte man gelegentlich denken. Aus diesem Grunde verwendet man in den Fibeln und den ersten Schulbüchern große Schrifttypen; mit den kleinen, wie sie in Büchern für Erwachsene üblich sind, hätten die Kinder zuviel Mühe. In einem späteren Kapitel werden wir uns mit Seh- und Hörstörungen eingehender befassen (vgl. S. 104 ff.); an dieser Stelle mag der Hinweis genügen, daß der Lehrer, sobald der Augenarzt dem Kind eine normale Sehfähigkeit bescheinigt hat, sich der Sache annehmen muß. Bei leichteren Fällen genügt es unter Umständen schon, den Schüler freundlich, wenn auch konsequent, auf den Fehler hinzuweisen. Es kann sein, daß er einfach nachlässig war, weil er nicht wußte, daß es sich um etwas so Wichtiges handelt; nach einem solchen Hinweis nimmt er sich vielleicht in Zukunft etwas mehr Zeit zum Überlegen und arbeitet sorgfältiger. Sieht man aber keinen Erfolg, so sollte man nicht zögern, sich an einen Fachmann zu wenden.
Da jeder Fall anders gelagert ist und die Möglichkeiten, daß einem Kind durch schulische oder außerschulische Einrichtungen geholfen wird, von Ort zu Ort verschieden sind, können hier keine konkreten Empfehlungen ausgesprochen werden. Genaue Beobachtungen, die der Lehrer auch schriftlich fixieren sollte – wann, wo und wie oft treten die Fehler auf; welcher Art sind sie; wie verhält sich das Kind; wie reagieren die Mitschüler u. a. –, sind sowohl für ihn als auch für den Experten, den er zu Rate ziehen will, von großem Wert. Weitere Aufschlüsse geben geeignete Tests. Wenn sich herausstellt, daß das Kind eine ausgesprochene Lese-Rechtschreibschwäche hat, bedarf es besonderer Fördermaßnahmen – in extremen Fällen Einzelunterricht durch einen geschulten Pädagogen –, und man wird mehr Gewicht auf seine mündlichen als auf seine schriftlichen Leistungen legen.
Wir lernen mit unseren Sinnen, das meiste durch Augen und Ohren, deshalb ist deren Funktionstüchtigkeit so wichtig. Mit den Augen sehen und erfassen die Kinder die Dinge, um dann diese Eindrücke geistig zu verarbeiten; nur so können sie in der Schule den größten Teil ihrer Aufgaben lösen. Ähnlich verhält es sich mit den Ohren. Vieles wird mündlich übermittelt; die Kinder hören etwas, es wird ihnen

etwas gesagt, erklärt oder angekündigt. Schon eine geringfügige Hör- oder Sehschwäche bedeutet für die Kinder also ein nicht zu unterschätzendes Handicap. Nun wissen wir zwar, daß ein solches Defizit bis zu einem gewissen Grade durch Zuhilfenahme des gesunden Sinnes sowie durch Nachfragen oder Nachlesen ausgeglichen wird (man denke an den erstaunlich verfeinerten Tastsinn der Blinden und die scharfe Beobachtungsgabe der Tauben), nur dürfen wir es dabei nicht bewenden lassen!
Die Erkenntnis sollten wir uns dennoch zunutze machen, nicht nur für die genannte Gruppe, sondern für alle Kinder. Das läßt sich am Beispiel des Lesenlernens gut demonstrieren, weil hier das Zusammenwirken mehrerer Sinne deutlich wird. Um sich mit dem Klang von Wörtern, Silben und Lauten vertraut zu machen, muß das Kind zunächst genau zu- und hinhören, wenn der Lehrer etwas vorspricht oder vorliest. Zweitens muß sich das Kind die Wörter und Buchstaben anschauen, sie auseinanderhalten und sich merken. Schließlich muß es sie reproduzieren, indem es sie laut liest. Eine wirksame Unterstützung des Vorgangs – für einige Kinder sogar notwendig – ist nun die Einbeziehung des Tastsinns: man gibt ihnen Buchstaben aus Plastik, Holz oder besser noch einem Material mit rauher Oberfläche und läßt sie diese – auch mit geschlossenen Augen – umfahren und ertasten, d.h. im wahrsten Sinne des Wortes *begreifen*. Zur Entwicklung des Zahlenverständnisses bzw. zum besseren Erlernen der Ziffern kann man die gleiche Methode anwenden.

Symptom Nr. 7:
Das Kind kann seine Körperteile nicht benennen

Manche Kinder sind bis zum Alter von etwa 6 Jahren nicht in der Lage, ihre Körperteile zu benennen und z. B. auf ihre Augen, Ohren, Zehen, auf ihren Hals, ihre Stirn, ihr Kinn zu zeigen, und/oder sie verwechseln ständig rechts und links, oben und unten und so fort. Diese Kinder haben oft Schwierigkeiten, sich im Raum zu orientieren, eine Richtung einzuhalten oder auch nur ihre Sachen in einer bestimmten Weise auf ihrem Tisch anzuordnen o. ä. Als erstes muß der Erzieher nun feststellen, ob das Kind die Anweisung bzw. die Frage nicht versteht, ob es Identifikationsprobleme hat, soweit es den eigenen Körper betrifft, oder ob es einfach die Wörter noch nicht kennt. Kann es auf Ihre Nase, seine Fußspitzen, die Finger des Nachbarn deuten? Weiß es das richtige Wort, wenn Sie auf Ihr Auge, Ihr Ohr, seine Hand (Handgelenk, Fingernägel, Daumen) zeigen? Man läßt es auch ein Bild von einer Person zeichnen. Sitzen die Körperteile an der richtigen Stelle? Die Ausfälle verleiten schnell zu dem Schluß, daß man sich damit abzufinden habe, während in Wirklichkeit die Kinder nur noch nicht gelernt haben, wie man es macht, oder es fehlen ihnen einfach die Begriffe.

In der Regel können die meisten Kinder dieser Altersstufe einfachen Anweisungen folgen, viele Körperteile benennen, sich unter »auf und ab«, »hin und her«, »vorn und hinten«, »vorwärts und rückwärts« etc. etwas vorstellen; sie beginnen rechts und links zu unterscheiden und werden darin – ein wichtiges Kriterium auch für andere Lernvorgänge – zunehmend sicherer. Geschieht das nicht, so muß der Erzieher das Kind im Auge behalten. Möglicherweise liegt dann in der Tat ein physischer oder geistiger Defekt, eine Nerven- oder Muskel- bzw. eine Lern- oder Ausdrucksschwäche vor.

Da die genannten Fertigkeiten die Voraussetzung bilden für das Lesen, Schreiben und Rechnen, überhaupt für alle Tätigkeiten in der Schule, wird für ein Kind, das diese bis zum Schulanfang noch nicht ausreichend und in etwa demselben Umfang wie seine Kameraden beherrscht, der Schuleintritt problematisch. Nun könnte man versucht sein zu hoffen, dieses Manko würde sich mit der Zeit von selber ausgleichen. Das mag sein. Andererseits ist zu befürchten, daß die Situation kritisch bleibt; denn während sich die Lücken schließen, haben ja auch die anderen Kinder Fortschritte zu verzeichnen, und es besteht die Gefahr, daß der Abstand größer wird, anstatt sich zu verringern. Darum ist es angezeigt, einen Fachmann (Arzt, Psychologen) und erfahrenere Kollegen um Rat zu fragen.

Symptom Nr. 8:
Das Kind läßt sich durch geringe Unruhe und Geräusche ablenken

In der einschlägigen Literatur ist häufig von Ablenkbarkeit, mangelnder Konzentration und raschem Nachlassen der Aufmerksamkeit die Rede. Alle drei Erscheinungen sind typisch für jüngere Kinder; sie sind bei einigen jedoch besonders stark ausgeprägt. Jeder kleinste Vorgang in ihrer Umgebung, jedes leiseste Geräusch genügt, um ihr Interesse von der jeweiligen Aufgabe abzuwenden. Sie sind nicht in der Lage stillzusitzen, stillzustehen oder still zu sein. Dadurch lenken sie auch andere Kinder ab; zuweilen laufen sie obendrein in der Klasse umher und verbreiten beträchtliche Unruhe, während die Mitschüler versuchen zu arbeiten.

Die meisten Erzieher können aufgrund ihrer Praxis beurteilen, ob ein Kind übermäßig leicht ablenkbar und hyperaktiv ist. Damit ist natürlich noch nicht erklärt, *warum* das Kind sich so aufführt. Unreife und Diskrepanzen in der Entwicklung sind eine mögliche Ursache; d. h. der Entwicklungsstand in den einzelnen Bereichen, z. B. dem Denken, Fühlen, Wollen, Handeln ist unterschiedlich, und es kommt zu Spannungen. Angenommen, die Fähigkeit eines Kindes zu Aufmerksamkeit und Konzentration ist hinter der Fähigkeit, sich auszudrücken oder den Lernstoff aufzufassen, zurückgeblieben, so haben wir vielleicht ein Kind vor uns, das im großen und ganzen auf der Stufe seiner Altersgenossen steht und den geistigen Ansprüchen der Schule auch durchaus gewachsen ist, durch seine Unrast aber daran gehindert wird, das zu leisten, was es eigentlich leisten könnte. Eine andere Theorie besagt, daß manche Kinder aufgrund ihrer neurologischen Konstitution nicht oder kaum imstande sind, von außen kommende Reize auszuschalten bzw. zu filtern. Die Formulierung: »Das Kind paßt nicht auf« oder »Es kann nicht aufpassen« ist dann nicht zutreffend; vielmehr richtet es seine Aufmerksamkeit auf alles mögliche gleichzeitig und gleichermaßen. Blickt es also von seiner Arbeit auf, wenn der Banknachbar hustet, so ist seine Aufmerksamkeit geteilt; dabei unterscheidet es nicht (oder kann nicht unterscheiden) zwischen »wichtigen« und »unwichtigen« Reizen, noch kann es sich ihnen entziehen.

Bevor man zu dem Schluß gelangt, daß eine Störung vorliegt, deren Beseitigung in die Hand eines Arztes oder Psychologen gehört, sollte man sich fragen, ob das Kind es unter Umständen zu Hause nie gelernt hat, sich an den Tisch zu setzen, sich ruhig zu verhalten, seine Arbeiten zu Ende zu bringen und die andern nicht zu behelligen. Fordern Sie es freundlich, aber bestimmt dazu auf. Haben Sie damit Erfolg, so muß allerdings der eingeschlagene Weg konsequent weiterverfolgt werden, bis es sich daran gewöhnt hat. Es muß wissen, daß der Lehrer sein Verhalten nicht richtig findet, aber auch, warum nicht. Manchmal hilft es dem Kind, wenn man ihm einen gesonderten Platz einräumt, wo es wenig Gelegenheit hat, die andern abzulenken und umgekehrt.

Symptom Nr. 9:
Das Kind stellt Bücher und Bilder auf den Kopf

Interessanterweise sind es nicht selten die leicht ablenkbaren Kinder, die auch Buchstaben und Zahlen verdrehen und Bücher und Bilder auf dem Kopf stehend betrachten. Jedes Symptom für sich genommen mag verhältnismäßig harmlos sein. In der Kombination ist zu befürchten, daß die Sache ernsterer Natur ist und das Kind die Hilfe eines Spezialisten braucht. Mit der Untersuchung durch einen Augenarzt sollte der Anfang gemacht werden.

Symptom Nr. 10:
Das Kind bleibt nicht bei einer Sache

Sind die geschilderten Auffälligkeiten verbunden mit Wahrnehmungs- und Bewegungsanomalien, so wächst die Wahrscheinlichkeit einer Nervenschädigung, vor allem bei einer Häufung der Symptome, und besonders dann, wenn das Kind außerdem noch Mühe hat, sich an seinem Platz in eine Aufgabe zu vertiefen; wenn es sich durch Informationen und Instruktionen verunsichert fühlt und auf Vorgänge in seiner Umwelt mit Verwirrung reagiert.
Selbstverständlich gibt es hier Gradunterschiede, wie bei allen anderen Schädigungen auch, doch sollte man bei dieser Konstellation die Kinder sehr genau beobachten, sich Aufzeichnungen machen und davon überzeugen, ob nach und nach eine Besserung eintritt. Wenn nicht, muß man sich überlegen, an wen man sich wenden kann; vermutlich ist es zweckmäßig, zunächst einen Kollegen zu Rate zu ziehen, der Erfahrungen auf dem Gebiet der Heil- und Sonderpädagogik hat. Für die eigene Arbeit mit den Kindern ist es wichtig, daran zu denken, daß sie kurze, klare Anweisungen brauchen, daß man sehr ruhig und deutlich sprechen muß, dabei möglichst anschaulich, und daß sie mehr Mühe haben als andere, Gehörtes und Gesehenes umzusetzen und zu verarbeiten, auch wenn kein Ohren- oder Augenfehler vorliegt.

Symptom Nr. 11:
Das Kind kann nicht mehr als zwei oder drei Dinge in der richtigen Reihenfolge wiedergeben

Andere Kinder haben Schwierigkeiten, Dinge zu ordnen, eine Folge wiederzugeben oder mehr als zwei, drei Teile zusammenzufügen. Ein Kind, das nicht imstande ist, drei bis fünf Zahlen einer Reihe zu wiederholen, tut sich meistens auch schwer, das fehlende Teil eines Bildes zu erkennen oder dasjenige zu nennen, das nicht dazugehört, laut zu lesen, Sätze logisch aneinanderzureihen etc. Auch für diese Symptome kommen sehr verschiedene Ursachen in Frage: neurologische, sensuelle, geistige Insuffizienz, eine verzögerte Entwicklung oder einfach die Tatsache, daß das Kind darin ganz ungeübt ist. Um sich Aufschluß zu verschaffen, kann man zuerst einmal prüfen, ob das Kind einen Rhythmus erfaßt, indem man diesen mit dem Bleistift auf den Tisch klopft und es zum Nachahmen auffordert. Möglicherweise hört das Kind nicht gut, oder das Gehörte wird nicht richtig weitergeleitet. Bei Zahlen und Buchstaben kann es sein, daß ihm vorläufig noch das Verständnis dafür fehlt, so daß ihm das »Spiel« ganz unsinnig erscheint. Das läßt sich feststellen, indem man sie durch sinnvolle Wortfolgen ersetzt. Statt »3, 5, 7, 9« oder »l-m-n-o-p« sagt man z. B.: »Der Elefant taucht seinen Rüssel ins Wasser«. Kann das Kind den Satz nachsprechen, so kennt es vielleicht die Zahlen und Buchstaben noch nicht richtig; wenn nicht, ist mit einer tiefergreifenden Störung zu rechnen und fachmännische Unterstützung notwendig.
Der Lehrer hilft dem Kind, wenn er dafür sorgt, daß auf dessen Tisch keine überflüssigen Gegenstände herumliegen, daß es das Alphabet und die Zahlen wirklich beherrscht und daß man deutlich artikuliert, wenn man es anredet. Außerdem ist es wichtig, mit sehr einfachen Aufforderungen, Fragen und Aufgaben zu beginnen, die jeweils nur zwei Elemente enthalten, und erst allmählich zu komplexeren mit drei, vier oder mehr Elementen überzugehen – unabhängig davon, wo die Ursache für die Lernstörung zu suchen ist und ob man sie kennt.

Symptom Nr. 12:
Das Kind hat manchmal Gedächtnislücken

Gelegentlich haben wir Kinder vor uns, die im allgemeinen das Bild eines verläßlichen Schülers bieten – mit einer Ausnahme: sie haben ab und an Gedächtnislücken, d. h. sie können sich nicht an das erinnern, was sie nachweislich schon einmal gelernt oder gewußt haben, bzw. sie können es nicht reproduzieren. Später, nach ein paar Sekunden, oder auch erst nach Stunden oder Tagen, fällt es ihnen dann ein. Das Problem besteht darin, daß das Wissen nicht immer abrufbereit ist. Das kann auf eine Disfunktion des Zentralnervensystems zurückgehen, welches für das Speichern und die Wiedergabe von Informationen verantwortlich ist. Es kann sich auch um eine bestimmte Art von Anfällen oder andere physische Beeinträchtigungen handeln; oder aber das Kind interessiert nicht sonderlich, wonach der Erwachsene gefragt hat. Von seinem Standpunkt aus gibt es Besseres, für das es sich lohnt, seine geistigen Energien einzusetzen. Außerdem verlaufen Lernprozesse bekanntlich nicht geradlinig, sondern wellenförmig, mit Kulminations- und Ruhepunkten. Jüngere Kinder kennen, verstehen und erinnern sich an Dinge, die einen in Erstaunen setzen, und zur gleichen Zeit wissen sie nicht mehr, was man ihnen vor fünf Minuten erzählt hat. Das ist für Sechs- bis Siebenjährige typisch.
Ein Erzieher mit praktischer Erfahrung wird jedoch schnell beurteilen können, ob er ein Kind vor sich hat, das öfter einmal etwas vergißt bzw. keine große Lust hat, sich zu besinnen, oder aber eines, dessen Gedächtnis nicht ordnungsgemäß arbeitet. Außer den genannten physischen Ursachen können auch emotionale Spannungen eine Rolle spielen. Das Kind reagiert auf die Schulsituation oder einzelne Sachverhalte vielleicht mit Angst, Befangenheit, Scheu u. ä., oder es hat aufregende Erlebnisse hinter sich, die mit seinem guten Willen sich zu erinnern, kollidieren und sein Gedächtnis blockieren. Das gleiche können auch Faktoren aus dem intellektuellen, insbesondere aus dem Lernbereich, bewirken. Wenn die Störungen über einen längeren Zeitraum andauern, muß man mit den Eltern sprechen, um zu hören, welche Beobachtungen sie gemacht haben. Unterstützen und stärken kann man das Gedächtnis durch geeignetes Lern- und Spielmaterial wie z. B. Tonbandaufzeichnungen, Signalkarten (Karten mit einer Erinnerungshilfe, die dem Kind für einen Moment gezeigt werden), Spiele wie Quartett und Memory sowie Gruppen- oder Klassenspiele,

die auf Reihungen und Wiederholungen basieren, ferner kann man das Kind daran gewöhnen, wichtige Informationen nachzusprechen, zuerst laut, später leise für sich.

Symptom Nr. 13:
Das Kind kippelt ständig mit dem Stuhl

Kinder, die ständig oder häufig auf ihrem Stuhl hin- und herschaukeln, stellen ein weiteres Problem dar. Nun können zwar jüngere Kinder schlecht stillsitzen, sie sind quirlig und zappelig und wackeln infolgedessen auch mit den Stühlen; doch fortgesetztes Schaukeln ist für Fünf- bis Sechsjährige ungewöhnlich. In gewisser Weise alarmierend ist es bei Sieben- und Achtjährigen. Daß bei fast allen Schul- und Lernschwierigkeiten neurologische Ursachen vorliegen können, dürfte inzwischen klar geworden sein. Das ist auch hier so, kommt aber selten vor. Wahrscheinlicher ist eine Schädigung des Innenohres und damit eine Störung des Gleichgewichtsorgans, oder aber eine – leichte – Form von Autismus. Das bedeutet, das Kind hat sich in sich selbst zurückgezogen, schirmt sich ab gegen die Außenwelt und antwortet auf die Mehrzahl der äußeren Reize nicht. Zum Ausgleich dafür, sozusagen als inneres Stimulans, braucht es das Schaukeln oder eine andere fortwährende Bewegung. Die nächstliegende Erklärung ist allerdings die, daß er/sie ein ganz normales Kind ist, das einfach Freude am Schaukeln hat. In dem Fall spricht man es daraufhin an und fordert es auf, stillzusitzen. Ein wenig Mühe und Konsequenz werden zum Erfolg führen. Bei dem Verdacht auf eine physische Ursache bittet man die Eltern, es einem Facharzt vorzustellen.
Sollte es sich um eine Form von Autismus handeln, so ist Hilfe von seiten des Lehrers schwierig. Das Kind braucht dann möglichst viel Übung, feste Gewohnheiten und klar umrissene Aufgaben, denn es kann nicht gut selbständig arbeiten und sich allein beschäftigen. Um es wirklich zu fördern, müßte man ihm viel Zeit widmen, was innerhalb der Klasse oder Gruppe kaum möglich ist – es sei denn, man hat eine zweite Lehrkraft oder Erzieherin zur Verfügung, die sich jeden Tag eine Weile individuell mit dem Kind befaßt. Daneben muß man aber unter Einbeziehung der Eltern darauf hinwirken, daß es heilpädagogisch betreut wird. Gelegentlich erlebt man bei diesen Kindern eine

sehr negative Grundhaltung und äußerst heftige Gefühlsausbrüche, ohne daß ein besonderes Ereignis vorausgegangen oder sonst irgendein auslösendes Moment erkennbar wäre. Es ist notwendig, sehr geduldig und keineswegs böse zu reagieren und dem Kind das Gefühl des Angenommenwerdens und der Sicherheit zu geben. Dauert dieser Zustand an und sind die Symptome sehr ausgeprägt, dann ist es allerdings fraglich, ob ein Verbleiben in der Klasse das Richtige ist – obwohl man andererseits nicht zu schnell aufgeben sollte, da die Kinder wider alles Erwarten ihre Schwierigkeiten manchmal plötzlich überwinden.

Symptom Nr. 14:
Das Kind arbeitet an manchen Tagen eifrig, an anderen plötzlich nicht

Wie wir gesehen haben, gibt es bei den verschiedenen Arten von Lernstörungen Verbindungen und Überschneidungen. So finden wir auch bei Kindern, die sehr ungleichmäßig arbeiten, u. a. die Symptome, die bereits im vorletzten Abschnitt beschrieben wurden, daß sie nämlich an einem Tag etwas wissen und am nächsten wieder nicht. Im schlimmsten Fall leidet das Kind an Wahnvorstellungen – oder an einem Gehirntumor. Obwohl das nicht sehr wahrscheinlich ist, sollte man doch genau auf Begleiterscheinungen wie Kopfschmerzen, Zittern der Hände, ziellose Bewegungen etc. achten. Treten die Symptome verstärkt bei Lärm, Unruhe und Ablenkung von außen auf, so kann es sich um eine Konzentrationsschwäche handeln, oder es fehlt die Fähigkeit, unwesentliche Reize auszuschalten. Es ist auch wichtig festzustellen, ob das Kind manche Dinge einfach besser behält als andere. Vielleicht hat es nur einen bestimmten Stoff oder gewisse Begriffe nicht richtig verstanden, oder es kann vorher Gelerntes nicht auswerten, einordnen, übertragen oder anwenden. Wenn sich allerdings die Ausfälle auf mehreren Gebieten kindlicher Lebensäußerungen zeigen und verschiedene geistige Akte betreffen, muß man sich ernstlich Sorgen machen. Selbstverständlich haben gerade jüngere Kinder, jedenfalls die Mehrzahl von ihnen, »gute« und »schlechte« Tage; Tage, an denen die Schule sie mehr interessiert oder weniger. Ehe man sich an außerschulische Institutionen wendet, sollte man sicher sein, daß ein wirkliches Problem vorliegt.

Symptome Nr. 15 und 16:
Das Kind kann einfache Anweisungen nicht befolgen
Die Antwort des Kindes bezieht sich nicht auf die gestellte Frage

Im Zusammenhang mit schon besprochenen Auffälligkeiten ist auch die Tatsache zu sehen, daß Kinder manchmal einfachen Anweisungen nicht folgen oder beim Beantworten mündlicher Fragen etwas ganz anderes vorbringen. Einige von ihnen haben möglicherweise noch gar nicht verstanden, was »Anweisungen« sind und daß der Erzieher etwas Bestimmtes von ihnen erwartet (hat), oder sie sind vergeßlich, verträumt und/oder schnell verwirrt. Vielleicht haben sie auch nur die schlechte Angewohnheit, nicht zuzuhören. Natürlich kommen auch andere Ursachen in Frage, und ernste Störungen im emotionalen, physischen und/oder intellektuellen Bereich sind nicht auszuschließen. Der Lehrer muß also das Problem im Auge behalten und sich unter Umständen nach Rücksprache mit den Eltern an den Schulpsychologen wenden. Zunächst kann er versuchen, geduldig, aber konsequent auf das Kind einzuwirken, indem er sich dessen Aufmerksamkeit versichert, es die Anweisung wiederholen läßt, später noch einmal nachfragt u. a. m.

Symptom Nr. 17:
Das Kind hält Bleistift oder Farben krampfhaft fest

Auch wenn ein Kind seinen Schreib- oder Malstift zu fest anfaßt, wodurch gelegentlich sogar Löcher im Papier entstehen, kann das neurologisch/physische, aber auch ganz harmlose Ursachen haben; so hat es möglicherweise noch nicht gelernt, wie man einen Stift richtig hält und wieviel bzw. wie wenig Kraft oder Druck für das gewünschte Ergebnis nötig ist. Man zeigt ihm also zuerst einmal die Handhabung des Schreib- oder Malgeräts und erklärt ihm, was es falsch gemacht hat. Dann muß man ihm Zeit lassen, sich im Gebrauch zu üben. Bleibt der Erfolg aus, dann überlegt man sich Aufgaben, die geeignet sind, Finger- und Handmuskeln zu lockern, wie Nachzeichnen von Konturen mit den Fingern beider Hände, Fingermalen, Zeichnen und Schreiben in der Luft, Umgang mit Spielzeug, das die Feinmotorik fördert, u. ä. Dabei wird sich wahrscheinlich herausstellen, ob die Schwierigkeiten, die das Kind hat, sich auf ein spezielles Gebiet beschränken oder allgemeinerer Natur sind.

Ähnlich wie in diesem Fall kann und sollte der Erzieher auch bei anderen Lernproblemen verfahren. Bei verwandten Aufgaben treten außer der erwähnten Komplexität einer Schwierigkeit vielleicht Symptome zutage, die man bisher übersehen hatte, und man gewinnt mehr Klarheit. Im übrigen sollte man sich folgendes zur Regel machen:

a) alle Symptome über einen längeren Zeitraum beobachten;
b) auf Kombinationen von Symptomen achten;
c) von den wahrscheinlichsten Ursachen ausgehen und von da aus weiterforschen;
d) mit naheliegenden Maßnahmen beginnen und daraus weitere ableiten.

Symptome Nr. 18 und 19:
Das Kind kritzelt, wenn es Personen malen soll
Das Kind kann keine Kreise, Rechtecke oder Kreuze zeichnen

Zwei weitere Auffälligkeiten, die man bei Kindern zwischen fünf und acht Jahren finden kann, sollen dieses Kapitel beschließen: es gibt solche, die nur kritzeln, wenn sie eine Person darstellen sollen, und andere, die nicht imstande sind, einen Kreis, ein Viereck oder ein Kreuz zu zeichnen. Wie schon früher beschrieben, kann es auch hier daran liegen, daß die Kinder einfach noch nicht gelernt haben, mit einem Stift umzugehen. Man hat ihnen keine Gelegenheit dazu gegeben, sie nicht dazu ermuntert und/oder sie nicht angeleitet. Schon ein Fünfjähriger überwindet aber diese Kritzelphase gewöhnlich schnell und beginnt Linien und Figuren zu zeichnen, die in seiner Vorstellung realen Objekten aus seiner Umwelt ziemlich nahekommen. Die Wiedergabe eines Menschen, die im Vorschulalter zumindest andeutungsweise in Kopf, Arme, Beine und Körper gegliedert sein sollte, ist dafür ein gutes Beispiel. Auch sind die Kinder bald in der Lage, einen Kreis, ein Viereck und ein Kreuz abzumalen. Bevor man zu der Überzeugung gelangt, daß es sich um einen echten Entwicklungsrückstand handelt, sollte man ein paar Wochen lang den Fortgang der Dinge beobachten.

In dieser Zeit sollte das Kind gelernt haben, einfache Formen und Figuren zu zeichnen, die in ihren Grundstrukturen erkennbar sind. Was ist zu tun, wenn das nicht geschieht? Betrachten wir ein Kind, das Formen wie Kreis, Rechteck, Dreieck und Kreuz zustande bringt, aber fortfährt zu kritzeln, wenn es Menschen malen soll. Da es offensichtlich die nötigen manuellen Fähigkeiten besitzt, müssen wir die Gründe woanders suchen. Im Extremfall leidet es an einer intensiven emotionalen Störung – unter Umständen psychotischen Charakters, mit dem Gefühl von Selbstverachtung, Minderwertigkeit und Unvollkommenheit. Das allerdings würde sich gleichzeitig im Verhältnis zu und im Umgang mit den anderen Kindern zeigen, sowie bei den verschiedenen Aktivitäten in der Klasse und auf dem Schulhof oder Spielplatz, und ihm jegliches Einordnen und Anpassen erschweren. Die Wahrscheinlichkeit, ein solches Kind in der Gruppe zu haben, ist gering; meistens sind die Schwierigkeiten, die das Kind hat, nicht so groß, und es kann sie mit Hilfe eines verständnisvollen Erziehers überwinden. Es braucht viel Zuspruch, Anregungen und Ermutigung, sprachlich und unmittelbar auszudrücken, was es fühlt und erlebt, Unterstützung bei seinen Tätigkeiten und in seinem Sozialverhalten sowie die Erfahrung, daß es mit sich, seinem Erzieher und seiner Umgebung im Einverständnis handeln kann. Es ist übrigens durchaus möglich, daß es mit dem Erwachsenen oder den Kameraden nicht gut auskommt und nicht gern zur Schule geht, was dann eine gewisse Verstocktheit zur Folge hat; es *könnte* einen Menschen malen, wenn es *wollte*. Selbst nach dieser Erkenntnis sollte aber der Erzieher seine Bemühungen fortsetzen und es freundlich, aber nachdrücklich zum Zeichnen auffordern, wobei es sich empfiehlt, auf begleitende Symptome zu achten (Sehbehinderung, Verweigerung anderer Aufgaben, bestimmte Reaktionen auf das Verhalten von Mitschülern etc.).
Wenn ein Kind einen Menschen malen kann, kann es auch ein Kreuz, einen Kreis oder ein Viereck malen. Komplizierter liegt der Fall, wenn es weder das eine noch das andere zustande bringt. Dann muß man neben Ursachen im emotional/sozialen Bereich (über die in späteren Kapiteln ausführlicher gesprochen wird) physisch/neurologische Ursachen in Betracht ziehen; oder aber das Kind hat, wie oben erwähnt, noch nicht den altersgemäßen Entwicklungsstand erreicht. Die Fähigkeit, Bilder zu malen und Gestalten und Formen zu reproduzieren, ist bei den meisten Fünfjährigen wenigstens ansatzweise vorhanden. Ist ein Kind noch nicht so weit, so beschränkt sich das jedoch nicht auf

diesen Sektor, sondern wird auch auf anderen Gebieten deutlich, und es bedarf grundlegender Maßnahmen, die an anderer Stelle dieses Kapitels vorgeschlagen wurden. Das Kind sollte jedoch zumindest dem Schulpsychologen vorgestellt werden, wenn es nach einer gewissen Zeit keine Fortschritte gemacht hat.

Der Arbeitsbogen

Hier ein Beispiel für einen Arbeitsbogen zur Feststellung von Schul- und Lernschwierigkeiten. Aufgelistet sind die 19 im vorstehenden Kapitel diskutierten Symptome. Die Kreuze in den Spalten: »physisch/organisch«, »emotional«, »sozial«, »umweltbedingt« und »schulisch-intellektuell« geben Hinweise auf deren mögliche Ursachen, die hier ebenfalls besprochen wurden. Wenn Sie die Vorlage für ein bestimmtes Kind benutzen, werden Sie vielleicht zu anderen Eintragungen kommen, die sich aus Ihrer Kenntnis des Kindes, seiner Lebensumstände und/oder anderer Faktoren ergeben, die Sie als relevant ansehen. Wie in der Einführung dargelegt, sind diese persönlichen Beobachtungen für das Kind sehr wichtig, manchmal sogar entscheidend.

	Schul- und Lernschwierigkeiten	Problemfelder				
Nr.	Symptome	physisch-organisch	emotional	sozial	umweltbedingt	schulisch-intellektuell
1	Plötzlicher Leistungsabfall	×	×			×
2	Kind scheint nicht fähig, die geforderten Aufgaben zu erledigen		×			×
3	Gibt auf, bevor es überhaupt angefangen hat		×			×
4	Leistet weniger als es seiner Veranlagung nach könnte		×			×
5	Kann mit seiner Lerngruppe nicht Schritt halten	×	×	×		×

	Schul- und Lernschwierigkeiten	Problemfelder				
Nr.	Symptome	physisch-organisch	emotional	sozial	umweltbedingt	schulisch-intellektuell
6	Vertauscht Zahlen und Buchstaben	×				×
7	Kann seine Körperteile nicht benennen	×				×
8	Läßt sich durch geringe Geräusche und Unruhe ablenken	×	×			×
9	Stellt immer wieder Bücher und Bilder auf den Kopf	×				×
10	Engagiert sich nicht und bleibt nicht bei einer Sache	×	×			×
11	Kann nicht mehr als zwei bis drei Dinge in der richtigen Reihenfolge wiederholen	×				×
12	Hat manchmal Gedächtnislücken	×	×			×
13	Kippelt ständig mit dem Stuhl		×			×
14	Arbeitet an einem Tag eifrig, am anderen nicht	×	×			×
15	Kann einfache Anweisungen nicht befolgen		×			×
16	Antwort bezieht sich nicht auf die Frage		×			×
17	Hält Bleistift oder Farben krampfhaft fest. Drückt Löcher ins Papier	×	×			×
18	Kritzelt, wenn es Personen malen soll		×			×
19	Kann keine Kreise, Rechtecke oder Kreuze zeichnen	×				×

Ich bin eben so!

Fehlverhalten

Das Lehrerzimmer ist der einzige Ort, wo man vor Bernd sicher ist. Seinetwegen möchte man sich manchmal die Haare raufen, bildlich gesprochen, während Bernd sie sich tatsächlich ausreißt, wenn er böse wird. Es wächst dann ein solcher Zorn in ihm an, daß er in seinen Haaren nicht nur herumwühlt, sondern sich kleine Büschel mitsamt den Wurzeln ausrupft. Bei solchen Gefühlsausbrüchen fügt er sich auch anderweitig Schmerzen zu, zupft sich an der Nase oder sonstwo, kaut an seinen Fingernägeln oder kratzt sich.
Das ist aber noch nicht alles. Häufig ärgert er die andern Kinder, um die Aufmerksamkeit auf sich zu lenken, und gelegentlich geraten seine Emotionen außer Kontrolle. Er ist oft regelrecht grausam und verletzt seine Kameraden absichtlich und ernstlich. Ist gerade kein Kind in der Nähe, ist das Opfer ein Käfer, eine Katze oder ein anderes Tier. Dieses Verhalten ist nicht auf das Schulgrundstück beschränkt. Auch im Bus kommt es immer wieder zu unerfreulichen Szenen; läßt man ihn aber den Weg zu Fuß zurücklegen, sind die Klagen noch größer.
Bernds Wutanfälle treten ziemlich regelmäßig auf. Zuweilen läuft er dann aus der Schule fort und ist unauffindbar. Seine Mutter berichtet, daß er es daheim genauso macht und die Familie und die halbe Nachbarschaft zum Narren hält. Aus früheren Erfahrungen scheint er nichts zu lernen. Die Schulregeln befolgt er selten, setzt sich über Vorschriften hinweg und benimmt sich oft so, als würde er sich von niemandem etwas sagen lassen. Diebstähle vervollständigen das Bild. Man muß befürchten, daß er alles mitgehen läßt, was nicht niet- und nagelfest ist.
Und doch ist Bernd ein lebendiger Widerspruch. Einerseits kann er einen furchtbar zornig machen und fast zur Verzweiflung treiben, andererseits aber sehnt er sich nach Zuneigung und Beachtung; nur weiß er nicht, wie er sie erringen kann. Er ist sehr liebebedürftig; wahllos hängt er sich an jeden Erwachsenen. Besonders betrüblich ist, daß man ihn weder in der einen noch in der andern Verfassung gern haben kann.

Hoffentlich haben Sie kein solches Kind in der Gruppe. Jedoch kann man diese Verhaltensweisen oder doch einen Teil davon zeitweilig bei fast allen Kindern beobachten, bei einigen sogar regelmäßig. Es sind Auffälligkeiten, die nicht leicht zu übersehen sind, und das Risiko, daß sie unentdeckt bleiben, ist ziemlich gering. Trotzdem muß der Erzieher wachsam sein, denn die Symptome treten ja nicht immer in so krasser Form zutage, nicht immer so offenkundig und ausgeprägt. Die Art, das Problem anzugehen, nachdem es einmal erkannt wurde, ist unter Umständen für die weitere Entwicklung des Kindes von entscheidender Bedeutung; dasselbe läßt sich in bezug auf die anderen Kinder sagen, die sich zufällig mit ihm in einer Klasse befinden. Einfühlungsgabe, Flexibilität und besondere Zuwendung sind im Umgang mit solchen Schützlingen sehr wichtig.

Der Umstand, daß die Fünf- bis Achtjährigen sehr schnell wachsen und sich rasch entwickeln, kann zu allerhand Komplikationen führen. Dies ist die Zeit, da sie mit Kameraden, Lehrern und anderen Menschen ihrer Umgebung in Beziehung treten und sich mit ihnen auseinandersetzen müssen. Sie lernen eine Fülle neuer Dinge einschließlich Lesen, Schreiben und Rechnen, beteiligen sich an Gemeinschaftsspielen und erleben, daß es Freunde gibt, aber auch Kinder, die sie nicht leiden mögen, daß sie Beachtung erfahren und einiges gut, anderes weniger gut können. Das schnelle körperliche Wachstum – wobei eine beträchtliche individuelle Variationsbreite gravierend hinzukommt – vergrößert manche Unterschiede und erschwert den Umgang der Gleichaltrigen untereinander. Ähnlich verhält es sich mit der Lernfähigkeit und der Art und Weise zu lernen, ganz abgesehen davon, daß alle Kinder hier und da Mühe haben, wenn sie bestimmte Dinge zu einer bestimmten Zeit auffassen sollen. Da ein erheblicher Teil des intellektuellen und sozialen Lernens neu für sie ist und die Liste der Erfolge daher noch nicht sehr umfangreich, erscheinen ihnen, ihren Eltern oder anderen Erwachsenen temporäre Schwierigkeiten unter Umständen viel schlimmer als sie wirklich sind, und man sollte sie nicht überbewerten. Die meisten Kinder haben keine körperlichen, geistigen oder sonstigen Beeinträchtigungen, die den normalen Ablauf der verschiedenen Funktionen *ernstlich* stören. Andererseits darf man nicht verkennen, daß die Bewältigung der neuen Aufgaben nicht geringe Anforderungen an die Kinder stellt.

Symptom Nr. 20:
Das Kind reißt sich Haare aus

Daß jüngere Kinder sich die Haare ausziehen, ist nicht besonders ungewöhnlich; bei Mädchen kommt es häufiger vor als bei Jungen. Etwa um die Zeit des Schuleintritts sollte sich das allerdings verlieren. Natürlich ist hier nicht die Rede vom mehr unbewußten Zupfen am Pferdeschwanz oder an den Pony-Fransen sondern vom Aus*reißen*. Einige Kinder rupfen sich die Augenbrauen oder das Kopfhaar Haar um Haar aus, ohne sich etwas dabei zu denken. In extremen Fällen weist der Kopf schließlich kahle Stellen auf.
Eventuell genügt ein Hinweis des Pädagogen – vor allem, wenn das Haarausreißen noch nicht zur Gewohnheit geworden ist. Nützt das nichts und das Kind fügt sich körperlichen Schaden zu, so leidet es zweifellos unter Frustrationen und starken inneren Spannungen, die es zum Teil als physische Spannungen in Kopf und Kopfhaut empfindet und durch Ausziehen der Haare zu verringern sucht.
Das Symptom gibt natürlich keinen Aufschluß über die wahren Ursachen, die ja nicht physischer Natur sind. Ein psychologischer Test könnte zeigen, ob das Kind Lernschwierigkeiten hat, die es bedrücken und seinen Bemühungen, mit der Umwelt in Einklang zu leben, im Wege stehen. Nützlicher ist vielleicht, das Augenmerk auf die Familien- und Schulsituation des Kindes zu richten. Wahrscheinlich scheitern seine Versuche, Erfolg zu haben und akzeptiert zu werden, und rufen so Frustrationen hervor. Ein vorsichtiges Gespräch mit den Eltern könnte Klarheit darüber bringen, ob das Kind zu Hause sehr streng erzogen wird, ob es dort sehr unruhig zugeht u. ä.
Eine entsprechende Rolle spielen auch die Verhältnisse in der Klasse und im Schulbetrieb, die zu übermäßigem Streß und eingeschränkter Bewegungsfreiheit führen können. Eine Entspannung der Lage, verbunden mit Gelegenheiten, sich zu bewähren, kleine Aufträge und Pflichten, die das Kind leicht erfüllen kann, wären eine große Hilfe; liebevolle Zuwendung und Geduld der Erwachsenen werden ein übriges tun, damit es seiner Umwelt gelöster und ausgeglichener begegnen kann.

Symptom Nr. 21:
Das Kind tut sich absichtlich weh

Manchmal unternehmen die Kinder auch etwas, das regelrechte Schmerzen hervorruft. Dann reißen sie sich nicht nur Haare aus, sondern schneiden sich absichtlich, stechen sich mit Nadeln, schlagen oder verbrühen, brennen oder kneifen sich u. a. m. Es gibt sogar Kinder, die sich in lebensgefährliche Situationen begeben, ungewöhnliche Risiken eingehen und ständig waghalsigste Kunststücke vollführen – die freilich meistens mißlingen. Bei eben diesen Kindern treten dann die geschilderten Tendenzen der Selbstquälerei am deutlichsten zutage. Man sollte meinen, sie würden aus ihren Erfahrungen lernen, aber sie setzen ihr merkwürdiges Treiben fort, selbst wenn sie sich dabei verletzen. Die Frage ist, warum, und wie es überhaupt zu diesen Aktionen kommt.

Sich selber ein Leid zufügen, sich selbst »bestrafen« ist eine Ersatzhandlung, die anzeigt, daß der Betreffende mit einem Problem konfrontiert ist, das er nicht zu bewältigen vermag. Das Kind befindet sich in einer Zwickmühle: einerseits kann es sich der Autorität bzw. dem von ihr ausgehenden Druck nicht unterwerfen, andererseits ist es nicht imstande, sich unmittelbar dagegen aufzulehnen. So kommt es zu einer unter Umständen hochgradigen Frustration. In seinem Innern stauen sich Furcht, Angst, Haß und Feindseligkeit, für die es keine Ausdrucksmöglichkeiten hat. Es sieht keinen Weg, sich gegen die Personen oder den Tatbestand zu wehren, die diese Gefühle in ihm erzeugen, kann sie aber auch nicht in sich verschließen. Die Folge ist, daß es seine Aggressionen in dem Moment, da sie sich Bahn brechen, gegen sich selbst richtet.

Gewiß kann das Ganze auch viel harmloser sein. Vielleicht hat das Kind einmal etwas ausprobiert, herumexperimentiert oder in Gedanken versunken sich z. B. die Haut aufgeritzt; sein Benehmen hat die Aufmerksamkeit der Erwachsenen erregt, und nun fährt es damit fort, um weiterhin Beachtung zu finden. Das Resultat steht jedoch meistens in keinem Verhältnis zu den Schmerzen, so daß man nicht davon ausgehen kann.

Wie soll sich der Erzieher verhalten? *Übermäßige* Zuwendung ist sicher fehl am Platze, denn das Kind weiß natürlich, daß diese mit dem Verschwinden des Symptoms ein Ende haben wird, also wird es weitermachen. Strafen, insbesondere körperliche, sind gänzlich unan-

gebracht, da sie das Kind in ähnlicher Weise verletzen, wie es sich selber wehtut. Eine vordergründige Maßnahme, die aber insofern sinnvoll ist, als sie wenigstens physischen Schaden verhütet, besteht darin, daß man Kindern, die sich kratzen, die Fingernägel kurzschneidet; denen, die sich stechen oder schneiden, Nadeln und scharfe Gegenstände wegnimmt; Jungen, die sich die Haare ausziehen, einen Bürstenschnitt tragen läßt usw. Im intensiven, schnellen Spiel wird ein Teil des angestauten Ärgers abgeleitet, und Aktivitäten, bei denen geklopft, gehämmert, gestoßen, getreten, geschlagen und geworfen werden kann, schaffen einen Ausgleich.
Was die Kinder aber wirklich brauchen, sind Gelegenheiten, ihre Gedanken und Gefühle zu äußern. Sie müssen lernen, über ihren Zorn, ihre Furcht, ihre Schuld oder was immer sie bewegt zu sprechen. Ferner muß man sie da, wo sie besonderes Geschick, Interesse und Können zeigen, loben und anspornen in der Hoffnung, daß etwas von ihrer negativen Energie umgesetzt wird in positive Antriebskraft auf diesen Gebieten. Allmählich werden sich dann auch ihre Beziehungen zu den Mitmenschen und ihrer Umwelt normalisieren, was sich wiederum günstig auf ihre Verfassung auswirkt. Darüber kann man sich in geeigneter Weise durchaus mit den Kindern unterhalten und ihnen vorschlagen, wie man es *noch* besser machen kann, während man sie gleichzeitig wissen läßt, – freundlich aber bestimmt –, daß man ihr Tun nicht gutheißt und dieses auch zu nichts führt.

Symptom Nr. 22:
Das Kind kaut Fingernägel, bohrt in der Nase, kratzt sich ständig

Verwandte Symptome sind das Nägelkauen, das Nasebohren und das Kratzen. In der Regel finden wir sie bei besonders aktiven, sensiblen Kindern, die ständig etwas vorhaben oder mit etwas beschäftigt sind. Auch oder gerade wenn die übrigen still dasitzen, sind ihre Finger in Bewegung, kratzend und bohrend. Hält sich das in Grenzen und ist in der Gruppe gerade noch erträglich, genügt es wahrscheinlich, sie von Zeit zu Zeit auf ihre Angewohnheit aufmerksam zu machen, bis sie sich verloren hat. Es kann sich aber auch um eine Variante des oben beschriebenen Akts der Selbstquälerei handeln, die ebenfalls auf das

Vorhandensein von Furcht, Besorgnis, Spannungen und Frustration schließen läßt. Wenn der Erzieher zu der Überzeugung gelangt, daß das Kind nicht nur reichlich nervös und quecksilbrig ist oder noch Mühe hat, sich in die Gemeinschaft einzufügen, sollte er ihm so begegnen, wie es im vorigen Abschnitt unter Symptom 21 beschrieben ist. Strafen würden Angst und Zorn des Kindes nur vergrößern. Schwankt man zwischen Härte und Milde, so sollte man sich eher für letzteres entscheiden. Ein wenig mehr Wärme und Geborgenheit tun dem Kind wohl und schaffen eine bessere Voraussetzung für eine unbefangene Beziehung zum Erwachsenen.

Selbstverständlich können die Symptome – direkt oder indirekt – auch physische Ursachen haben. Ein Kind, das sich wohlfühlt, neigt weniger zum Nägelbeißen als eines, dem »nicht wohl ist in seiner Haut«. Schüchterne Kinder mögen beispielsweise häufig nicht fragen, ob sie zur Toilette gehen dürfen. Das doppelte Unbehagen, das dieser Zustand auslöst, macht es unruhig und zappelig, es verkrampft sich und kaut schließlich vielleicht an den Fingernägeln. Besonders wenn das Kind sonst ruhig und ausgeglichen wirkt, sollte der Erzieher diese Möglichkeit in Betracht ziehen und sich unauffällig und wie beiläufig erkundigen, ob es nicht schnell einmal »verschwinden« müsse. Auch andere Unpäßlichkeiten, etwa eine beginnende oder noch nicht zum Ausbruch gelangte Krankheit, können der Anlaß für das Nägelbeißen sein. Je besser der Erzieher ein Kind kennt, desto leichter wird er den Grund erfassen. Chronisches Nägelkauen ist fast immer auf emotionale Störungen oder Anpassungsschwierigkeiten zurückzuführen.

Auch das Bohren in der Nase hat nicht immer seelische Ursachen. Bei Erkältungen und gewissen Allergien juckt und kribbelt sie, und der getrocknete Schleim löst ein unangenehmes Gefühl aus, so daß die Kinder öfter den Finger in die Nase stecken. Unter Umständen befindet sich auch ein Fremdkörper darin. Man fragt also besser nach, ehe man sie davon abzubringen versucht. Oft haben sie kein Taschentuch dabei, oder sie haben noch nicht gelernt, es zu benutzen, und man muß es ihnen erst zeigen. Für die chronischen Fälle gilt das oben Gesagte; es ist allerdings auch denkbar, daß man das Kind zu Hause nie darauf hingewiesen hat.

Für das Kratzen gibt es mehrere plausible Gründe. Bei Allergien und Insektenstichen sind die entsprechenden Hautstellen stark gereizt und fordern das Kratzen heraus. Der Lehrer sollte sie nicht behandeln, ohne mit den Eltern darüber gesprochen zu haben. Ein weiterer Grund ist mangelnde Sauberkeit. Das gilt besonders für die genitale und anale Region. Schlechte Gewohnheiten, nachlässige Erziehung, ungenügende Aufklärung in punkto Hygiene wirken sich für das Kind sehr nachteilig aus und können in der Gemeinschaft zum Problem werden. Wichtig ist auch das tägliche Wechseln der Kleidung, vor allem der Unterwäsche. Diesbezügliche Gespräche mit der Gruppe sind notwendig, wobei der Gang zur Toilette nicht ausgeklammert werden darf. Hat man ein solches Kind in der Gruppe, so muß man zunächst feststellen, ob es sauber zur Schule geschickt wird, und sich gegebenenfalls seinen Körper ansehen. Das erfordert eine Menge Fingerspitzengefühl. Man sagt etwa zu ihm: »Ich möchte gern einmal nachschauen, was dich da so ärgert, das darf ich doch?« Oder: »Macht es dir etwas aus, wenn ich einmal nachschaue, ob wir den Übeltäter finden, der dich da so zwickt?« Selten wird das Kind seine Zustimmung verweigern. Vor Zuschauern sollte man sicher sein, ein zweiter Erwachsener sollte jedoch mitgehen; auch das kann man dem Kind erklären: »Ich habe Herrn A. (Frau B.) gebeten mitzukommen; ich bin gespannt, ob wir da nicht gemeinsam etwas entdecken können . . .« Bei einem Mädchen sollten es nach Möglichkeit zwei weibliche, bei einem Jungen zwei männliche Lehrkräfte sein. Je weniger Aufhebens man im übrigen von der Sache macht, desto besser. Je nach dem Ergebnis muß sich der Erzieher dann die weiteren Schritte überlegen. (Anzeichen für das Vorhandensein von Würmern bei jüngeren Kindern werden in einem späteren Kapitel besprochen; vgl. S. 171). Das Problem ist meistens: Ohne Mithilfe der Eltern kann er kaum etwas unternehmen, muß aber gerade bei diesem Thema deren Empfindlichkeit einkalkulieren und auf Abwehrreaktionen gefaßt sein. Nur mit Takt und sehr viel Einfühlungsvermögen wird er erreichen, daß sie seine Ratschläge befolgen und ihn in seinem Bemühen unterstützen.

Symptom Nr. 23:
Das Kind stört die anderen

In fast jeder Gruppe gibt es Kinder, die zwar mit sich selber nichts besonders Schädliches oder Gefährliches anstellen, aber ständig die anderen stören, um Aufmerksamkeit zu erregen. Vom Typ her sind sie oft ungestüm und impulsiv und neigen eher zu destruktiven als zu konstruktiven Handlungen. Sie reden mit ihren Nachbarn, stoßen und kneifen, schneiden Fratzen und sagen und tun Dinge, mit denen sie ihre Kameraden ärgern, necken und irritieren und erwarten im allgemeinen eine Reaktion. Dieses Verhalten spiegelt unter Umständen durch den Eintritt in Schule oder Kindergarten bedingte Umstellungsschwierigkeiten wider; vor allem, wenn das Kind sich zu Hause friedfertiger und weniger auffällig benimmt.

Die Störenfriede sind oft recht intelligente Kinder, die mit ihrer Arbeit immer viel schneller fertig sind als die anderen und dann nichts mehr zu tun haben. Folglich geraten ihre Energien, ihr Bedürfnis nach Geselligkeit und ihre Neugier etwas außer Kontrolle und verkehren sich ins Negative. Ihnen müssen Grenzen gesetzt werden, und man muß sie wissen lassen, daß ihr Verhalten nicht akzeptabel ist. Gleichzeitig sollte man aber dafür sorgen, daß sie Extraaufgaben bekommen und wenn möglich eine Arbeitsecke für sich haben. Eine gut sortierte Bibliothek sollte in keinem Klassenzimmer fehlen, so daß sie sich wirklich sinnvoll beschäftigen können.

Ähnliche Probleme treten auf, wenn für Kinder mit überdurchschnittlicher Auffassungsgabe der dargebotene Stoff zu einfach ist, als daß er ihre Aufmerksamkeit fesseln oder ihr Interesse wecken kann; meistens rechnen sie nur einige Aufgaben oder beantworten nur einige Fragen, und dann ist es schon vorbei. Diese Kinder bestechen nicht selten durch spontane, witzige Äußerungen; mit dem Wort sind sie meist schnell dabei, manchmal rechthaberisch und streitsüchtig. Sie brauchen ab und zu einen kleinen Dämpfer, ohne daß sie das Gefühl haben müssen, sie würden eingeengt oder unterdrückt. Außerdem sollten sie daran gewöhnt werden, ihre Aufgaben zu Ende zu führen.

Anders verhält es sich mit Kindern, die den Unterricht und die Mitschüler stören, weil sie den Anforderungen nicht gewachsen sind. Da sie den Stoff nicht beherrschen, vertreiben sie sich auf diese Weise die Zeit, womit sie gleichzeitig ihre Unsicherheit und Unfähigkeit zu kaschieren versuchen. Mögliche Lern- und andere Hilfen für solche Kinder wurden im vorigen Kapitel erläutert.

Die geschilderten Symptome sind oft Anzeichen für Unsicherheit und das Gefühl der Unzulänglichkeit und ein Beweis für nicht vollzogene Integration. Einige Fachleute vertreten die Ansicht, daß ein solches Kind mehr Zuwendung brauche als andere. In Wirklichkeit ist das Bedürfnis *aller* Kinder danach unersättlich; nur wird uns das bei denjenigen, die sie sich in annehmbarer, zweckmäßiger Form verschaf-

fen, weit weniger bewußt als bei denen, die es auf ungeschickte, lästige und meistens für sie unproduktive Art versuchen. Je geringer der Erfolg, desto größer die Anstrengungen: sie behelligen die Kameraden, reizen den Lehrer und bringen die Klasse durcheinander, was ihnen zwar die Aufmerksamkeit, aber kaum das Wohlwollen der Erwachsenen einbringt.
Diese Kinder müssen vor allem erfahren, wie sie die ersehnte Zuwendung auf geeignetere Weise erreichen; ferner müssen sie lernen, daß sie auch mal zurückstehen müssen, was ihnen oft später zugute kommt. Dieses Prinzip der langfristigen Auswirkung bzw. der verzögerten Anerkennung ist jedoch eine harte Nuß für Kinder dieser Altersstufe, für die u. a. gerade die Spontanität, gepaart mit Ungeduld, typisch ist; ganz abgesehen davon, daß sie noch nicht in größeren Zeiträumen zu denken vermögen.
Die Extraaufgaben, die man einem Kind gibt, sollten ihm, soweit es sie seinen Fähigkeiten entsprechend löst, das Lob des Erziehers eintragen und unbedingt Beachtung finden. Bei Sonderaufträgen muß man darauf achten, daß die Gruppe, die Klasse oder einzelne Mitschüler sie nicht als Bevorzugung des Betreffenden ansehen; das ist sehr wichtig, da man sonst Unmut und Eifersucht hervorruft und damit eine verstärkte Ablehnung des Jungen oder des Mädchens durch die Kameraden bewirken kann – während man sich von dieser Maßnahme doch gerade das Gegenteil, nämlich eine bessere Integrierung des Kindes, erhofft. Das gelingt allerdings nicht von heute auf morgen. Nach und nach gewöhnt sich das Kind wahrscheinlich daran, stillzusitzen, stillzustehen und still zu sein, wenn es nötig erscheint, und umgekehrt: sich zu beteiligen und aktiv zu werden, wenn man es von ihm erwartet. Zu entscheiden, was jeweils im Augenblick das Richtige ist, um die Kooperation des Kindes zu erreichen oder zumindest seine Unruhe soweit zu dämpfen, daß sein Verhalten und seine Aktionen im Rahmen des Tolerierbaren bleiben, ist nicht einfach. Es häufig in seiner Nähe zu haben, um einerseits auf seine Belange leichter eingehen zu können und es andererseits besser im Auge zu behalten, wäre sicher günstig, wird aber in der Praxis kaum durchzuführen sein.

Symptome Nr. 24 und 25:
Das Kind ist grausam zu anderen Kindern
Das Kind verletzt andere absichtlich

Einige wenige Kinder lassen es nicht bei Neckereien und Albernheiten bewenden, sondern sind regelrecht grausam zu ihren Spielgefährten. Ganz offenbar peinigen sie sie mit voller Absicht und freuen sich darüber, daß es ihnen wehtut. In dieser Ausprägung zeigt das Symptom eine der schwersten Störungen im Kindesalter an. Es scheint, als fehle den Betreffenden das Bewußtsein oder eine innere Kontrolle, die sie daran hindert anderen Schmerz zuzufügen, und als könnten sie deren Leiden weder nachfühlen noch Mitleid empfinden, gerade als wären es nur Gegenstände. Nun wissen wir, daß Kinder manchmal aus Wut, Frustration oder auch aus Übermut und großer Begeisterung sich gegenseitig übel mitspielen; es ist wichtig, sich das ab und an ins Gedächtnis zu rufen. Hier ist jedoch die Rede von Quälereien, die fast ohne – sichtbare – Emotionen und mit einer gewissen Befriedigung ausgeführt werden.
Der Erzieher muß derartige Handlungen genau beobachten und umgehend die Eltern und den Schulpsychologen einschalten. Unterdessen darf er das Kind möglichst nicht aus den Augen lassen und muß, wenn nötig, eingreifen. Das sollte ruhig und sachlich geschehen, denn wenn man zornig mit dem Kind spricht, wird es selber in Wut geraten. Wiederholen sich solche Vorkommnisse, so muß es der Klasse bzw. der Gruppe so lange fernbleiben, bis eine psychiatrische Untersuchung erfolgt ist – besonders wenn die Gefahr besteht, daß es den andern ernste Verletzungen beibringt. Es ist eine enge Zusammenarbeit mit den Fachleuten, die es betreuen, anzustreben.
Häufig äußern sich die vorhandenen Aggressionen in Schlägen, Tritten, Stößen und/oder ähnlichen körperlichen Angriffen. Daneben kommt es auch zu indirekten Tätlichkeiten: das Kind stellt mit den Geräten auf dem Spielplatz oder dem Mobiliar im Schulzimmer etwas an, das dem nächsten Benutzer gefährlich werden kann; es schüttet anderen Kindern Fremdsubstanzen ins Essen u. ä. Auch dann muß ein Kinderpsychiater zu Rate gezogen werden. Und wieder sind ärgerliche oder zornige Reaktionen fehl am Platze. Es hätte auch keinen Sinn, dem Kind Vorwürfe zu machen, seine Feindseligkeit würde dadurch nur verstärkt. Das heißt aber nicht, das Geschehen zu ignorieren! Man muß ihm vielmehr unmißverständlich erklären, daß man nicht mit

ansehen wird, wie es andere quält, und versuchen, ihm bewußt zu machen, was es da tut und anrichtet. Nicht immer läßt es sich dadurch von seinem Vorhaben abbringen. Dann hilft nur eins: Man muß es – notfalls an Armen und Beinen – festhalten, um die andern Kinder zu schützen. Dabei muß man achtgeben, daß man nicht selber verletzt wird, denn in dieser Situation wird es wahrscheinlich um sich schlagen, treten und beißen, wobei schon ein Fünfjähriger erstaunliche Kräfte entwickelt. Auch wenn das Kind in seiner Wut mit Gegenständen wirft, Spielzeug, Schulsachen und Möbel demoliert und den Klassenraum in Unordnung bringt, muß es durch Festhalten daran gehindert werden.

Symptom Nr. 26:
Das Kind quält Tiere

Kinder, die fortgesetzt grausam zu Tieren sind, konfrontieren uns mit einem ähnlichen Phänomen. Tiere zu quälen, sie leiden zu sehen, bereitet ihnen Vergnügen, und sie genießen den Schock und das Entsetzen der Erwachsenen und der Kameraden. Fast jedes Kind neckt hin und wieder ein Tier und geht darin manchmal zu weit, doch in der Regel hört es auf, wenn es sieht, daß es Schmerzen hat oder völlig verängstigt ist. Normalerweise bereuen Kinder dann ihr Tun und unterlassen es. Diejenigen, die man immer wieder dabei überrascht, leiden zweifellos selber unter allerlei verworrenen Gefühlen, darunter Furcht, Feindseligkeit und Haß, die sich Luft machen müssen. Kleinere Tiere, die sich nicht wehren können, sind die Opfer. Die betroffenen Kinder leben meist in der Vorstellung, nicht anerkannt zu sein und nicht geliebt zu werden. Natürlich ist es ein Teufelskreis, aus dem sie nicht herausfinden, so lange der Erwachsene die Zusammenhänge nicht durchschaut, denn ihr Verhalten bringt ihnen Ablehnung statt Freundschaft ein. Auch vernachlässigte und zurückgestoßene Kinder, Kinder, die unter dem Vorwand der Bestrafung mißhandelt wurden, und solche, die ohnehin unerwünscht sind oder waren, neigen in viel stärkerem Maße zu Tierquälereien als die übrigen. Sie brauchen viel Liebe, Geborgenheit, Wärme und Fürsorge; das wird ihnen helfen, mehr Selbstvertrauen und ein besseres Verhältnis zu ihrer Umwelt zu entwickeln. Bemühungen in dieser Richtung sind jeder Art von Strafe entschieden vorzuziehen. Ferner müssen die Kinder Gelegenheit haben, sich kreativ zu betätigen, und lernen, ihre Gefühle klarer und unmittelbar auszudrücken. Wichtig ist außerdem, daß sie ihre Aggressionen in geeigneter Weise abbauen und an Gegenständen abreagieren können. Man sollte auch das Zuhause, die Eltern-Kind-Beziehung und die nähere Umgebung des Kindes kennen. Falls der Erzieher, nachdem er sich ein Bild gemacht hat, die Unterstützung durch einen Experten für erforderlich hält, wendet er sich am besten an den Schulpsychologen, eine Beratungsstelle und/oder den zuständigen Sozialarbeiter.

Symptom Nr. 27:
Das Kind bekommt oft Wutanfälle

Nicht selten hat man auch mit Kindern zu tun, die immer wieder Wutanfälle bekommen. Sie stampfen mit den Füßen, treten, schreien, werfen sich auf den Boden, rennen mit dem Kopf gegen die Wand, werfen mit Gegenständen, schlagen um sich und geraten dermaßen außer sich, daß nichts vor ihnen sicher ist. An diesem Punkt angelangt, sind sie weder willens noch fähig zuzuhören, zu überlegen, sich zu beruhigen und Vernunft anzunehmen. Für Drei- und Vierjährige ist dieses Verhalten ganz normal; von den Fünf- bis Sechsjährigen dürfen wir jedoch erwarten, daß sie die Trotzphase hinter sich gelassen haben.
Manche Kinder neigen eher zum Schmollen. Setzt man ihrem Bestreben, alles so zu machen, wie sie es selber für richtig halten, Widerstand entgegen, fühlen sie sich gekränkt und bemitleiden sich selbst. Schon früh lassen sich diese beiden Gruppen unterscheiden. Interessanterweise finden wir sie auch bei den Erwachsenen. Denkt man an seine Verwandten, Freunde und Kollegen, so wird man feststellen, daß einige verstummen, sich abkapseln und zurückziehen, während andere laut und aggressiv werden.
Jüngere Kinder entdecken sehr schnell, wie sie erreichen können, was sie wollen; Wutanfälle und Schmollen sind zwei der am meisten angewandten Praktiken. Führen sie nicht zum Ziel oder haben gar unliebsame Konsequenzen wie ins Zimmer oder ins Bett geschickt zu werden oder Schläge zu bekommen, werden neue Mittel und Wege ersonnen.
Kinder, die in der Schule immer noch mit Zornesausbrüchen aufwarten, haben wahrscheinlich bisher mit dieser Methode Erfolg gehabt

und somit noch nicht gelernt, ihre Wünsche anders zu äußern und sich weniger spektakulär verständlich zu machen. Der Lehrer tut allerdings gut daran, sich jeweils zu fragen, ob es für das betreffende Kind in der Situation einen besseren Ausweg gibt. Wenn z.B. zwei oder drei Kameraden sich gegen einen einzelnen verbünden, wenn sie ihn nicht in die Reihe hineinlassen oder ihm seine Mütze, seine Hefte oder seinen Ball wegnehmen, ist ein Wutanfall nicht immer das Verkehrteste. Problematisch wird es erst, wenn dies zur Gewohnheit geworden ist.
Die Geduld darf der Erzieher auch bei dieser Form von Aggressivität nicht verlieren; »mit gleicher Münze heimzahlen« wäre wohl kaum das Richtige und würde dem Kind nicht helfen, wie es auch einem zornigen Erwachsenen gegenüber viel wirkungsvoller ist, ruhig und sachlich zu bleiben. Am besten ignoriert man die Szene, indem man wortlos den Schauplatz verläßt; vor allem darf man den Forderungen des Kindes nicht nachgeben. Es begreift sehr bald, daß sich sein Benehmen nicht auszahlt, und wird sich das merken, um so mehr, als es sich meistens dadurch in eine Isolation hineinbegibt und sich die Zuwendung der Kameraden und Erwachsenen, zumindest vorübergehend, verscherzt. Aufgrund seiner Erfahrungen wird der Erzieher wissen, in welcher Situation bestimmte Kinder besonders zu Wutanfällen neigen, und sie auch voraussehen. Unter Umständen lassen sie sich dann durch geschicktes Planen und Arrangieren vermeiden; jedoch dürfen daraus keine Zugeständnisse oder Vorrechte für das Kind resultieren, die einer indirekten Belohnung für sein Verhalten gleichkämen. Es muß vielmehr lernen, sich allmählich in die Gruppe einzuordnen.
Selbstverständlich lassen sich nicht alle Zornesausbrüche verhindern, und ab und zu wird es sogar nötig sein, das Kind buchstäblich festzuhalten, um Schlimmes zu verhüten. Darüber wurde an anderer Stelle (vgl. S. 60) bereits gesprochen.

Symptom Nr. 28:
Das Kind läuft wiederholt fort

Andere Kinder versuchen mit der Verwirrung ihrer Gefühle fertigzuwerden, indem sie weglaufen. Gemeint sind nicht diejenigen, die in mehr oder weniger regelmäßigen Abständen das Haus oder die Schule verlassen, weil sie Orte entdeckt haben, die lustiger oder aufregender sind, Abenteuer versprechen und den Wagemut herausfordern – die gewohnte Umgebung ist ihnen bekannt, und nun möchten sie wissen, was es »da draußen« noch alles gibt. Dergleichen Ausflüge sind in der Regel überlegt, geplant und vorbedacht, während hier der Entschluß, ausgelöst durch ein vorausgegangenes Erlebnis, meist spontan und impulsiv gefaßt wird. Der häufigste Grund ist wohl der, daß das Kind einem Erwachsenen gegenüber Zorn oder Unwillen empfindet, sich unverstanden oder ungerecht behandelt glaubt und sich entsprechend unbehaglich, womöglich gedemütigt fühlt. Statt eine andere Lösung zu suchen, läuft es davon.

Oft malt das Kind sich dann aus, wie Eltern oder Lehrer sich nun Sorgen machen, was ja auch durchaus zutreffend ist. Tatsächlich kann ihm alles mögliche zustoßen: Es kann sich verirren, sowohl in der Stadt wie auf dem Lande, und den Rückweg nicht mehr finden; es ist dem Verkehr ausgesetzt, kann stolpern und sich verletzen oder sonstwie in eine bedrohliche Lage geraten; es kann krank werden und bei extremer Witterung sogar zu Tode kommen, ganz abgesehen davon, daß es jemandem in die Hände fallen kann, der Vorteile aus seiner hilflosen Lage zieht oder ihm etwas antut. Daher sollten Kinder sehr eindringlich und unmißverständlich auf die Gefahren und Risiken hingewiesen werden, die das Weglaufen mit sich bringt. Das Thema ist so wichtig, daß es absolut gerechtfertigt ist, in der Gruppe ausführlich darüber zu sprechen, u. a. auch darüber, warum Kinder nicht mit Fremden gehen sollen. Man darf ihnen auch ruhig zeigen, wie sehr man sich ängstigen und beunruhigen würde, wenn eins von ihnen verschwunden wäre.

Zu chronischen Ausreißern können Kinder werden, deren Zorn oder Aversion sich gegen jegliche Autorität, gegen die Mehrzahl der Menschen und Situationen richtet. Das ist in dieser Altersstufe jedoch relativ selten. Dagegen darf nicht unerwähnt bleiben, daß das Phänomen des Weglaufens – grundsätzlich ein sozial-emotionales Problem – häufig in Verbindung mit körperlichen Schwächen gesehen werden muß. Physisch beeinträchtigte Kinder, Kinder mit offensichtlichen Körperbehinderungen, aber auch mit anderen physischen Mängeln, welche der Eingliederung in die Gruppe und der Teilnahme an Unternehmungen der Gemeinschaft im Wege stehen, entwickeln nicht selten das Gefühl von Minderwertigkeit und Ausgestoßensein. Es ist wichtig festzustellen, wie oft ein Kind die Flucht als Ausweg aus seiner Alltagssituation benutzt. Geschieht es häufig, so sollte man sein

Augenmerk auch auf die körperliche Verfassung des Kindes richten und zu ergründen versuchen, wie weit diese die seelische Verfassung beeinflußt. Das Bewußtsein, »anders« als andere zu sein, kann ein Kind sehr unglücklich machen.

Gewöhnlich kündigen die Kinder an, daß sie weglaufen wollen, bzw. sie drohen damit, um uns auf diese Weise wissen zu lassen, daß sie etwas bedrückt. Erwachsene wie Kinder finden es meist einfacher, uns die vorgesehene Lösung ihres Problems mitzuteilen als über ihre Gefühle zu sprechen. In unserm Fall zeugt ihre Absicht vom Vorhandensein ausgeprägter Ressentiments oder eines geheimen Kummers. Natürlich wäre es das beste, wir könnten die Ursachen beseitigen. Ein erster wichtiger Schritt ist es, Verständnis zu zeigen und dem Kind zu sagen, daß wir sehen, warum es sich unfair und ungerecht behandelt glaubt, und ihm helfen wollen. Wir werden allerdings letztlich nichts erreichen, wenn wir das Kind nicht dazu bringen können, das, was es bewegt und was es wirklich denkt, auch zu verbalisieren, statt uns nur mit seinen Absichten zu konfrontieren. In jedem Fall sollten wir übermäßige Kritik, abfällige Bemerkungen und Bestrafungen vermeiden, da dies den Ausreißer in seiner Feindseligkeit ganz offenbar bestärkt.

Zwei Punkte sind es, die wir uns an dieser Stelle noch einmal in Erinnerung rufen wollen. Der eine: Kinder brauchen immer wieder die Versicherung, daß sie geliebt, umsorgt und vor allem erwünscht sind. Der andere: Kinder müssen lernen, daß alle Menschen des öfteren vor schwierigen Situationen stehen, die es zu meistern gilt. Wenn wir in diesem Zusammenhang mit ihnen über die besonderen Umstände und ihre Erbitterung, ihren Kummer oder Unmut reden, sollen sie wissen, daß wir traurig sind, wenn sie weglaufen, daß wir das nicht möchten und daß wir sie finden werden. Gleichzeitig schlagen wir ihnen vor, was sie unserer Meinung nach tun können, z. B. mit einer anderen Gruppe von Kindern spielen (häufig eine sehr wirkungsvolle Methode) oder sich eine andere Beschäftigung suchen (auch dies lenkt sie zumindest eine Zeitlang vom Gedanken ans Weglaufen ab).

Spricht man zu einem Kind, das wiedergefunden wurde oder gerade zurückgekehrt ist, gelten die gleichen Regeln, und wir bekunden unsere Freude, daß es heil und ganz wieder da ist. Es ist natürlich, daß der Erzieher ein wenig ärgerlich ist, aber er sollte nicht nur negativ reagieren und dem Kind Gelegenheit geben zu erzählen, was es erlebt hat, um seinem Herzen Luft zu machen. Danach sollte es sich mit etwas befassen, das ihm Spaß macht. Vielleicht verliert sich auf diese Weise der Hang zum Ausreißen nach und nach. Zu sagen: »Wenn du weglaufen willst, dann tu's doch«, ist in jedem Falle zu verwerfen, weil es auf das Kind, das sich ohnehin nicht genügend akzeptiert fühlt, lieblos wirkt. Wird das Weglaufen zur Gewohnheit bzw. chronisch, müssen neben den Eltern unbedingt außerschulische Instanzen eingeschaltet werden.

Symptome Nr. 29 und 30:
Das Kind hält sich nicht an die Regeln des Zusammenlebens
Aus Erfahrungen scheint das Kind nichts zu lernen

In fast jeder Gruppe gibt es ein oder mehrere Kinder, die, wenn sie auch nicht gerade fortlaufen oder mutwillig Dinge zerstören, doch große Schwierigkeiten haben, sich einzufügen und die Regeln des Zusammenlebens zu respektieren (Anpassungsschwierigkeiten). Aus Erfahrungen scheinen sie nicht zu lernen. Da hat der Erzieher alles mögliche versucht, hat Ratschläge von Kollegen befolgt, ist freundlich, aber doch fest und konsequent geblieben, doch alles ohne nennenswertes Ergebnis. Was liegt hier vor? Daß diese Kinder an audio-visuellen Gedächtnisstörungen leiden, ist relativ selten. Ist dies doch der Fall, so zeigt sich das auch in der Schularbeit: diese Kinder haben Mühe, sich Zahlenreihen, Aufgaben und Abläufe zu merken oder etwas zu wiederholen, was sie am Vortage recht gut beherrschten.
Wahrscheinlich ist, daß solche Kinder übermäßig impulsiv sind, unfähig, ruhig zu überlegen, was vorgeht oder was man von ihnen erwartet, und sich über alles außerordentlich erregen oder begeistern. Aber auch das Gegenteil ist möglich: die Kinder sind so wenig aktiv, so desinteressiert, so in sich gekehrt, daß sie fast vollständig in ihrer eigenen Welt leben, versunken in das, was sie beschäftigt. Diese Kinder *mißachten* nicht die Regeln; sie realisieren gar nicht, daß Regeln und Grenzen *da* sind.
Was immer der Grund sein mag, sie stellen ein Problem für die Gruppe und für den Erzieher dar und haben es selber natürlich auch nicht leicht. Sind die Schwierigkeiten so groß, daß das Kind gar nicht zurechtkommt und immer wieder aneckt, sollte man sich an den Schulpsychologen wenden. Er hat die Möglichkeit, etwas über die Art der Störung herauszufinden: ob diese sich z. B. auf bestimmte Lernvor-

gänge beschränkt oder ob eine geistige Beeinträchtigung vorliegt; er kann daraufhin Empfehlungen und Vorschläge unterbreiten, wie dem Kind durch gezielte Übungen zu helfen ist.
Tritt das unangepaßte Verhalten hauptsächlich in Bereichen auf, die nicht unmittelbar mit den Schulaufgaben verknüpft sind, hat man es im allgemeinen mit allzu großer Impulsivität, Aufsässigkeit oder einfach mit Ungehorsam zu tun, oder aber mit Introvertiertheit, Geistesabwesenheit, Verträumtheit oder mangelndem sozialen Engagement. Es ist nun in jedem Fall richtig, dem betreffenden Kind, sobald es sich den gewohnten Regeln widersetzt, diese in Erinnerung zu rufen und es freundlich, aber bestimmt darauf aufmerksam zu machen, daß es sie nicht einhält. Das muß das Kind wissen und auch, daß sie für alle ohne Ausnahme da sind. Einerlei, ob man ein sehr lebhaftes, hyperaktives Kind zum ruhigen Nachdenken bringen will oder ein in sich versunkenes oder gleichgültiges zur Wahrnehmung seiner Umgebung, man muß es in einer Weise tun, die das Zuhören garantiert. Man wiederholt die Regel und führt das extravertierte Kind zum Ausgangspunkt zurück, indem man es z. B. auffordert, noch einmal zur Tür zu gehen, sie zu schließen (bzw. leise zu schließen) oder dergleichen, je nachdem, was sich aus der Situation ergibt. Das Ziel ist, dem Kind sein Fehlverhalten bewußt zu machen. Dazu mag es ausnahmsweise notwendig sein, seine Teilnahme an einem Spiel oder einer Betätigung einzuschränken oder es in der Pause im Klassenzimmer zu behalten. Für das introvertierte Kind ist es wichtig, es zum Sprechen zu bewegen oder zu einer anderen Form der Kommunikation mit dem Erwachsenen; Isolation und Trennung von der Gruppe sind nicht günstig, da sie ihm nur weitere Gelegenheit bieten, sich in sich zurückzuziehen und mit sich selber zu beschäftigen.
In der Klasse/Gruppe sollte man sich genügend Zeit nehmen, den Sinn von Regeln und Geboten zu diskutieren, warum wir sie haben, was geschehen würde, wenn wir sie nicht hätten, usw., wobei die internen Schul- und Hausregeln den Schwerpunkt bilden. Kinder sind in diesem Alter durchaus fähig, derlei Einsichten zu entwickeln und Urteile über ihre Qualitäten und Wirksamkeit abzugeben. Durch das Gespräch werden sie eingeprägt, außerdem vermittelt es ihnen das Gefühl des Beteiligt- und Betroffenseins, ein erster Schritt zu Demokratieverständnis und sozialer Verantwortung. Vielleicht wird man als Resultat die eine oder andere Regel sogar ändern, abschaffen, ergänzen oder neu fassen; auch setzen uns Kinder oft in Erstaunen mit praktikablen

Vorschlägen, wie man mit einem Problem auf andere Art als durch Regulationen fertig werden kann. Im Rahmen des Möglichen sollten jedenfalls die Gebote, mit denen sie leben, *ihre* Gebote sein, die sie überschauen und als fair und zweckmäßig akzeptieren können.

Allerdings gibt es Kinder, die einfach keine Regeln anerkennen können oder wollen. Sie brauchen eine Sonderbehandlung und Hilfen, die an anderer Stelle dieses und weiterer Kapitel erläutert werden. Für die meisten jedoch bedeuten Teilnahme an Diskussionen und Mitwirkung bei der Entwicklung und Durchführung einer »Hausordnung« eine vermehrte Bereitschaft und wachsende Fähigkeit, sich nach diesen Regeln zu richten. Daß Kinder sie dennoch gelegentlich übertreten und mißachten, ist normal, oft sogar verständlich, und stellt kein großes Problem dar. Vielleicht waren sie sogar im Recht und das Gebot unsinnig oder überflüssig!?

Wir alle wissen, daß wir nicht auf alle Dinge gleich und nicht auf alle Mitmenschen in derselben Weise reagieren. Dies müssen wir auch den Kindern zubilligen und uns ferner ins Gedächtnis rufen, daß für den »Ungehorsam« unterschiedliche Gründe vorliegen können. Manche Kinder haben es nie gelernt, gewisse Grenzen anzuerkennen, Gesetze einer Gemeinschaft zu achten oder generell Rücksicht zu nehmen. Häufig sind die Wurzeln für die Schwierigkeiten im Elternhaus zu suchen, und gruppenadäquates Verhalten muß mit viel Geduld eingeübt werden.

Bei trotzigen und renitenten Kindern stellt sich oft heraus, daß sie, ähnlich wie die Ausreißer, unter starken inneren Spannungen leiden, Haßgefühle haben und mit sich und der Welt nicht im Einklang leben. Hier hilft ein klärendes Gespräch meist mehr als Ermahnungen und Appelle an die Einsicht.

Hat man sich entschlossen, das Kind zu strafen, so sollte man den Kindern bei der ersten und zweiten Übertretung jedoch in jedem Fall die Regel noch einmal in Erinnerung rufen; danach sollte man die Strafe dann konsequent verhängen, ohne allerdings ein Drama daraus zu machen oder sich allzu streng, unnachsichtig oder ärgerlich zu zeigen – Kinder sind vergeßlich und eben noch *Kinder*!

Symptom Nr. 31:
Das Kind wehrt sich gegen jede Autorität

Das Problem spitzt sich zu, wenn Kinder jegliche Autorität ablehnen. Ihre Stimme wird hoch und schrill, sobald die Dinge nicht den von ihnen gewünschten Verlauf nehmen, sobald sie ihren Willen nicht durchsetzen können oder Anordnungen befolgen sollen. Man beobachtet diese Symptome bei Kindern mit Hirnverletzungen, denen der Erzieher in der Praxis jedoch sehr selten begegnet. Wahrscheinlicher ist, daß er es mit Wutanfällen zu tun hat, von denen schon die Rede war, und auf die er sich dementsprechend einstellen kann. Es ist ratsam, zunächst die Umstände zu ergründen, unter denen die Ausbrüche stattfinden. Oft sind es Konstellationen oder Handlungsweisen von Personen, die nicht zur engeren Umgebung des Kindes gehören, welche es so aufbringen, und es ist erfolgversprechender, sich damit zu befassen als mit der Trotzreaktion selber. Ohnehin kann man während der akuten Phase mit dem Kind nicht rechten. Das bedeutet nicht, daß man es gewähren lassen und nichts unternehmen soll, um künftigen Ausbrüchen vorzubeugen oder sie zu verhindern. Es darf nicht den Eindruck haben, sein Verhalten zahle sich aus, man toleriere seinen Trotz, und es könne ohne Konsequenzen die Regeln ignorieren. Nur muß es sich zunächst beruhigen, entspannen und imstande sein zuzuhören. Da Ärger und Aggression auf der einen Seite das gleiche auf der Gegenseite hervorrufen, muß sich der Erzieher zwingen, sachlich und vorurteilslos mit dem Kind zu sprechen, und seine Bemühungen dürfen – selbst wenn es nötig sein sollte, vorübergehend physische Gewalt anzuwenden – nicht dazu führen, es erneut in Aufruhr zu versetzen.

Symptom Nr. 32:
Das Kind stiehlt wiederholt

Wiederholtes Stehlen wird häufig in die gleiche Kategorie eingeordnet wie Trotz, Ungehorsam und Zerstörungswut. Es ist wichtig, sich klarzumachen, daß der Begriff für jüngere Kinder nicht zutreffend ist. Während *stehlen* moralische, wertende Aspekte hat, ist das *An-sich-Nehmen* fremden Eigentums in den Augen der Kinder weniger komplex: »Ich möchte etwas haben, also hole ich es mir«. Sie müssen erst

lernen, daß ein Unterschied besteht zwischen »mein« und »dein«. Wenn sie in die Schule kommen, ist dieser Prozeß meistens abgeschlossen. Der nächste Schritt ist, das Bewußtsein dafür zu entwickeln, daß es *unrecht* ist, jemandem etwas wegzunehmen; das Kind erfährt Schuldgefühle und Gewissensbisse. Es empfiehlt sich, in der Gruppe über dieses Thema zu sprechen – auch ohne besonderen Anlaß! – und dabei zu erwähnen, wie traurig der Besitzer über den Verlust sein würde, gerade so wie man selbst. Auf einen konkreten Vorfall sollte man sich nicht beziehen, so naheliegend das sein mag, und schon gar nicht auf ein bestimmtes Kind, dessen Scham- und Schuldgefühle dadurch übermächtig werden könnten. Wie gesagt, in dieser Altersstufe ist das »An-sich-Nehmen« von ersehnten Gegenständen noch eine weitverbreitete Erscheinung, der man nicht zuviel Gewicht beimessen sollte – was wiederum nicht heißt, daß man ein Kind, das häufig dabei beobachtet wird, gewähren lassen darf.
Als erstes wird man mit ihm ein Gespräch unter vier Augen führen und ihm sagen, daß man sein Tun nicht gutheißt. Da besonders jüngere Kinder sehr abhängig sind von Lob und Tadel der Bezugsperson und deren Zuneigung nicht verlieren möchten, genügt dieser Hinweis vielleicht schon. Auf jeden Fall ist dem Kind klar, daß der Erwachsene Bescheid weiß; sein Gewissen regt sich, und es beginnt zu begreifen, daß es unrecht getan hat, was ihm durch die Rückgabe des entwendeten Gegenstands – auf die man nicht verzichten sollte! – noch stärker zum Bewußtsein kommt.
Wenn sich trotzdem nichts ändert, kann man sich überlegen, das Kind in *angemessener* Weise zu bestrafen – unter Berücksichtigung des Wiedergutmachungsprinzips. Dabei sollte man aber immer daran denken, daß viele Kinder stehlen, um Aufmerksamkeit zu erregen, Komplexe zu kompensieren und/oder als Reaktion auf eine Umwelt, die sie als feindselig empfinden. Sie alle brauchen mehr Liebe, Zuwendung, Fürsorge, positive Kontakte und echte Beziehungen.
Das Stehlen ist also ein ziemlich komplexes Problem und erfordert daher ein eingehendes Studium der Ursachen und differenzierte Maßnahmen. Von »Stehlen« sollte man indessen nur sprechen, wenn das Sich-etwas-nehmen bereits chronisch geworden ist, wenn gutes Zureden, Eingehen auf seine Bedürfnisse und Mißbilligung durch die Gruppe nichts nützen und wenn es für das Kind zu *dem* Mittel geworden ist, sich Beachtung, Kontakte und die Dinge zu verschaffen, die es sich wünscht und braucht.

Symptom Nr. 33:
Das Kind fällt auf dem Schulweg unangenehm auf

Manche Kinder machen uns zu schaffen, weil sie im Schulbus oder auf dem Schulweg ständig unangenehm auffallen. Nun wäre es leicht zu sagen, dies gehöre nicht zu unserem Verantwortungsbereich, doch das Betragen des Kindes spiegelt Schwierigkeiten wider, die es mit seiner Umgebung hat. Es ist ziemlich unwahrscheinlich, daß ein solches Kind nicht auch in der Klasse oder Gruppe bzw. im Schulgebäude durch sein unangepaßtes Verhalten auffällt. Sein Benehmen im Bus und auf der Straße ist meist nur eine Fortsetzung dessen, was man in der Schule mit ihm erlebt, bzw. ein weiteres Beispiel dafür.
Zu den Vorkommnissen gehören gewöhnlich Prügeleien, Mißachtung von Ge- und Verboten, Sachbeschädigungen, Übergriffe auf fremdes Eigentum u. ä., wie sie an anderer Stelle dieses Kapitels schon beschrieben wurden, und es ist nicht überraschend, daß sie sich nicht auf die Schule beschränken – vielmehr ist dadurch nur der Beweis erbracht, daß das Problem ziemlich schwerwiegend ist und sich in vielen Situationen des täglichen Lebens manifestiert. Ausgehend von den Zwischenfällen in der Schule wird man zunächst mit dem Kind darüber sprechen, daß und warum man betrübt und besorgt über sein Verhalten ist. Viel erreichen wird man damit jedoch nicht, und es wird notwendig sein, die Eltern zu verständigen und die Erziehungsberatungsstelle, den Schulpsychologen und/oder andere außerschulische Institutionen einzuschalten.
Konzentriert sich dieses Verhalten auf den Schulweg, so sollte man überprüfen, ob das Kind mit dessen Bewältigung überfordert ist. Physische oder geistige Handicaps können in diesem Zusammenhang ebenso eine Rolle spielen wie emotionale oder Umweltfaktoren; so meint das Kind unter Umständen, es müsse sich zwar dem Zwang und den Regulationen der Schule fügen, könne aber »draußen« tun und lassen, was es wolle. Vielleicht wird ihm auch zu Hause in dieser Hinsicht ein großer Freiraum gewährt. Führt man einen Beobachtungsbogen für das Kind, so wird man entsprechende Eintragungen machen. Es wäre aber falsch – wie bei manchen anderen Erziehungsproblemen auch –, einen Teil der Schuld nicht auch bei sich selber zu suchen und sollte sich fragen, ob man den Kindern zur rechten Zeit und im richtigen Ausmaß Grenzen gesetzt hat, seiner Verantwortung immer nachgekommen und ihnen jeweils konsequent, aber fair begegnet ist.

Das wird besonders dann akut, wenn mehrere Kinder der Gruppe die gleichen Schwierigkeiten haben. Ein Blick in die Aufzeichnungen gibt außerdem möglicherweise Aufschluß darüber, ob das Verhalten nicht u. a. aus einem gespannten oder auf andere Art nicht intakten Verhältnis der Erwachsenen (Busfahrer, Aufsichtspersonal, Hilfskräfte, Kollegen) zu den Kindern resultieren. Nachforschungen und Vorstöße in dieser Richtung dürfen selbstverständlich nur mit gebotener Sorgfalt und dem nötigen Fingerspitzengefühl erfolgen und nicht, ohne den Schulleiter oder Vorgesetzten zu informieren und zu Rate zu ziehen.

Symptom Nr. 34:
Das Kind hat ein übersteigertes Zärtlichkeitsbedürfnis

Gelegentlich haben wir Kinder mit einem übersteigerten Zärtlichkeitsbedürfnis in der Gruppe, die sich wahllos an jeden – vornehmlich Erwachsenen – hängen. Besonders im Kindergarten gibt es oft mehrere, die stets in der Nähe des Erziehers sein möchten, auf seinem Schoß sitzen, ihn anfassen und selber angefaßt sein wollen. Später läßt das nach, doch finden wir diese Kinder vereinzelt auch noch in der zweiten und dritten Klasse. Daß Kinder Liebkosungen ersehnen und Körperkontakt suchen, ist ganz natürlich. Hier ist jedoch von solchen die Rede, die dies im *Übermaß* tun und dabei keine Unterschiede machen, an wen sie sich klammern, wen sie umarmen und streicheln, ob es nun andere Kinder oder »die Großen« sind.
Im Gegensatz dazu weisen manche jegliches Zeichen von Zuneigung und jegliche Berührung mehr oder weniger heftig bzw. ängstlich zurück. Oft sind dies Kinder mit autistischen Tendenzen oder solche, die in den ersten Lebensjahren körperlich vernachlässigt wurden. Das Problem des Autismus wurde in einem früheren Kapitel gestreift (vgl. S. 42); über die physische Vernachlässigung findet sich ein Abschnitt in einem späteren Kapitel (vgl. S. 87 ff.). Um den Kontakt aufzunehmen, sollte man sich diesen Kindern sehr vorsichtig, einfühlsam und schrittweise nähern. Wir wollen uns hier jedoch auf das Symptom *übersteigertes Zärtlichkeitsbedürfnis* beschränken.
Das Verhalten dieser Kinder hat keine physischen Gründe, wenngleich das eine oder andere wegen einer körperlichen Schwäche zu Hause verzärtelt oder überbehütet worden sein mag. Die einfachste Erklä-

rung ist, daß sie in einer Familie aufgewachsen sind, wo es an der Tagesordnung ist, Zärtlichkeiten auszutauschen und seine Zuneigung freimütig und spontan jedermann zu zeigen. Diese Kinder müssen lernen, daß dies in der Schule und in der Öffentlichkeit nicht immer angebracht ist.

Bei den meisten Kindern jedoch liegen die Ursachen tiefer. Sie haben einen immensen Nachholbedarf an Liebesbeweisen und Zuwendung, und ihr Verhalten ist ein ungeschickter und übertriebener Versuch, Liebe und Zärtlichkeit zu *erlangen*, während es so aussieht, als würden sie die andern damit überschütten. Inwieweit es im konkreten Fall nötig sein wird, mit den Eltern darüber zu sprechen und Maßnahmen für eine grundsätzliche Veränderung der Lage zu ergreifen, die den emotionalen Bedürfnissen des Kindes Rechnung trägt, kann hier nicht entschieden werden; wir können uns aber fragen, was zu tun ist, damit sich das Verhalten normalisiert.

Dem Kind zu sagen, es möge »damit« aufhören, und sich dann abwenden, wäre sicher falsch; denn das Gefühl, ungeliebt, unerwünscht und abgeschoben zu sein, würde dadurch bedrohlich verstärkt statt abgebaut. Wir sollten also zunächst umgekehrt verfahren und die Annäherungsversuche akzeptieren, die Umarmungen erwidern etc. Mit der Zeit können wir dies etwas reduzieren, indem wir uns ziemlich bald von dem Kind »befreien«, unsere Hände aus den seinen lösen, noch eine oder zwei Minuten lang freundlich und aufmerksam mit ihm sprechen und es dann auffordern, zu seinem Spiel oder der Arbeit zurückzukehren. Wenn man den Prozeß nicht forciert und – das ist wichtig! – niemals unsanft oder ungeduldig reagiert, wird das Kind allmählich zu der Überzeugung kommen, daß man es mag, daß man es anerkennt, daß man sich kümmert, daß es einem nicht gleichgültig ist und daß man sich gern mit ihm unterhält. Dann ist es nicht mehr so bedenklich, ihm auch zu sagen, daß man sich nun nicht mehr so viel umarmen und streicheln wolle und daß die andern Erwachsenen und die Kameraden das vielleicht nicht gern hätten. Gleichzeitig sollte man ihm aber Vorschläge machen, was es zusammen mit den andern tun kann, was ihnen sicher Spaß macht, und wie man sie am besten anspricht – denn nur so wird das Kind am Ende das finden, was ihm bislang gefehlt hat: Kontakt und echte Beziehungen.

Symptom Nr. 35:
Das Kind scheint nicht liebenswert

Ab und zu erscheint dem *Erzieher* ein Kind einfach nicht liebenswert. Dann sollte er sich als erstes fragen, ob es wohl an ihm liegt, und welche Eigenschaften und Besonderheiten ihn stören. Vielleicht kommt er besser mit Mädchen aus als mit Jungen, mit behinderten weniger gut als mit gesunden Kindern, mit Angehörigen einer bestimmten ethnischen Gruppe besser als mit einer anderen, mit Übergewichtigen weniger gut als mit Normalgewichtigen, mit hübschen Kindern besser als mit nicht so ansehnlichen, mit schwer lernenden weniger gut als mit begabten, mit sauberen und adretten besser als mit unsauberen und unordentlichen, mit robusten, groben Kindern weniger gut als mit zarten, wohlerzogenen usw. Jeder von uns hat Vorlieben und Abneigungen und kann nicht zu allen Kindern ein gleich gutes Verhältnis haben.
Diese Tatsache steht einer gerechten Beurteilung jedoch häufig im Wege. Von einem professionellen Erzieher kann und muß man erwarten, daß er sich dessen bewußt ist, seine Handlungen daraufhin kontrolliert und seine Gefühle und Beweggründe des öfteren einer kritischen Prüfung unterwirft. Dadurch wird es meistens gelingen, sich selber immer besser kennen und einschätzen zu lernen und sich schließlich das nötige Maß an Objektivität und Unvoreingenommenheit zu erwerben. Für einige wenige mag es angezeigt sein, sich von Fachleuten beraten zu lassen, sich einer Selbsterfahrungsgruppe anzuschließen odere andere therapeutische Hilfen in Anspruch zu nehmen.
So einleuchtend die bisherigen Ausführungen sein mögen, man darf nicht vergessen, daß es auch an den Kindern liegen kann, wenn man sie als nicht besonders »liebenswürdig« empfindet. Meistens sind es die unzugänglichen, mürrischen, die es durch ihre abweisende Art selbst dem gutwilligsten und bemühtesten Lehrer schwer machen, sich ihnen freundlich und aufgeschlossen zuzuwenden. Nun hat ihr Verhalten sicher viel mit ihren früheren Erfahrungen zwischenmenschlicher Beziehungen zu tun. Hat ein Kind durch Mißhandlung oder Vernachlässigung überwiegend negative Erlebnisse auf diesem Gebiet gehabt, wird es unter Umständen seine wirklichen Gefühle fest in sich verschließen, wird seinem Verlangen, zu lieben und geliebt zu werden, sich offen zu äußern und mitzuteilen, nicht nachgeben und statt dessen unnatürlich und mechanisch reagieren, wobei es vielleicht physische

und psychische Eigenarten entwickelt, die auf andere abstoßend wirken oder sie auf Distanz halten. Wahrscheinlich wissen diese Kinder auch gar nicht, wie sie es anstellen sollten, Liebe zu geben und zu empfangen; sie mißtrauen ihren Regungen und gehen, verunsichert, kein Risiko ein.

Um herauszufinden, ob das Problem beim Kind oder bei Ihnen selbst liegt, sollten Sie die Sache mit dem Schulleiter oder einem Kollegen durchsprechen. Fragen Sie, ob sie dem betreffenden Kind gegenüber ähnliche Vorbehalte haben – wobei Sie allerdings einkalkulieren müssen, daß sie Ihnen nach dem Mund reden, in der besten Absicht, Ihnen eine Freude zu machen. Deshalb ist es nicht günstig, etwa zu äußern: »Findest du Jörg auch so wenig liebenswert (unausstehlich, unzugänglich)? Kommst du mit ihm auch so schlecht zurecht?«, sondern eher: »Ich habe mir Gedanken über Jörg gemacht und würde gern wissen, was du von ihm hältst und wie du an ihn herankommst.« Darauf können die Kollegen viel ehrlicher und unbefangener antworten, und die Chance, Klarheit zu gewinnen, ist wesentlich größer.

Wenn es das Kind ist, dem eine normale Beziehung aufzubauen auf absehbare Zeit offenbar versagt bleibt, ist das Problem unter Umständen schwerwiegend und muß sehr ernst genommen werden. Schäden dieser Art, die man bei Sechs- oder Siebenjährigen registriert, erweisen sich oft als irreparabel, und die Entwicklung der Persönlichkeit ist stark gefährdet. Man kann versuchen zu helfen, indem man mit ihm über seine Hobbys, Interessen, Erfolge etc. spricht, auch wenn es darauf nicht oder kaum eingeht; es muß nur spüren, daß man wirklich bei der Sache ist. Wichtig ist ferner, daß man seine Gegenwart jeweils zur Kenntnis nimmt, indem man es begrüßt, wenn man ihm begegnet, sich nach diesem und jenem erkundigt und grundsätzlich eine Atmosphäre der Vertrautheit und Wärme schafft. Es muß sich fest darauf verlassen können, eine positive Reaktion zu erfahren, bevor man erste Ansätze einer Besserung erwarten kann.

Zeigen sich absolut keine Fortschritte, so wird man sich mit den Eltern in Verbindung setzen und sie über die Beobachtungen informieren, wobei man unbedingt vermeiden muß zu erwähnen, daß einem das Kind »nicht liebenswert« erscheint. Es kann dann nämlich geschehen, daß sie sofort beipflichten, weil sie in der Tat der gleichen Ansicht sind, und die Bemerkung des Erziehers würde ihre negative Einstellung noch verstärken. Oder aber sie sind verletzt, verärgert, enttäuscht und kommen völlig ungerechtfertigt zu dem Schluß, der Lehrer möge das

Kind eben nicht und es sei ihm gänzlich gleichgültig. Man muß also so konkret und sachlich wie nur möglich über die Schwierigkeiten sprechen und sich vor allem auch anhören, was die Eltern zu berichten haben; um so eher werden sie gewillt sein, die Hilfe von Fachleuten in Anspruch zu nehmen, was oftmals erforderlich ist. Soweit die schulinternen Verhältnisse es zulassen, ist es außerdem günstig, wenn verschiedene Kollegen und Mitarbeiter das Kind kennenlernen, sich mit ihm beschäftigen und Eindrücke sammeln. In jedem kleinen Jungen oder Mädchen ist ein liebenswertes Kind verborgen. Die Aufgabe heißt, es »hervorzulocken«, damit es mit der Welt in Beziehung treten kann. Dieser Prozeß wird in einem späteren Kapitel noch ausführlich geschildert.

Der Arbeitsbogen

Nachstehend der Arbeitsbogen für die im vorstehenden Kapitel diskutierten Symptome, welche in der linken Spalte aufgelistet sind. Die Kreuze in den fünf übrigen Spalten geben Hinweise auf deren mögliche Ursachen, die hier ebenfalls besprochen wurden. Wenn Sie die Vorlage für ein bestimmtes Kind benutzen, werden Sie vielleicht zu anderen Eintragungen kommen, die sich aus Ihrer Kenntnis des Kindes, seiner Lebensumstände und/oder anderer Faktoren ergeben, die Sie als relevant ansehen. Wie in der Einführung dargelegt, sind diese persönlichen Beobachtungen für das Kind sehr wichtig, manchmal sogar entscheidend.

	Fehlverhalten	Problemfelder				
Nr.	Symptome	physisch-organisch	emotional	sozial	umweltbedingt	schulisch-intellektuell
20	Reißt sich Haare aus		×			
21	Tut sich absichtlich weh		×			
22	Kaut Fingernägel, bohrt in der Nase, kratzt sich ständig	×	×			
23	Stört die anderen		×	×		
24	Ist wiederholt grausam zu anderen Kindern			×		
25	Verletzt andere Kinder absichtlich		×	×		
26	Quält Tiere		×			
27	Bekommt oft Wutanfälle		×		×	
28	Läuft wiederholt aus der Schule oder von zu Hause fort		×		×	
29	Hält sich nicht an die Regeln des Zusammenlebens			×		×
30	Scheint nicht aus Erfahrungen zu lernen	×	×			
31	Wehrt sich gegen jede Autorität		×	×		
32	Stiehlt wiederholt		×			
33	Fällt im Schulbus oder auf dem Schulweg unangenehm auf		×	×	×	
34	Übersteigertes Zärtlichkeitsbedürfnis		×	×		
35	Scheint nicht liebenswert		×	×	×	

Ich fühl' mich nicht wohl

Störungen des Befindens

Frau L. weiß, daß sie heute, am Montagmorgen, bei ihren 29 Erstkläßlern das übliche Niesen und Prusten und etliche laufende Nasen erwartet. Sie hat selber ein sechsjähriges Kind und weiß, daß man sie nicht bei jedem Schnupfen oder Jammern über Bauchweh zu Hause lassen kann. Trotzdem hat sie ein wachsames Auge auf die kleinen Patienten, vor allem, wenn das Unwohlsein das normale Maß übersteigt.
Der Tag hat damit angefangen, daß Kirsten an der Klassentür ihr Frühstück erbrochen hat. Mittags will Jochen nichts essen. »Ich kann nicht, es rutscht nicht«, sagt er. Jörg hat an diesem Morgen schon zweimal über Bauchweh geklagt. Das geschieht zwar immer, wenn er sich aufregt; diesmal scheint es aber besonders schlimm zu sein, und er hat offensichtlich heftige Schmerzen.
Andrea sieht ein wenig krank aus und kommt Frau L. etwas sonderbar vor. Beim näheren Hinschauen entdeckt sie auf ihrem Gesicht und am Körper einen Ausschlag. Auch über Michaels Keuchen, das ihr ziemlich arg vorkommt, ist sie beunruhigt. Die Stunden vergehen. Sie kümmert sich um die Kinder, so gut sie kann, und tut für jedes einzelne das, was sie für richtig hält.
Ist der Dienstag besser? Tim kommt mit einem Husten zur Schule, der klingt, als kehre er sein Inneres nach außen, und ein kurzes Schnuppern in Verbindung mit ein paar Fragen bringt die Gewißheit, daß Beate Durchfall hat. Frau L. führt ihren Unterricht durch, wobei manche Kinder ihre ganz besondere Aufmerksamkeit brauchen. Daneben aber muß sie, wie alle Elementarlehrer, einen Teil ihrer Zeit damit zubringen, sich um diejenigen zu kümmern, die sich nicht wohlfühlen.

Auf die geschilderten Symptome sollte jeder Erzieher achten. Daß ein Kind sich auf dem Flur oder im Schulzimmer übergibt, wird man wohl kaum übersehen, eher schon, daß es beim Atmen keucht oder Mühe hat, sein Essen hinunterzuschlucken. Bei jedem Symptom muß man sich fragen, was es bedeuten kann und wie ernst es zu nehmen ist. Manchmal ist eine möglichst frühe Diagnose sehr wichtig. Je intensiver man sich mit derartigen Anzeichen auseinandersetzt, desto geringer ist die Wahrscheinlichkeit eines Irrtums und desto größer die Chance, die richtige Entscheidung zu treffen. Manche Kinder brauchen rasche ärztliche Hilfe und/oder die Eltern müssen benachrichtigt werden. Eine durchdachte, gezielte Maßnahme kann unter Umständen böse gesundheitliche Folgen für das Kind abwenden.

Wie wir Erwachsenen haben auch Kinder Tage, an denen es ihnen nicht so gut geht. Dann sind sie unlustig, klagen über dieses und jenes, nehmen nicht wie sonst Anteil an dem, was um sie herum geschieht, sind ein bißchen reizbarer und flüchtiger und weniger kooperativ als gewöhnlich. Das ist ganz normal und kein Grund zur Beunruhigung, wenn es nicht zu schlimm wird. Kinder haben ab und zu Bauchweh, sind erkältet, bekommen manchmal nicht genug Schlaf und können sich nicht immer »top-fit« fühlen. Einige Symptome jedoch können Anzeichen für eine empfindliche Störung sein und besagen häufig: Das Kind ist krank.

Symptom Nr. 36:
Erbrechen

Beim Erbrechen kann es sich um eine relativ harmlose, aber auch um eine ernstere Angelegenheit handeln, z. B. eine Lebensmittelallergie, eine ansteckende Krankheit, eine Darminfektion, Grippe u. a. m. Im Krankheitsfall ist es meist von Fieber begleitet. Revoltiert nur der Magen, z. B. nach der Nahrungsaufnahme, und hält dies nicht länger als ein paar Stunden an, so ist es selten besorgniserregend, und man kann den Eltern das Weitere überlassen. Natürlich kann das Kind nicht im Klassenzimmer bleiben; es muß sich in einem ruhigen Raum hinlegen oder hinsetzen, sollte sich nicht viel bewegen und so bald wie möglich nach Hause gebracht (bzw. abgeholt) werden. Vorher vergewissert man sich, ob jemand daheim ist. Unter keinen Umständen darf man das Kind ohne Begleitung auf den Weg schicken; ohnehin wird es sich meistens zu schlecht fühlen, um zu gehen, auch wenn es in der

Nähe wohnt. In den ersten Stunden nach dem Erbrechen sollte man ihm nichts zu essen und zu trinken geben. Wenn dies andauert und/ oder heftige Schmerzen im Unterleib auftreten, muß sofort ein Arzt konsultiert werden. In extremen Fällen kann es zur Dehydration (völliger Entzug von Wasser) kommen.
Nun sollte der Erzieher, nachdem er sich ausreichend informiert hat und weiß, was zu tun ist, aber auch nicht überängstlich sein; meistens ist die Sache nicht so tragisch und bald überstanden. Erbricht ein Kind allerdings mit ziemlicher Regelmäßigkeit, so muß er sich Gedanken machen, denn selbst hinter einem an sich harmlosen Symptom können sich schwerwiegende Störungen verbergen, wenn es sich ungewöhnlich häufig einstellt. So kann wiederholtes Erbrechen ein Zeichen für psychische/emotionale Probleme sein und schließlich chronisch werden. Manche Kinder übergeben sich, wenn sie mit einer Situation konfrontiert sind, die sie aufregt, erschreckt oder erzürnt. Beim ersten oder zweiten Mal ist das noch nicht beunruhigend; geschieht es immer wieder, so hat das Kind wahrscheinlich Schwierigkeiten mit der Bewältigung seiner Umwelt. Sein Bewußtsein, seine Emotionen und sein Magen sind so eng miteinander verknüpft, daß es auf diese Weise reagiert.
Zuerst sollte man jedoch sicher sein, daß das Erbrechen keine körperlichen Ursachen hat. Das kann nur der Arzt entscheiden. In keinem Fall jedoch darf man dem Kind die unangenehme und unappetitliche Seite der Affäre zum Vorwurf machen, sie besonders betonen und in ihm Schuldgefühle erzeugen. Es kann wirklich nichts dafür. Dagegen kann man ihm, soweit es sich um psychische Ursachen handelt, helfen, indem man es ablenkt, geeignetere Spiele und Beschäftigungen anbietet, zu große Belastungen von ihm fernhält und ihm den Weg ebnet, mit Streßsituationen fertig zu werden und bessere Beziehungen zu seiner Umwelt aufzubauen.

Symptom Nr. 37:
Schluckbeschwerden

Auch Schluckbeschwerden können – aber müssen nicht! – Anzeichen für eine beginnende oder schon vorhandene Krankheit sein. Der Erzieher sollte daher auf Kinder achten, die ein verspanntes Gesicht

ziehen, sich dauernd an die Kehle fassen und/oder nicht essen wollen. Da man Kindern leicht etwas suggerieren kann, ist es nicht ratsam zu fragen: »Tut's weh beim Schlucken?« oder: »Hast du Halsschmerzen?«. Fragen Sie lieber, warum das Kind sich so verhält o. ä. Damit hat das Kind die Möglichkeit, von sich aus zu berichten, daß ihm das Schlucken schwerfällt, daß es erkältet ist, einen »bösen Hals« hat etc. Durch leichtes Berühren stellt man fest, ob die Drüsen druckempfindlich oder geschwollen sind. Wahrscheinlich handelt es sich dann um eine Infektion oder um den Beginn einer typischen Kinderkrankheit. Um die Ansteckungsgefahr zu verringern, muß der Patient von den andern Kindern isoliert werden, bis sich eine Gelegenheit findet, daß er nach Hause gebracht oder abgeholt wird. Diese Kinder gehören ohne Ausnahme in die Hand des Arztes, und zwar sollten die Eltern nicht abwarten, ob die Symptome in den nächsten Tagen abklingen, sondern diesen sicherheitshalber noch am gleichen Tag aufsuchen. Eine Streptokokkeninfektion z. B. kann Gelenkrheuma nach sich ziehen, wenn sie nicht oder nicht rechtzeitig erkannt und sofort behandelt wird.
Gelegentlich haben Kinder Schluckbeschwerden als Folge von starker Anspannung, Nervosität oder Aufregung; ein Gefühl, als hätten sie »einen Kloß im Hals«, das sofort vergeht, wenn man sie aus der Situation entläßt und die Spannung sich löst. Schwellungen, Rötungen und starke Schmerzen hingegen können nicht von psychisch-emotionellen Problemen herrühren, ein Grund mehr, einen Arzt zu befragen.

Symptom Nr. 38:
Bauchweh

Häufiges oder heftiges Bauchweh ist weniger leicht zu analysieren. Wenn ein Kind sich plötzlich vor Schmerzen krümmt und verkrampft, so ist das natürlich sehr ernst zu nehmen, und es muß sofort zum Arzt gebracht oder ein Arzt geholt werden. Rechtlich gesehen sind die Eltern bzw. der gesetzliche Vormund die einzigen, die die Erlaubnis für eine Behandlung erteilen können; also muß man sie benachrichtigen, damit sie das Weitere veranlassen, es sei denn, sie haben ihre schriftliche Einwilligung gegeben, daß in Notfällen auch ein Dritter die Behandlung anordnen kann. Die Vollmacht wird in den meisten Schulen und Kindergärten zu den Akten genommen, wo sie der Erzieher einsehen kann. Das ist wichtig für ihn zu wissen, denn unter Umständen sind die Eltern gerade zu diesem Zeitpunkt nicht erreichbar. Gewöhnlich enthält das Formular bzw. die Erklärung außer der Angabe der Krankenkasse auch den Namen und die Adresse des gewünschten Arztes und/oder der nächsten Unfallstelle oder Notaufnahme eines Krankenhauses. Auch wenn sich dort die Sorge des Erziehers als überflüssig erweist, hat er keinen Fehler begangen, denn allein die Tatsache, daß vom Eingreifen eines Arztes bzw. einer Operation (Gefahr einer Vergiftung; akute Blinddarmentzündung) vielleicht das Leben eines Kindes abhängt, rechtfertigt seine Entscheidung.

Die Gründe für ein bißchen (oder auch »ziemlich schlimmes«) Bauchweh sind vielfältig (wobei man unterscheiden muß zwischen der Ausnahme und dem öfter wiederkehrenden): unverträgliche, verdorbene, zu kalt, zu hastig oder verbotenerweise genossene Speisen und Getränke, zu viel oder zu wenig Essen, falsche Ernährungsweise und -gewohnheiten, Verstopfung; aber auch Unbehagen, Aufregung, Angst, Kummer bis hin zu dem Wunsch, mehr Liebe und Beachtung zu erfahren. Nicht immer bringt eine Befragung den wahren Grund ans Tageslicht, trotzdem sind die Aussagen des Kindes vermutlich für den Erzieher von Interesse; außerdem wird es dem Kind guttun, daß man mit ihm darüber spricht und es ein wenig tröstet. Manchmal genügt es dann schon, es auf die Toilette zu schicken, es abzulenken, ihm zu erlauben, sich eine andere Beschäftigung zu wählen u. ä. Tritt nach etwa einer halben Stunde keine Besserung ein, sollte man sich nach jemandem umsehen, der sich um das Kind kümmern kann. Verstopfung und nervöse Leibschmerzen sind manchmal von etwas erhöhter Temperatur begleitet: wenn das Kind jedoch Fieber hat, ist es wahrscheinlich krank und muß entsprechend behandelt werden. Auf jeden Fall sollte es sich ruhig verhalten.

Gewiß kann man Bauchweh bei kleinen Kindern auch zu wichtig nehmen. Ist man zu ängstlich, denkt gleich an eine Krankheit und widmet dem Kind zu viel Aufmerksamkeit, so ermutigt man es womöglich, jedesmal, wenn eine Schwierigkeit auftaucht, über Bauchschmerzen zu klagen. Bauchweh darf nicht Mittel zum Zweck werden, wenn es z. B. einer Sache aus dem Wege gehen will, nach Hause gehen, im Mittelpunkt stehen oder vom Erwachsenen besonders umsorgt sein möchte. Wenn man das Kind noch nicht sehr gut kennt, ist es angezeigt, den Verlauf einige Male genau zu beobachten und dem, was es berichtet, auch Glauben zu schenken. Danach wird man entscheiden, ob ein Arzt zu Rate gezogen werden soll. Wie schon an anderer Stelle gesagt, sind Kinder erfinderisch bei der Lösung ihrer Probleme, und wenn sie wie hier durch Bauchweh damit ans Ziel kommen, werden sie keine adäquaten und akzeptablen Methoden entwickeln. Liegen also keine physischen Gründe vor, so sollten die Eltern das Kind zur Schule/zum Kindergarten schicken, und es sollte wie die übrigen in der Pause nach draußen gehen, sein Frühstück oder Mittag essen und seine Arbeiten zu Ende führen. Wie die Erfahrung lehrt, begreifen Kinder sehr schnell, wo ihre Tricks unwirksam sind, und geben sie irgendwann auf.

Symptom Nr. 39:
Ausschlag

Ausschlag im Gesicht oder am Körper hat meistens physische Ursachen; gelegentlich spiegelt er einen Aufruhr der Gefühle wider. Bei juckendem Ausschlag handelt es sich häufig um eine Allergie (auf Lebensmittel, pflanzliche, tierische, chemische Stoffe), um Insektenbisse oder -stiche oder aber um den Beginn einer typischen Kinderkrankheit wie Masern, Röteln, Windpocken. Ein Blick ins Gesundheitslexikon gibt dem Erzieher wahrscheinlich bereits den nötigen Aufschluß, so daß er einige Vorkehrungen treffen kann, bevor der Arzt bzw. die Eltern ihm den endgültigen Befund mitteilen. Außer den genannten kommen auch noch andere Ursachen in Betracht, wie etwa Mangelerscheinungen aufgrund einer bestimmten Diät, Nebenwirkungen von Medikamenten u. ä.
Zu den Vorkehrungen gehört je nach Lage der Dinge, daß man das Kind beruhigt; es von den andern isoliert; feststellt, welche Impfungen bei ihm und den Mitschülern durchgeführt wurden; dafür sorgt, daß diese seine Sachen nicht berühren; die Eltern bzw. den Arzt verständigt. Vermutet man eine Allergie, so sollte man herauszufinden versuchen, was das Kind gegessen oder angefaßt hat, ob es bestimmten Substanzen ausgesetzt war, z. B. Sprays; ob es vielleicht neue Kleidung trägt, die die Reaktion hervorgerufen haben könnte u. a. m. Das Ergebnis sollte man notieren und dem Arzt mitteilen, für den dies eine große Hilfe sein kann.
Manche Kinder leiden unter Hautverfärbungen und Ausschlägen, deren Ursachen sie kennen, und können Auskunft darüber geben.

Man fragt aber besser nicht im Beisein der anderen, um deren Aufmerksamkeit nicht unnötig darauf zu lenken und die Betroffenen nicht in Verlegenheit zu bringen. Für den Erzieher ist es wichtig zu wissen, ob die Kinder z. B. Medikamente einnehmen müssen, weil er in diesem Fall darauf achten kann, daß das regelmäßig geschieht. Vielleicht sollen die Kinder auch gewisse Dinge nicht essen oder berühren; auch daran muß man sie ab und zu erinnern, über ihren Spielen und sonstigen Aktivitäten gerät so etwas leicht in Vergessenheit. Unangenehme Nebeneffekte medikamentöser Behandlung können auch Fieber, Übelkeit, Kopfschmerzen, Gliederzittern, Benommenheit u. ä. sein. Daher ist es grundsätzlich richtig, ein Kind, das sich nicht wohlfühlt oder dem Erzieher verändert erscheint, zu fragen, ob es Arzneien oder Stärkungsmittel bekommt bzw. etwas Ungewöhnliches gegessen oder getrunken hat, und seine Beobachtungen den Eltern zur Weiterleitung an den Hausarzt/Kinderarzt mitzuteilen.
Wenn der Ausschlag auf emotionale Spannungen zurückzuführen ist – oft sind Streß und Aufregung die Auslöser – wird es dem Kind helfen, wenn man ihm das Gefühl von Geborgenheit gibt und sein Selbstbewußtsein stärkt. Den Ausschlag kann es nicht willentlich erzeugen; er ist ein Zeichen dafür, daß es leicht entmutigt und beängstigt ist. Also wird man es sehr vorsichtig und Schritt für Schritt an schwierige Situationen heranführen. Es wäre z. B. sicher überfordert, wenn es vor der Gruppe/Klasse sprechen sollte, also wird man ihm zunächst einfache Fragen stellen, die es von seinem Platz aus mit »ja« oder »nein« oder einem kurzen Satz beantworten kann. Nach und nach wird es mehr Vertrauen in seine Fähigkeiten entwickeln.

Symptom Nr. 40:
Keuchen und Schnaufen

Keuchen und Schnaufen geht meistens auf Asthma, auf Allergien oder Erkrankungen der Atemwege zurück. Die Mehrzahl dieser Kinder befindet sich wahrscheinlich schon in ärztlicher Behandlung. Dann muß man achtgeben, daß sie etwaige Vorschriften einhalten und ihre Medizin einnehmen. Tritt ein ungewöhnliches Atemgeräusch erstmalig und dazu noch unvermittelt auf, muß man damit rechnen, daß ein Fremdkörper in die Luftwege geraten ist. Vielleicht kann das Kind

darüber Auskunft geben; vorsichtshalber schaut man ihm in den Rachen. Wie bei allen Sachlagen, die eine potentielle physische Gefahr – hier die des Erstickens – in sich bergen, sollte man jedoch für sofortige fachmännische Betreuung sorgen und nicht versuchen, selber einzugreifen; es sei denn, man kann dadurch Schlimmstes verhüten. Über Atemnot und blockierte Atemwege wird in einem späteren Kapitel mehr gesagt werden (vgl. S. 159).
Auch emotionaler Streß, extreme körperliche Anstrengung und plötzlicher Temperaturwechsel können die Ursache für das Keuchen sein; dann wird es jedoch, wenn sich das Kind beruhigt, entspannt oder erwärmt hat, jeweils nach einigen Minuten abklingen. Tut es das nicht, so muß ein Arzt befragt werden. Das gilt auch für den Fall, daß es nach Belastungen regelmäßig dazu kommt oder daß sich kurze Anfälle ohne ersichtlichen Grund des öfteren wiederholen. Der Erzieher wird sich mit den Eltern in Verbindung setzen und sie bitten, sich an ihren Hausarzt zu wenden, sofern man nicht den Schularzt einschalten kann.

Symptom Nr. 41:
Husten und Schnupfen

Ein lockerer Husten zählt normalerweise nicht zu den schlimmsten Übeln, nicht einmal in Verbindung mit einem starken Schnupfen; man sollte beides dennoch nicht zu nachlässig behandeln, vor allem, wenn die Symptome länger als ein paar Tage anhalten und/oder die ursprüngliche Erkältung überdauern. Der Husten kann Anzeichen einer Allergie oder einer chronischen Infektion sein. Jüngeren Kindern muß man unter Umständen ganz genau demonstrieren, wie man ein Taschentuch benutzt und sich die Nase putzt. Sie sollten nicht zu kräftig schnauben und niemals nur auf einer Seite, weil durch zuviel Druck ein Äderchen platzen und das Innenohr geschädigt werden könnte. Bei dieser Gelegenheit kann man auch über die Bazillen sprechen und wie man ihre Verbreitung auf ein Mindestmaß beschränken kann, u. a. durch gründliches Händewaschen – auch einmal zwischendurch.
Wenn das Kind heiß und fiebrig ist, gehört es ins Bett, und man muß es heimbringen oder abholen lassen, nachdem man sich vergewissert hat, daß jemand zu Hause ist.

Symptom Nr. 42:
Durchfall

Immer wieder kommt es vor, daß ein Kind in der Klasse Durchfall hat. Der unangenehme Geruch ist kaum zu vermeiden, und die anderen Kinder pflegen den Erzieher durch Bemerkungen und Gesten wie Sich-die-Nase-Zuhalten auf den Betreffenden aufmerksam zu machen. Diese müssen oft viele Male die Toilette aufsuchen und bleiben dann länger als gewöhnlich fort, weil sie mit verschiedenen Schwierigkeiten zu kämpfen haben. Wenn der Erwachsene das bemerkt, geht er am besten selber nachschauen oder schickt jemanden hin.
Fast jeder hat von Zeit zu Zeit in Verbindung mit einer Grippe, einer Erkältung, einer Magenverstimmung, einer Verdauungsstörung oder nach dem Genuß bestimmter Speisen darunter zu leiden. Solange die Diarrhoe nicht ein Symptom unter anderen für eine schwere Erkrankung des Magen-Darm-Traktes, eine gefährliche Infektion oder ein ernstes Leiden ist, braucht man sich nicht zu beunruhigen.
Als erstes gibt man dem Kind zu verstehen, daß man weiß, was los ist – in liebevollem, tröstlichem Ton; denn es fühlt sich weder wohl noch glücklich in seiner Haut. Um ihm Peinlichkeiten zu ersparen und es vor den neugierigen Blicken der Kameraden zu schützen, spricht man allein mit ihm; dann führt man es in den Waschraum, wo man ihm hilft, sich und sein Zeug so gut es geht in Ordnung zu bringen. Es weiter am Unterricht oder an den Aktivitäten der Gruppe teilnehmen zu lassen, ist wenig sinnvoll; es sollte vielmehr Gelegenheit haben, sich hinzulegen, bis es jemand nach Hause bringt oder abholt. Wenn kein Krankenzimmer vorhanden ist, muß man sich nach einem Platz umsehen, wo es einigermaßen bequem, warm und ungestört liegen kann.
Gewöhnlich hält der Durchfall nur wenige Stunden an, und das Befinden des Kindes bessert sich. Ist dies nicht der Fall, muß man die Eltern nachdrücklich bitten, einen Arzt hinzuzuziehen bzw. es selber tun, wenn diese aus irgendeinem Grunde verhindert sind. Auch hier besteht nämlich – vor allem bei gleichzeitigem heftigen Erbrechen – die Gefahr der Dehydration (völliger Entzug von Wasser). Als Alarmzeichen ist auch Blut im Stuhl anzusehen, dann muß sofort der Arzt benachrichtigt werden.
Manchmal sind an ein und demselben Tag gleich mehrere Kinder betroffen. Das kann Zufall sein, oder in der Schule oder Gemeinde »geht die Grippe um« (oder eine ähnliche Infektionskrankheit).

Typisch für eine Ansteckung ist, daß zunächst ein oder zwei Kinder krank werden, sich die Zahl in den nächsten Tagen rasch vergrößert, dann langsam wieder verringert, bis die Krankheit wieder verschwunden ist. Die dritte Möglichkeit besteht darin, daß eine Speise, von der Kinder dieser Schule (des Kindergartens, Heims etc.) gegessen haben, oder eine Substanz, mit der sie in Berührung gekommen sind, den Durchfall bzw. die Übelkeit hervorgerufen hat. Der Erzieher wird sich bei den Kollegen erkundigen, ob sie die gleichen Beobachtungen gemacht haben und gegebenenfalls den Schulleiter/die Leiterin informieren, sofern das noch nicht von anderer Seite geschehen ist. Die weiteren Maßnahmen sind Sache der Gesundheitsbehörden. Bei dem Verdacht einer Lebensmittelvergiftung oder Salmonellenerkrankung sollte die Ausgabe von Speisen und Getränken jedoch vorsorglich sofort eingestellt werden.

Der Arbeitsbogen

Hier der Arbeitsbogen für die im vorstehenden Kapitel diskutierten Symptome, welche in der linken Spalte aufgelistet sind. Die Kreuze in den fünf übrigen Spalten geben Hinweise auf deren mögliche Ursachen, die hier ebenfalls besprochen wurden. Wenn Sie die Vorlage für ein bestimmtes Kind benutzen, werden Sie vielleicht zu anderen Eintragungen kommen, die sich aus Ihrer Kenntnis des Kindes, seiner Lebensumstände und/oder anderer Faktoren ergeben, die Sie als relevant ansehen. Wie in der Einführung dargelegt, sind diese persönlichen Beobachtungen für das Kind sehr wichtig, manchmal sogar entscheidend.

Nr.	Störungen des Befindens Symptome	Problemfelder physisch-organisch	emotional	sozial	umweltbedingt	schulisch-intellektuell
36	Erbrechen	×	×			
37	Schluckbeschwerden	×				
38	Häufig heftige Bauchschmerzen	×	×			
39	Ausschlag im Gesicht oder an anderen Körperteilen	×	×			
40	Keuchen und Schnaufen	×				
41	Husten und Schnupfen	×				
42	Durchfall	×	×			

Was ist zu Hause los?

Störungen durch häusliche und familiäre Probleme

»Eltern! Ich verstehe nicht, wie einige Kinder es überhaupt schaffen, wenn man bedenkt, was sie zu Hause auszustehen haben«, sagt Herr M. nach einem aufregenden Schultag zu seiner Frau. Ein Mädchen aus seiner zweiten Klasse hat ihm am Vormittag erzählt, Rita habe große grüne und blaue Flecken auf dem Rücken und an den Beinen. Einige andere hätten es in der Toilette gesehen. Auf dem Weg vom Pausenhof ins Schulgebäude hat er Rita unauffällig gefragt, bei welcher Gelegenheit sie sich verletzt habe, worauf sie voller Angst angefangen hat zu weinen. Zufällig war der Sozialarbeiter des Bezirks da, und nach einer kurzen Absprache wegen des Stundenplans konnten beide in Ruhe mit dem Kind sprechen.

Die Geschichte, die sie erfuhren, ist nicht erfreulich. Sie begann, als der Großvater sich anbot, Rita zu baden. Wie das dann im einzelnen vor sich ging, ist weniger wichtig; jedenfalls führte es dazu, daß er das kleine Mädchen sexuell mißbrauchte. Herr M. weiß natürlich, daß solche Dinge vorkommen, aber es ist kaum zu begreifen. Daß Fremde ein Kind ansprechen und mitlocken, um sich an ihm zu vergehen und/oder es zu mißhandeln, ist nicht eben selten; viel häufiger jedoch kennt das Kind den Erwachsenen gut, weil er zur Familie, zum Kreis der Bekannten oder zu den Nachbarn gehört.

Rita vertraute sich schließlich der Mutter an, die ihr aber keinen Glauben schenkte und verärgert dem Vater Bericht erstattete. Dieser, völlig betrunken wie an jedem Wochenende, schlug zu – in den Augen beider Eltern hatte Rita die unerquickliche Situation heraufbeschworen.

Die Tendenz, dem Kind Schuld zuzuschieben, scheint in Familien mit niedrigerem Sozialstatus und geringerer Bildung größer zu sein als in den anderen, zu finden ist sie jedoch in allen Schichten.

Frau M. ist der Meinung, Ritas Fall sei doch ziemlich extrem. Dem stimmt Herr M. zu, weist aber gleichzeitig darauf hin, daß ähnliches viel

öfter geschieht als die meisten Leute für möglich halten. Er erzählt von einem liebenswerten kleinen Jungen, dessen Lernfähigkeit in gewisser Hinsicht begrenzt ist. Das wollen die Eltern nicht wahrhaben und quittieren Herrn M.'s Bemühungen, mit ihnen darüber zu sprechen, mit Feindseligkeit und Aggressivität – aber nicht nur ihm, sondern auch ihrem Sohn gegenüber, dem sie vorwerfen, er sei dumm und ihn herabsetzen, statt ihn in seinen Leistungen zu bestätigen.
Dann ist da noch Toni, den seine Eltern ohne plausiblen Grund regelmäßig ein- bis zweimal wöchentlich zu Hause behalten. Wenn er zur Schule kommt, hat er keine Lust, mit den andern zu spielen oder sich mit ihnen zu befassen. Er sagt, daß er daheim immer allein spielt und seine Mutter auch nicht wünscht, daß er mit andern Kindern zusammen ist.

Was kann ein Lehrer für solche Kinder tun? Die Versuchung, sich in die häuslichen bzw. familiären Verhältnisse nicht einzumischen und die Probleme einfach zu übersehen, ist groß; dazu ist aber deren Auswirkung auf das Leben und die Entwicklung des Kindes, nicht nur in bezug auf die Schulleistungen, zu schwerwiegend. Außerdem ist der Erzieher nicht nur moralisch und pädagogisch, sondern bei bestimmten Beobachtungen auch gesetzlich verpflichtet, sich eines solchen Falles anzunehmen. Er macht sich unter Umständen sogar strafbar, wenn er es unterläßt, Behörden darüber zu informieren. Das gilt vor allem bei Verdacht auf (oder Beweisen für) Mißhandlung, Vernachlässigung, Verletzung der elterlichen Aufsichtspflicht, Verwahrlosung und sexuellen Mißbrauch.
Die Anzeichen dafür zu erkennen erfordert vom Erzieher Sensibilität und Einfühlungsvermögen; die Bedeutung des Geschehens für die Kinder zu ermessen wenig mehr als Warmherzigkeit und Verständnis. Das Weitere hängt dann wesentlich von seiner Initiative ab. Oft können nur die Behörden das entscheidende Wort sprechen; inzwischen ist es aber vielleicht für das Kind eine große Hilfe, wenn er sich seiner besonders annimmt und mit den Eltern ins Gespräch zu kommen versucht. Und um es noch einmal zu betonen: er ist es, der durch rechtzeitiges, entschlossenes Handeln ein Kind möglicherweise für den Rest seines Lebens vor bleibendem Schaden bewahren kann.
Die Mehrzahl der Kinder mag ein schönes Zuhause und liebevolle Eltern haben. Gelegentliche Komplikationen spiegeln in der Regel normale Unstimmigkeiten wider, Entwicklungssprünge, vorübergehende Krisen etc. Gewöhnlich ist das Verhalten der Eltern den

Umständen angepaßt – wenn auch durchaus nicht immer, und manchmal ist es ganz und gar unangemessen. Bei den meisten Kindern jedoch überwiegen bei weitem die guten Tage, die positiven Erfahrungen und die intakten Beziehungen zu anderen; nicht zuletzt deswegen, weil sie ein harmonisches Familienleben kennen und sich bei Eltern und Geschwistern geborgen fühlen. Wo aber das Wohl des Kindes durch Einflüsse von außen gefährdet ist, wo es Schutz braucht und größeres Unheil vielleicht noch abgewendet werden kann, ist es nicht nur das Recht, sondern die Pflicht des Erziehers, helfend einzugreifen.

Symptom Nr. 43: **Wird das Kind zu Hause mißhandelt?**

Als erstes soll hier geklärt werden, was *nicht* unter den Begriff der Mißhandlung fällt: Kleinere Kinder tun ab und zu Dinge, die eine ziemlich harte Reaktion der Eltern erfordern oder immerhin provozieren. Wenn sie z. B. immer wieder über die Straße laufen, ohne auf den Verkehr zu achten bzw. bis zum Zebrastreifen oder zur Ampel zu gehen, oder wenn sie mit einem spitzen Gegenstand nach ihrem Spielgefährten werfen, so gibt das unter Umständen einmal eine Tracht Prügel, die schon mal eine blaue Stelle hinterläßt. Andere werden geschlagen, wenn sie bestimmte, nach Meinung der Eltern »lebenswichtige« Regeln und Verbote nicht einhalten; das betrifft häufig Kinder, die in heruntergekommenen, übelbeleumundeten oder aus anderen Gründen problematischen Wohngebieten aufwachsen, wo Gewalt, Straftaten und Drogenmißbrauch an der Tagesordnung sind und die Kinder früh lernen müssen, zu wem sie gehen dürfen und zu wem nicht; mit wem sie sprechen dürfen und mit wem nicht; was sie tun dürfen und was nicht. Ob die körperliche Züchtigung jeweils gerechtfertigt und notwendig war und ob es nicht bessere Wege gegeben hätte, sein Ziel zu erreichen, ist eine andere Frage; hier steht lediglich die Definition des Wortes »mißhandeln« zur Debatte.
Bei sehr hellhäutigen Kindern hinterläßt mitunter schon ein leichter Schlag auf den Arm oder ans Bein einen roten Fleck. Ferner darf man nicht vergessen, daß Kinder den Erwachsenen manchmal beim Arbeiten in die Quere kommen und dann durch ein Werkzeug, ein Gerät oder eine unvorhergesehene oder unwillkürliche Bewegung des Betref-

fenden erheblich verletzt werden können. Außerdem fallen Kinder vom Baum, die Treppe hinunter oder in eine Glasscheibe, verbrennen sich, verbrühen sich mit heißem Wasser und dergleichen. Bevor man also an eine Mißhandlung denkt, muß man den genauen Sachverhalt kennen – wobei es im Falle der Gewaltanwendung freilich oft schwer ist, die Grenze zu ziehen zwischen einer noch zu tolerierenden Erziehungsmaßnahme und dem Mißbrauch des Elternrechts.

Sich ein klares Bild zu verschaffen ist u. a. deswegen schwierig, weil das Kind, auf dessen Aussagen man ja zunächst angewiesen ist, möglicherweise übertreibt, das Geschehen dramatisiert und/oder die Beweggründe der Eltern (oder einen anderen Aspekt) verzerrt wiedergibt. Aber auch auf das Gegenteil muß man vorbereitet sein. Ein Kind, welches tatsächlich mißhandelt wurde, ist oft geneigt dies zu bagatellisieren oder die Verletzungen als Unfall hinzustellen. Darum sollte man sich bei erheblichen Verletzungen nicht ohne weiteres mit seinem Bericht zufriedengeben, sondern durch vorsichtiges Fragen versuchen, Genaueres in Erfahrung zu bringen. Ob man sich auch an die Eltern wenden soll, ist generell nicht zu entscheiden. Ein solches Gespräch erfordert vom Erzieher viel Geschick und Fingerspitzengefühl, zumal er nicht den Anschein erwecken darf, er wolle sie bestimmter Handlungen bezichtigen. Kann indessen der Verdacht nicht ausgeräumt werden, so wird man dem Schulleiter Bericht erstatten, und es besteht, wie weiter oben ausgeführt, die *Pflicht*, den zuständigen Behörden den Fall zu melden.

Manche Kinder sind in der Tat Quälereien und Grausamkeiten ausgesetzt. An dieser Stelle mag es genügen, darauf hinzuweisen, daß sie u. a. mit Knüppeln, Riemen, elektrischen Kabeln geschlagen, absichtlich verbrannt, verbrüht oder wochen- und monatelang ohne ausreichende Nahrung gelassen werden. Oft vergeht eine lange Zeit, bevor ein verantwortungsbewußter Erwachsener sich entschließt, aufgrund eines Verdachts die notwendigen Schritte zu unternehmen und die Sache auch so lange zu verfolgen, bis dem Betroffenen wirklich geholfen ist.

Hat man ein solches Kind in der Klasse/Gruppe, dessen Fall bereits aktenkundig ist, wird man sich seiner besonders annehmen, – das heißt jedoch nicht, daß man es nun übermäßig umsorgt und beschützt. Es braucht trotz allem Festigkeit, Führung, Ansporn und auch Grenzen. Seine negativen Erfahrungen kann man ohnehin nicht rückgängig machen, aber man kann ihm mit seiner Person einen Halt geben und in der Schule/im Kindergarten einen Freiraum schaffen, in dem es sich ohne Angst bewegen kann. Dazu gehört, daß man mit Strafen sehr vorsichtig umgeht. Daß keine körperlichen Strafen angewendet werden, versteht sich von selbst; aber diese Kinder sollten auch nie das Gefühl der Bedrohung haben. Der Erwachsene, so ärgerlich er im Augenblick auch sein mag, muß daher Geduld und Selbstbeherrschung üben. Statt das Kind anzuschreien, sagt er besser so ruhig wie möglich: »Ich bin sehr böse auf dich.« Natürlich wäre dieses Verhalten bei *allen* Kindern angebracht, doch ist es bei solcherart gefährdeten Kindern besonders wichtig, sie nicht noch mit Zornesausbrüchen und Gereiztheit zu konfrontieren. Im übrigen ist es nicht richtig, ihnen unter dem Aspekt des Mitleids und des Mitleidens eine Sonderstellung einzuräumen. Die Narben, die das Geschehene hinterläßt, sind von Dauer, und der angerichtete Schaden ist wohl kaum wieder gutzumachen. Trotzdem kann der Erzieher in der beschriebenen Weise viel zu einer möglichst gesunden und positiven Entwicklung beitragen.

Symptom Nr. 44: **Das Kind scheint sexuell mißbraucht zu werden**

Ein verwandtes und daher auch ähnlich zu handhabendes Problem ist der sexuelle Mißbrauch. Ist schon eine Mißhandlung schwer festzustellen, so gilt das für sexuelle Vergehen erst recht. Das liegt u. a. daran, daß jüngere Kinder noch gar nicht recht wahrnehmen, was da mit ihnen geschieht, und oft nicht wissen, daß es etwas Unrechtes ist. Sie halten es für ein besonderes Spiel mit einem Geschwister, einem Elternteil, Nachbarn, Verwandten oder Bekannten. Wahrscheinlich erfährt unter solchen Umständen der Erzieher nur davon, wenn er sich Zeit nimmt, den Kindern zuzuhören, wenn er Zeuge ihrer Gespräche untereinander wird etc. Es kann auch sein, daß er in seiner Gruppe einen »Experten« hat; sei es, weil seine Eltern ihn weitestgehend aufgeklärt und ihm all seine Fragen ohne Umschweife beantwortet haben, oder sei es, daß er seine älteren Geschwister sehr aufmerksam beobachtet und seine Kenntnisse von ihnen bezieht. Fragt man ein solches Kind beiläufig, woher es eine bestimmte Sache weiß, und die Antwort erregt den Argwohn des Erziehers, so sollte er vorsichtig weiterforschen – natürlich nicht in Gegenwart der Kameraden und auch nur, wenn sich die Gelegenheit zu einem vertraulichen, informellen Gespräch ergibt, das ist außerordentlich wichtig.

Ein Kind, das sexuell mißbraucht oder belästigt wurde, ist unter Umständen scheuer und verschlossener als vorher und reagiert mit Erschrecken und sichtlich »alarmiert«, wenn jemand die Rede auf sein Zuhause oder auf eine bestimmte Person bringt. Wenn der Erzieher mit ihm darüber sprechen möchte, kann das nur unter vier Augen, in einer gelösten Atmosphäre und sehr behutsam geschehen, sonst wird sich das Kind kaum äußern; aber selbst dann ist das Resultat zweifelhaft! Erzählt das Kind z. B. auf die Frage hin, ob ihm jemand »etwas getan habe«, sein Bruder habe es mit Sand beworfen oder die Schwester den Roller weggenommen, so bedeutet das möglicherweise, daß tatsächlich gar nichts anderes vorgefallen und dem Kind nicht im entferntesten klar war, worauf die Frage abzielte. Das muß aber nicht so sein; schon gar nicht, wenn es nur mit »nein« antwortet. Zwar merkt man vielen Kindern an, wenn sie befangen sind und etwas zu verbergen haben, aber man darf sich dadurch weder in der einen noch in der anderen Richtung zu voreiligen Schlüssen verleiten lassen. Sobald man spürt, daß das Kind nichts mehr zu sagen weiß oder jetzt nichts mehr sagen möchte, muß man das Gespräch abbrechen. Im andern Fall fragt man vorsichtig weiter; vielleicht läßt sich der entscheidende Punkt – ob jemand das Kind unsittlich berührt oder von ihm verlangt hat, es solle ihn »anfassen« – hinreichend klären. Dabei sollte man unter allen Umständen vermeiden, sich auf eine bestimmte Person zu beziehen oder einen Namen zu nennen; die Gründe dafür liegen auf der Hand.

Ist das Gespräch ergebnislos geblieben, der Verdacht des Erziehers aber nicht ausgeräumt, so sollte dieser den Schulpsychologen, den zuständigen Sozialarbeiter oder einen anderen autorisierten Fachmann, der Erfahrungen mit Kindern dieser Altersstufe besitzt, um Unterstützung bitten. Es kann aber gar nicht genug betont werden, wie wichtig gerade bei Problemen wie diesem der Kontakt und das persönliche Verhältnis zwischen Kind und Erwachsenem sind; die Art und Weise, in der man ihm begegnet; die Einstellung zu ihm, die geprägt sein sollte von Wohlwollen und dem Wunsch, ihm zu helfen.

Symptom Nr. 45:
Die Eltern sind alkohol- oder drogensüchtig

Bei manchen Kindern vermutet der Erzieher zu Recht, daß die Eltern alkohol- oder drogenabhängig sind. Einige erzählen freimütig, daß Vater und/oder Mutter eine Menge trinken oder etwas einnehmen, wonach sie »so komisch« sind, und fügen eventuell noch hinzu, daß sie sich prügeln, wütend werden, andere schlagen oder mit Gegenständen werfen.

Solche Kinder erledigen ihre Hausaufgaben oft sehr unsauber und unregelmäßig. Sie bringen nicht mit, was man ihnen aufgetragen hat, und ihre Schulsachen sind selten in Ordnung. Darauf angesprochen, berichten sie, daß niemand ihnen hilft, oder geben dem Erzieher auf andere Weise zu verstehen, daß die Eltern sich nicht viel mit ihnen befassen. Bei manchen scheint wenigstens zu *einem* Elternteil eine leidliche Beziehung zu bestehen, während sie über den andern kaum etwas aussagen können. Die Schulleistungen sind fast immer schwankend, und die Arbeitshaltung ist wechselhaft. An bestimmten Wochentagen – meistens montags – sind sie häufig weniger ansprechbar als an den übrigen, wirken müde, angegriffen und verstört. Das kann auch andere Gründe haben, legt aber ebenfalls den Verdacht nahe, daß im Elternhaus der Alkohol eine verhängnisvolle Rolle spielt. Das trifft auch zu, wenn ein Kind häufig zu spät kommt, ungewaschen und mit schmutziger, zerrissener, der Jahreszeit nicht entsprechender Kleidung, so als hätte sich am Morgen niemand darum gekümmert. Ebenso können Lernstörungen und Integrationsschwierigkeiten ein Zeichen dafür sein, daß zu Hause etwas vorgeht, was für das Kind nicht eben förderlich ist. Das muß primär durchaus nicht Drogen- oder Trunksucht eines der beiden Elternteile sein, doch ist die Zahl derer, die ihre Probleme mit Hilfe von Alkohol oder Tabletten zu bewältigen suchen, bekanntlich erschreckend hoch.

Im Rahmen seiner Möglichkeiten wird der Erzieher etwas tun, damit diese Kinder sich in der Schule/im Hort/im Kindergarten wohlfühlen. Er kann dafür sorgen, daß sie sich ein wenig waschen, kämmen und ihre Sachen in Ordnung bringen. Da sie oft ohne oder ohne ausreichendes Frühstück weggeschickt werden, ist es wichtig, sich auch danach zu erkundigen und – je nach Lage der Dinge – sich darum zu bemühen, daß sie eine warme Mahlzeit am Tag erhalten. Wenn sich der Erzieher ab und zu außer der Reihe mit ihnen beschäftigen kann – vielleicht gibt

es auch einen Klassen- oder Gruppenassistenten–, so hilft er ihnen auf doppelte Weise, indem er sie bei der Lösung ihrer Aufgaben unterstützt und ihnen ein wenig von der Zuwendung zuteil werden läßt, die ihnen zu Hause fehlt.
Der Verdacht auf Alkohol- oder Drogenmißbrauch sollte dem zuständigen Sozialarbeiter gemeldet werden; gerechtfertigt ist unter Umständen auch das Einschalten des Schulpsychologen, der die Familie über die Schwierigkeiten informiert, ohne die Eltern direkt auf die vermutliche Ursache anzusprechen. Es empfiehlt sich, die eigenen Beobachtungen schriftlich festzuhalten und dem Sozialarbeiter/dem Schulpsychologen die Notizen zur Verfügung zu stellen.

Symptom Nr. 46:
Eltern wollen Leistungsgrenzen oder Behinderungen ihres Kindes nicht akzeptieren

In der Regel hat der Erzieher Sprechstunden eingerichtet und führt regelmäßig Elternabende und Einzelberatungen durch. Mit den Eltern, die selten oder nie kommen, sollte er zumindest telefonisch Kontakt aufnehmen, und die Fälle, bei denen es in der Schule/im Kindergarten oder zu Hause Probleme gibt, sollten auf der Liste obenan stehen. Dazu gehören u. a. die Eltern, die nicht gewillt sind, sich mit Behinderungen und eingeschränkter Leistungsfähigkeit ihres Kindes auf irgendeinem Gebiet abzufinden. Alle Kinder haben irgendwo ihre Grenzen, auch die intellektuell sehr begabten. Gewisse Dinge kann man von ihnen eben *nicht* verlangen, und sei es auch nur, weil sie sie noch nicht gelernt haben. Daß die Eltern diese Grenzen sehen und akzeptieren, ist eminent wichtig.
Das ist das eine. Das andere ist, daneben auch die positiven Seiten, die Begabungen und Talente zu erkennen und zu würdigen. Sich auf die Schwächen zu konzentrieren, kann bedeuten, Abneigung gegen das Kind zu entwickeln und Vorurteile aufzubauen, wodurch im Sinne der »sich selbst erfüllenden Prophezeihung« möglicherweise die negativen Vorstellungen bezüglich der Lernfähigkeit des Kindes Wirklichkeit werden. Die Grenzen des Kindes zu erkennen, heißt jedoch, den derzeitigen Standort zu bestimmen als einen Bezugspunkt, von dem aus man weiterhelfen kann. Eine Behinderung sollte in den Augen der

Erwachsenen nichts anderes sein als etwas, das spezifische Schwierigkeiten mit sich bringt, die wie andere Schwierigkeiten in Betracht gezogen und bewältigt werden müssen. Da dies für das Kind eine zusätzliche Belastung ist, die vielleicht Fortschritten auf anderen Gebieten im Wege steht, braucht es außer unserem Verständnis unsere aktive und wirkungsvolle Unterstützung.

Zu hohe Anforderungen von seiten der Eltern, aber auch von seiten des Erziehers sind für jedes Kind eine große Belastung. Wenn es sein Bestes tut und trotz aller Bemühungen seine Leistungen und Lernergebnisse ihren Erwartungen nicht entsprechen, wird es schließlich frustriert und entmutigt sein, sich minderwertig vorkommen und sich in sich zurückziehen, oder aber es reagiert mit Indifferenz oder mit Aggressivität.

Man sollte diese Kinder Dinge tun lassen, die sie beherrschen, vollenden, leisten können. Die Losung lautet nicht: »Mach's besser«, sondern: »Mach es so gut wie du kannst.« Den Eltern gegenüber hebt man hervor, was ihr Sohn/ihre Tochter fertig bringt oder gelernt hat, und vermeidet alles, was sie in dem Gefühl bestärken würde, er/sie sei ein Versager. Bei der ersten Begegnung darf man auf keinen Fall das Gespräch mit einer Schilderung der Schwierigkeiten des Kindes beginnen, oder auf die geringen Lernerfolge hinweisen. Man würde damit nur erreichen, daß die Eltern das Kind – in welcher Form auch immer – zu höheren Leistungen anspornen. Später kann man sie vielleicht überzeugen, daß das zu nichts führt und dem Kind eher schadet als nützt. Die meisten Eltern sind den Argumenten durchaus zugänglich, und der Lehrer/Erzieher ist derjenige, der dem Kind am besten helfen kann. In einzelnen Fällen kann man den Schulpsychologen heranziehen.

Symptom Nr. 47:
Eltern reagieren aggressiv und feindselig, wenn ihnen Schwierigkeiten ihres Kindes mitgeteilt werden

Es gibt Eltern, die feindselig und aggressiv werden, wenn man sie mit den Schwierigkeiten ihres Kindes konfrontiert. Daß sie sich zu Tätlichkeiten hinreißen lassen, geschieht relativ selten, doch benutzen sie Schimpfworte und machen verletzende, ja beleidigende Äußerungen wie z. B., der Lehrer sei zu dumm zum Unterrichten, man dürfe ihm gar keine Schüler anvertrauen. Oder sie erklären, sie müßten es schließlich besser wissen, da sie ja mit dem Kind seit seiner Geburt tagtäglich zusammen seien. Junge und/oder unverheiratete Erzieher bekommen oft zu hören, daß sie von Kindererziehung doch »gar keine Ahnung« hätten. Diese Eltern reden sich ein (oder glauben wirklich), ihr Sohn/ihre Tochter sei nur faul und müsse mit Strenge »zu Verstand« gebracht werden – oder aber sie finden, das Kind sei ganz in Ordnung, nur habe der Lehrer ständig etwas an ihm auszusetzen und bausche jede Kleinigkeit auf.

Solange die Eltern erregt sind, sich sachlichen Argumenten verschließen und nicht imstande, zu verstehen oder auch nur anzuhören, was der Erzieher vorbringt, ist jede Aussprache zum Scheitern verurteilt. Das ist umgekehrt allerdings genauso. Wenn der Erzieher – verständlicherweise manchmal – seinerseits die Geduld verliert und ärgerlich reagiert, ist nichts erreicht. Er muß versuchen, ruhig und gelassen zu bleiben; es hat auch keinen Sinn, sich zu verteidigen, die Eltern anzuklagen oder eine Gegendarstellung zu geben. Natürlich soll er sich weder entmutigen noch einschüchtern lassen. Oft ist es am besten, erst einmal gar nichts zu erwidern, bis sie im Redeschwall eine Pause machen, um dann etwa einzuwerfen: »Ich sehe, daß dies Problem Sie sehr beschäftigt«, o. ä. Das gibt den Eltern die Gelegenheit fortzufahren. Bei der nächsten Unterbrechung sagt man dann vielleicht: »Ich hoffe sehr, daß ich Ihrem Kind helfen kann. Er ist so ein netter kleiner Bursche.« Dem werden sie kaum widersprechen. Während sie zum Schluß kommen, treten die negativen Äußerungen, die man weiterhin kommentarlos überhört, u. U. schon in den Hintergrund. Es ist wichtig, sie ausreden zu lassen. Danach ist es dann eventuell möglich, ein vernünftiges Gespräch darüber zu führen, was für das Kind zum Besten ist – vor allem, wenn das Bemühen des Lehrers, sich in die Eltern hineinzuversetzen, und sein Engagement für das Kind spürbar geworden sind.

Leider hat der Erzieher immer wieder mit Eltern zu tun, die wenig kooperativ und an einer Zusammenarbeit mit den Lehrern und der Schule/dem Kindergarten scheinbar nicht interessiert sind. Wie in einem früheren Kapitel schon erläutert, ist es nötig, die Verhaltensweise zu analysieren. Gründe können sein, daß beide Eltern arbeiten und daher wenig Zeit haben; daß jüngere Geschwister oder ein Kranker zu versorgen sind; daß sie sich ihrer schlechten Schulbildung

schämen und meinen, sie könnten oder hätten nichts vor(zu)bringen und endlich, daß sie wegen ihres fehlerhaften Deutsch oder ihres im Vergleich zur übrigen Elternschaft unterdurchschnittlichen sozialen Status Hemmungen haben, Diskussionsabende und andere Veranstaltungen zu besuchen. In all diesen Fällen sind sie nicht wirklich unwillig oder desinteressiert, vielmehr hat der Erzieher oder die Schule es bisher versäumt, ihnen den Weg zur Zusammenarbeit zu ebnen.
Als erstes wird man das Kind fragen, warum sein Vater und/oder seine Mutter nicht zum Elternabend (zum Elternsprechtag, zur Sprechstunde, zum verabredeten Gespräch) gekommen sind. Vielleicht hat es eine Begründung dafür, die man, jedenfalls vorläufig und dem Kind gegenüber, als glaubwürdig und stichhaltig akzeptieren sollte. Wenn sie jedoch *wiederholte* Aufforderungen ignorieren und auch telefonisch nicht erreichbar sind, bleibt nur ein Hausbesuch. Am besten spricht man mit seinem Schulleiter oder Vorgesetzten, in welcher Weise und von wem er am besten durchgeführt wird.
Selten gibt es auch Eltern, die grundsätzlich jegliche Verbindung mit Schule/dem Kindergarten und jegliche Kooperation ablehnen. Selbst dann sollte der Lehrer/Erzieher noch nicht resignieren, sondern sie immer wieder auffordern und einbeziehen, in der Hoffnung, daß sie ihre Einstellung doch noch ändern. Unterdessen sind seine Arbeit und sein Einsatz für das Kind doppelt wichtig.

Symptom Nr. 48:
Eltern setzen ihr Kind ständig herab

Manche Eltern haben es sich zur Gewohnheit gemacht, ihrem Kind vorzuhalten, es sei dumm. Dabei mag eine gewisse Enttäuschung zu hoch gespannter Erwartungen mitspielen; für das Kind drücken sich darin Ärger und Ablehnung aus. Der Erzieher kennt derlei Bemerkungen aus eigener Anschauung, oder er entnimmt sie den Äußerungen der Betroffenen und ihrer Freunde. So sagt z. B. ein kleiner Junge häufig: »Ich bin nämlich dämlich«, oder ein kleines Mädchen begleitet ihr Tun ständig mit Redensarten wie: »Oh, wie bin ich blöde«, »Was bin ich bloß für eine dumme Liese«, etc. Auf Befragen erzählen sie dann, daß sie das zu Hause dauernd zu hören bekämen. Nicht immer hat man indessen so konkrete Anhaltspunkte; oft kann man aufgrund

seiner Beobachtungen nur Vermutungen in dieser Richtung anstellen. Wenn z. B. ein Kind ausgeprägte Minderwertigkeitskomplexe entwikkelt und keinerlei Zutrauen in sein Können und seine Fähigkeiten besitzt, sollte man es beiläufig fragen: »Freuen sich deine Eltern, daß du so schön malst (so gut rechnest, so fein aufräumst)?« oder: »Meinen deine Eltern nicht auch, daß du jetzt schon viel besser lesen (schreiben) kannst?« und wird aufschlußreiche Antworten erhalten. Ergänzt wird das Bild unter Umständen durch das, was der Vater oder die Mutter bei Gelegenheit über ihr Kind berichten, in diesem Fall wird es wenig Positives sein.
Um so größere Bedeutung gewinnt für das Kind die Anerkennung seiner Leistungen durch den Lehrer und dessen Lob für gelungene Aufgaben. Um der negativen Selbsteinschätzung entgegenzuwirken, wird dieser mit Kritik und entsprechenden Kommentaren sehr zurückhaltend sein und in diesem Sinne auch mit den Eltern reden. Sie müssen jedoch zunächst überzeugt werden, daß ihr Kind Fähigkeiten und Begabungen hat; erst dann sollte man erwähnen, daß das Selbstbewußtsein des Kindes gestärkt werden müsse, da es ihm an Selbstvertrauen fehle, und vorsichtig die Zusammenhänge erläutern. Ist man erst einmal so weit gelangt, ist es meist nur noch ein kleiner Schritt bis zu ihrer Einsicht, einen Fehler begangen zu haben. Meist sind sie eher als bei anderen Erziehungsfragen gewillt, ihr Fehlverhalten zu ändern und wieder gutzumachen, dem Rat des Lehrers zu folgen und ihr Augenmerk mehr auf die positiven und weniger auf die negativen Seiten ihres Kindes zu richten.

Symptom Nr. 49:
Die Eltern sorgen nicht dafür, daß das Kind in die Schule oder in den Kindergarten geht

Ein ganz anderes Problem ist das des Schulschwänzens bzw. des häufigen Fernbleibens. Daß viele Kinder nie oder so gut wie nie fehlen, manche dagegen sehr oft, ist bekannt. Trotzdem lohnt es sich, von Zeit zu Zeit die Anwesenheitsliste etwas genauer zu betrachten. Bei den meisten Versäumnissen kennt der Erzieher den Grund: eine Erkrankung, ein Unfall, eine unvorhergesehene Familiensituation u. ä., die dann jeweils eine Reihe von aufeinanderfolgenden Tagen umfassen –,

während sich ihm zugleich ein anderes Abwesenheitsmuster präsentiert: da sind einzelne Kinder, die konstant ein- bis zweimal wöchentlich nicht zum Unterricht/im Kindergarten erscheinen.
Zunächst fragt man das Kind selbst. Hat es keine vernünftige Erklärung für sein Fehlen, so muß man der Sache nachgehen; aber auch wenn sie plausibel klingt, sollte man sich mit den Eltern in Verbindung setzen. Will man das Thema nicht direkt ansprechen, bittet man sie z. B. um Vorschläge, wie ihr Sohn/ihre Tochter die Aufgaben oder den versäumten Stoff nachholen kann, macht sie auf Lücken aufmerksam, die durch das Fehlen entstehen etc. Gewöhnlich wird die Mutter bei der Gelegenheit sagen, daß es ihr an manchen Tagen nicht gelinge, das Kind auf den Weg zu schicken, und daß es sich ihrer Meinung nach oft auch nicht wohl genug fühle, wobei es vor allem über Bauchweh klage. Die Begründungen zu der Beteuerung: »Er (sie) geht einfach nicht« ähneln sich fast alle: das Kind ist aufgeregt; es weint (oder brüllt); es steigert sich immer mehr in seine Abwehrhaltung hinein; es wird wütend; es klammert sich fest; es bettelt, man möge es daheim lassen, und verursacht einen ziemlichen Aufruhr . . . Daß viele Eltern versuchen, die Schule für die Misere verantwortlich zu machen, indem sie behaupten, ihr Kind werde dort schlecht behandelt, die Kameraden seien häßlich zu ihm etc., darf den Erzieher nicht wundern; es ist verständlich, vor allem wenn das Kind dergleichen zu Hause glaubhaft erzählt. In den meisten Fällen sind die Begründungen der Mutter (des Vaters) jedoch nicht zutreffend. Vielmehr ist es oft so, daß die Mutter – ohne sich dessen bewußt zu sein – sich nicht von dem Kind trennen will, sein Streben nach Unabhängigkeit nicht unterstützt und gar nicht möchte, daß es so schnell heranwächst. Während man gern von typischer »Schulphobie« spricht, ist das Verhalten des Kindes eigentlich bestimmt durch das Verlangen, zu Hause zu bleiben bzw. von der Furcht, die Mutter zu verlassen.
Es sollte aber – außer wenn ein triftiger Grund vorliegt – jeden Tag gehen, auch mal mit leicht erhöhter Temperatur; das kann bei Kindern schnell mal vorkommen. Das Schlimmste, was passieren kann, ist dann, daß es in der Schule/im Kindergarten tatsächlich krank wird und einen Arzt aufsuchen muß.
Im Gegensatz zur Mutter ist der Vater oft bereit, dafür zu sorgen, daß das Kind sich auf den Weg macht, oder es hinzubringen, wenn seine Zeit es erlaubt. Das ist in Ordnung, führt aber leicht zu – manchmal unterschwelligen und nicht unerheblichen – Spannungen in der Ehe.

Um jedes Mißverständnis auszuschließen, sei noch einmal betont, daß man selbstverständlich sehr genau anhören und auch ernstnehmen muß, was Eltern und Kinder in bezug auf die Situation zu sagen haben. Es gibt sicher Schulen und Klassenräume, in denen sich niemand wohlfühlen kann, so daß das Kind zu Recht eine Aversion dagegen entwickelt. Außerdem kann es wahr sein, daß es von Spielgefährten, Mitschülern oder älteren Kindern gehänselt, gequält oder geschlagen wird, seine Angst ist dann durchaus begründet. Es ist Sache der Schule/des Kindergartens, hier Abhilfe zu schaffen.

Wenn das Dilemma im Elternhaus liegt, kann der Erzieher wenig tun, außer mit Vater und/oder Mutter zu sprechen, ihnen die Lage aus seiner Sicht darzustellen und sie zu bitten, das Kind wenigstens ein paar Wochen lang regelmäßig zu schicken, um zu sehen, wie es geht. Vielleicht ist es nützlich, wenn sie eine Erziehungsberatungsstelle aufsuchen. Oft läßt sich das Problem des Kindes mit fachmännischer Hilfe innerhalb relativ kurzer Zeit lösen; das mag für alle Beteiligten erfreulich sein zu hören. Wie weit damit auch häusliche Schwierigkeiten und Meinungsverschiedenheiten aus dem Wege geräumt sind, hängt von den jeweiligen Umständen ab.

Eine besondere Kategorie bilden die Kinder, die in ungeordneten oder zerrütteten Familienverhältnissen aufwachsen, sich mehr oder weniger selbst überlassen sind, um die sich am Morgen niemand kümmert. Dort ist die Aussicht, mit einem Gespräch etwas zu erreichen, für den Erzieher denkbar gering, und er wendet sich besser an den Sozialarbeiter/die Sozialarbeiterin des Bezirks, die die betreffende Familie möglicherweise schon kennen und auch betreuen. Allerdings sind erfahrungsgemäß auch ihre Möglichkeiten da ziemlich begrenzt.

Symptom Nr. 50:
Verbieten die Eltern den Umgang mit anderen Kindern?

Hin und wieder gibt es Kinder, die nicht mit anderen spielen wollen. Manche erklären ihre Eltern möchten das nicht. Wahrscheinlich haben sie sie mißverstanden oder geben das, was sie gesagt haben, falsch wieder. Weitere Gründe, die genannt werden, sind: ich habe Angst, man tut mir weh, die Kameraden sind nicht nett; gerade diese Spiele mag ich nicht gern; ich will mich nicht schmutzig machen u. ä.

Im einen wie im anderen Fall liegt der Verdacht nahe, daß die Eltern ihr Kind zu sehr behüten und es so daran hindern, sozial aktiv zu werden und natürliche Beziehungen zu den Mitmenschen aufzubauen (Überprotektion). Zumindest sollte man mit ihnen einmal darüber sprechen und herausfinden, ob sie wirklich das Kind so einschränken möchten. Ist dies der Fall, sollte man sie auf die zu erwartenden Konsequenzen hinweisen und sie entsprechend beraten.
Oft aber zeigt es sich, daß die Eltern keineswegs derartige Gebote aufgestellt haben; die Idee stammt vom Kind selbst. Dafür gibt es verschiedene Erklärungen. Die eine: es hat im Spiel und bei gemeinsamen Tätigkeiten ein- oder mehrmals schlechte Erfahrungen gemacht, hat sich vielleicht verletzt oder ist gestoßen worden, abgewiesen, beleidigt, geneckt, übervorteilt oder dergleichen. Dann hält der Zustand gewöhnlich nicht lange an, und es bedarf nur ein wenig guten Zuredens, doch wieder mitzuspielen, es noch einmal zu versuchen. Dem kindlichen Bedürfnis nach etwas Trost und Beachtung seines Kummers wird damit Genüge getan.
Bleibt indes das Kind bei seiner Weigerung, so liegen die Schwierigkeiten doch wohl tiefer. Es ist z. B. möglich, daß es einfach nicht weiß, wie es sich den Gefährten gegenüber verhalten soll, weil es in einer Umgebung aufgewachsen ist, in der es keine anderen Kinder gab. Es ist verlegen, weil es die Spielregeln nicht kennt, was es natürlich nicht eingestehen mag, also erfindet es eine Ausrede. Während man im Kindergarten die Sache am besten selber in die Hand nimmt, kann man in der Schule, nachdem ein Gespräch mit dem Kind die Vermutungen in dieser Richtung bestätigt hat, den Sportlehrer/die Sportlehrerin um praktische Unterstützung bitten.
Häufig handelt es sich allerdings um echte Kontaktschwierigkeiten, die nur mit Hilfe von Fachleuten behoben werden können. Jedoch hängt in diesem Prozeß vom Engagement des Erziehers als einer der wichtigsten Bezugspersonen für das Kind sehr viel ab. Er kann für seine Beteiligung an verschiedenen Projekten im Klassenzimmer sorgen und es nach und nach dazu bringen, auf dem Hof mit den Kameraden zu schaukeln, am Klettergerüst herumzuturnen, Seil zu springen etc., d. h. innerhalb der Gruppe individuell aktiv zu werden. Später mag es sich dann vielleicht gemeinsamen Spielen anschließen, so lange sie friedlich und nicht zu grob sind. Mitentscheidend für die weitere Entwicklung ist, das darf man nicht übersehen, auch die Einstellung der anderen Kinder.

Da Abkapselung und Isolation nichts Gutes bewirken, sollte das Kind möglichst selten sich selbst überlassen sein; notfalls muß sich der Erzieher oder ein Kollege mit ihm beschäftigen. Auf den ersten Blick mag es ratsam erscheinen, die passiven, introvertierten Kinder zusammenzutun, doch hat es sich erwiesen, daß sie meistens nichts miteinander anzufangen wissen und sich nur anstarren. Wenn man einen Spielgefährten aussucht, wählt man besser ein aktives, lebhaftes und unkompliziertes Kind.
Ein Gespräch mit den Eltern ist immer hilfreich – besonders natürlich, wenn das eigentliche Problem bei ihnen liegt. Neben der erwähnten Überängstlichkeit haben sie gelegentlich die Meinung, die übrigen Kinder seien alle nicht nett oder nicht ordentlich erzogen. Sie erklären rundheraus, die anderen seien frech und schmutzig; sie gebrauchten gemeine Wörter; sie beherrschten die deutsche Sprache nicht; sie übten einen schlechten Einfluß aus; kurz gesagt, sie seien von der Art, wie man sie sich nicht als Umgang für die eigenen Kinder wünsche – wozu unter Umständen die Ausländerkinder gehören!
Den Argumenten wird der Erzieher kaum folgen, doch sollte er sie bereitwillig zur Kenntnis nehmen. Mit den Eltern darüber zu diskutieren und ihnen zu sagen, daß sie nicht richtig handeln, hat allerdings wenig Sinn; sie werden am Ende vermuten, auch er beeinflusse die Kinder negativ. Aussichtsreicher ist es, sie von der Notwendigkeit sozialer Kontakte und sozialen Engagements zu überzeugen und ihnen begreiflich zu machen, daß zu einer gesunden Entwicklung die soziale Komponente gehört. Auf dieser Grundlage kann es zu einer für das Kind sehr nützlichen Zusammenarbeit zwischen Elternhaus und Schule/Kindergarten kommen und die Schwierigkeiten werden möglicherweise ohne Hilfe von außen überwunden.

Der Arbeitsbogen

Nachfolgend der Arbeitsbogen für die im vorstehenden Kapitel diskutierten Symptome, welche in der linken Spalte aufgelistet sind. Die Kreuze in den fünf übrigen Spalten geben Hinweise auf deren mögliche Ursachen, die hier ebenfalls besprochen wurden. Wenn Sie die

Vorlage für ein bestimmtes Kind benutzen, werden Sie vielleicht zu anderen Eintragungen kommen, die sich aus Ihrer Kenntnis des Kindes, seiner Lebensumstände und/oder anderer Faktoren ergeben, die Sie als relevant ansehen. Wie in der Einführung dargelegt, sind diese persönlichen Beobachtungen für das Kind sehr wichtig, manchmal sogar entscheidend.

	Störungen durch häusliche und familiäre Probleme	Problemfelder				
Nr.	Symptome	physisch-organisch	emotional	sozial	umweltbedingt	schulisch-intellektuell
43	Kind wird anscheinend zu Hause mißhandelt				×	
44	Scheint sexuell mißbraucht zu werden		×		×	
45	Die Eltern scheinen alkohol- oder drogensüchtig zu sein				×	
46	Eltern wollen Leistungsgrenzen oder eventuelle Behinderungen des Kindes nicht akzeptieren				×	
47	Eltern reagieren aggressiv und feindselig, wenn ihnen Schwierigkeiten des Kindes mitgeteilt werden				×	
48	Eltern halten dem Kind vor, daß es dumm sei und setzen es ständig herab				×	
49	Eltern sorgen nicht dafür, daß das Kind in die Schule oder in den Kindergarten geht	×	×		×	
50	Kind sagt, daß die Eltern den Umgang mit anderen Kindern verbieten		×	×	×	

Was ist mit den Ohren, was ist mit den Augen?

Störungen an Gehör und Gesichtssinn

Die Aufregung und die Begeisterung der Kinder, die ihren ersten Tag im Kindergarten verbringen, ist ansteckend und zugleich überwältigend für Frau R.; denn auch sie leitet ab heute zum erstenmal eine Gruppe und trägt allein die Verantwortung – eine ziemlich ungewöhnliche Situation, in der für beide Teile alles neu ist. Nachdem sich der Tagesablauf eingespielt hat und Frau R. die Kinder schon ein wenig besser kennt, bemerkt sie, daß einige Schwierigkeiten mit dem Sehen bzw. mit dem Hören haben.

Renate ist eifrig bei der Sache und immer beschäftigt, wobei sie jedoch offenbar das eine Auge mehr gebraucht als das andere. Es ist nicht sehr auffällig und gar nicht so leicht auszumachen, aber wenn sie Frau R. oder etwas auf ihrem Tisch anschaut, tut sie es zweifellos meistens nur mit einem Auge.

Bobbys Problem ist ein anderes. Jedesmal, wenn es darum geht, Gegenstände zu zählen, festzustellen, wieviele es von einer Sorte sind, oder auch Bilder zu beschreiben, wird er unsicher. Nachdem Frau R. ihn genau beobachtet und ihm ein paar Fragen gestellt hat, kommt sie zu dem Schluß, daß er doppelt sieht.

Sally hat große, leuchtende Augen, mit denen sie jeden anstrahlt. Etwa in der dritten Woche sind sie etwas gerötet und geschwollen, und wenn sie nahe oder auch entfernte Dinge betrachten will, kneift sie sie im Gegensatz zu ihrer sonstigen Gewohnheit zusammen.

Als kleines Mädchen hatte Frau R. des öfteren arge Ohrenschmerzen; so nimmt sie Andreas Mitteilung, die Ohren täten ihm wieder weh – diesmal schlimmer denn je – entsprechend ernst.

Sie weiß auch, daß jüngere Kinder hin und wieder »schlecht hören«, weil sie abgelenkt sind oder ihren Gedanken nachhängen, aber mit Ines scheint es doch etwas anders zu sein. Auch wenn sie aufpaßt, sieht sie Frau R. manchmal verwirrt an und verhält sich so, als habe sie sie

akustisch oder inhaltlich nicht verstanden. Spricht sie sie dagegen etwas lauter und ganz direkt an, reagiert das Kind sofort sinnvoll, und der Gesichtsausdruck ist ein ganz anderer. Ines ist demnach eins der wenigen Kinder, deren Gehör nicht voll funktionsfähig ist.
Die Entdeckung, daß mit Jürgens Ohren etwas nicht in Ordnung ist, verdankt Frau R. einem Zufall. Sie hat eine Tischglocke auf ihrem Pult, und eines Tages spricht sie mit den Kindern darüber, wie der Ton entsteht und warum er nachhallt. Daraufhin berichtet Joey aufgeregt, solch einen Ton höre er immerzu, meistens leise, manchmal aber auch ganz laut. Aufmerksam geworden, stellt Frau R. ein paar Fragen und erfährt, daß es auch noch summende und knackende Geräusche sind, die ihn ab und zu irritieren.
Ähnlich ergeht es ihr mit Daniel. Hätte er nicht seine langen dunklen Haare, die normalerweise seine Ohren nicht freigeben und bis auf den Kragen reichen, einmal unabsichtlich und in Gedanken zurückgestrichen, hätte sie wohl kaum den bräunlichen, verkrusteten Fleck oberhalb des Ohrläppchens gesehen, der sich als getrocknetes Blut erweist. Für Danny ist es ein Glück, daß Frau R. gerade in der Nähe war, denn Ohrenbluten kann durchaus etwas Ernstes bedeuten und sie kann nun das Nötige veranlassen.

Die acht hier geschilderten Symptome, das Hören und Sehen betreffend, oder doch ein Teil davon begegnen jedem Erzieher in der Praxis. Da sie nicht so leicht zu erkennen sind, ist es nötig, die Kinder sorgfältig daraufhin zu beobachten. Fachmännische Hilfe ist jeweils erforderlich, doch ist auch hier der Beitrag des Erziehers sehr wichtig, damit das Kind voll in die Gruppe integriert wird.
Die zentrale Bedeutung von Gesicht und Gehör kann gar nicht genug betont werden. Fast alles, was Kinder lernen, nimmt den Weg über Auge und Ohr; das gilt insbesondere für die Schule. Wenn man bedenkt, wie leicht diese empfindlichen Organe verletzt werden können, wundert man sich, daß das nicht öfter geschieht. Alle Verletzungen müssen sofort von einem Arzt behandelt werden. Anzeichen dafür sind beim Ohr u. a. Schwellungen und Blutungen, beim Auge außerdem das Austreten von Flüssigkeit (außer Tränenflüssigkeit), Trübung, eine ungewöhnliche Stellung des Augapfels und länger anhaltende Sehstörungen. Auch bei einem sog. »blauen Auge«, das sich das Kind durch einen Aufprall, einen Schlag oder einen Zusammenstoß zugezogen hat, muß man auf jeden Fall das Sehvermögen prüfen.

Symptom Nr. 51:
Das Kind benutzt ein Auge mehr als das andere

Wenn Kinder ein Auge häufiger benutzen als das andere oder einen Gegenstand nicht mit beiden Augen fixieren, so ist das ein sehr ernstzunehmendes Symptom. Diese Kinder sehen dem Partner nicht ins Gesicht, wenn sie mit ihm reden; und wenn sie etwas anschauen wollen, halten sie den Kopf schief, drehen ihn hin und her, schließen das eine Auge oder führen sonst auffällige Bewegungen aus, und zwar kontinuierlich, im Gegensatz zu ihren Kameraden, die ab und zu Ähnliches tun, jedoch ohne zwingenden Grund.
Trotzdem ist es nicht leicht, diese Fehlsichtigkeit zu erkennen, und man muß das Kind schon eine Zeitlang genau beobachten. Dann spricht man am besten mit den Eltern und bittet sie, mit ihm zum Augenarzt zu gehen. Früherkennung und -behandlung sind so wichtig, weil einmal, wie gesagt, der Gesichtssinn für die kindliche Entwicklung eine so hervorragende Rolle spielt, und weil außerdem die Erfolgschancen für die Minderung oder Behebung des Schadens oft bei kleinen Kindern am größten sind. Beeinträchtigungen des Sehvermögens können u. a. die Ursache für psychische Spannungen, Disziplinschwierigkeiten und Schulversagen sein.
Für den Lehrer/Erzieher ist es notwendig, sich gegebenenfalls über die Art und den Umfang der Sehbehinderung zu informieren und über die daraus resultierenden Konsequenzen für das Kind. Darüber und wie man ihm am besten hilft, gibt sein Arzt sicher gern Auskunft. Wenn der Augenfehler offenkundig ist und/oder besondere Rücksichtnahme erfordert, muß der Erwachsene auch die damit verbundenen Schwierigkeiten bedenken. Kinder sind oft grausam; sie ärgern den Mitschüler, machen sich über ihn lustig, wollen ihn nicht mitspielen oder mitmachen lassen. Der Erzieher hat die Aufgabe, sowohl mit dem Betroffenen als auch mit den anderen Kindern über seine/ihre Gefühle und Reaktionen zu sprechen. Geschieht das in der Gruppe – das muß der Erzieher von Fall zu Fall entscheiden –, so ist das dem Kind vielleicht peinlich und unwillkommen; grundsätzlich steht jedoch die momentane Verlegenheit in keinem Verhältnis zu einer gestörten oder nichtexistenten Beziehung zu seinen Kameraden.

Symptom Nr. 52:
Das Kind sieht doppelt

Augenfehler festzustellen ist besonders für den Laien u. a. so schwierig, weil kleine Kinder ja nicht wissen, was und wie sie eigentlich sehen sollten. Höchstens wenn die Sehweise vorher normal war und sich dann plötzlich ändert, wird ihnen klar, daß da etwas falsch ist, und sie erzählen dem Erwachsenen vielleicht davon. Das tun sie aber kaum, wenn sie z. B. die Umwelt nur verschwommen wahrnehmen oder das Ziel nicht fixieren können. Auch an Doppelsichtigkeit gewöhnt sich ein Kind, oder sein Gehirn schaltet automatisch das eine Bild aus, so daß es den Gegenstand, auf den es dann mitunter nur ein Auge richtet, tatsächlich einfach sieht.
Es gibt aber auch konkrete Anzeichen für Augenfehler. Jüngere Kinder haben selten Kopf- oder Augenschmerzen; wenn sie also darüber klagen, muß man dem unbedingt nachgehen. Oder dem Erzieher fällt auf, daß ein Kind häufig ein Auge reibt, Papier und Stifte am liebsten jedesmal beiseite legen möchte; Schwierigkeiten mit dem Auf- und Zuknöpfen seiner Kleidung hat; daß ihm das Ausschneiden Mühe macht; daß es beim Malen und Schreiben Linien und Ränder nicht beachtet; seinen Körper oder das Papier dreht, wenn die Striche auseinanderlaufen oder ihre Richtung ändern sollen, u. ä. Dann ist jeweils eine augenärztliche Untersuchung angezeigt, um so mehr, als die vom Schularzt routinemäßig durchgeführten Sehtests nicht unbedingt alle Sehfehler erfassen.
Auch Allergien, Infektionen der Stirnhöhle, bestimmte Krankheitsprozesse sowie Medikamente konnen Kopfschmerzen, Augenschmerzen, Flimmern, Tränen, Bildverzerrungen und -trübungen, Rötung und Schwellung der Augen etc. hervorrufen. Das wird gegebenenfalls den Eltern von ihrem Arzt mitgeteilt, und das Kind oder sie selber werden den Erzieher informieren. Das Vorhandensein einer weiteren Störung ist dadurch jedoch nicht ausgeschlossen. Es kommt gelegentlich vor, daß ein Kind zwei, drei oder sogar vier voneinander unabhängige Beeinträchtigungen hat, die sich in ähnlichen Symptomen äußern. Daher gilt die oben ausgesprochene Empfehlung einer gründlichen fachärztlichen Untersuchung in jedem Fall.

Symptom Nr. 53:
Das Kind hat rote, geschwollene Augen

Rote, geschwollene Augen wirken sich ziemlich stark auf das Wohlbefinden des Kindes aus, zumal oft eine Absonderung von Tränen- oder anderer Flüssigkeit damit verbunden ist, die sehr lästig sein kann und es bei vielen Tätigkeiten stört. Die Ursache ist in der Regel ein Gerstenkorn, eine Allergie, ein Fremdkörper im Auge oder eine Infektion. Meistens können die Kinder Auskunft darüber geben, und die Mutter bzw. der Arzt haben sich der Sache schon angenommen. Handelt es sich um einen Fremdkörper, so füllt man ein Glas bis zum Rand mit Wasser und bittet das Kind, sein Augenlid einzutauchen und dann zu zwinkern. Die Methode ist erfolgversprechend, aber man bringt nicht alle Kinder dazu. Wenn auch Tränen die Partikel nicht auswaschen, muß man sich nach einigen Minuten nach fachmännischer Hilfe umsehen. In der Zwischenzeit soll das Kind die Augen möglichst nicht zusammenkneifen, nicht reiben und nicht mit dem Finger hineinfahren. Auch der Erwachsene sollte, sofern er nicht dafür ausgebildet ist, besser nicht versuchen, das Teilchen zu entfernen; zu leicht kann es in eine ungünstigere Lage rutschen oder sein Fingernagel das Auge verletzen.
Ist die Rötung oder Schwellung anderer und vermutlich relativ harmloser Natur, so kann man abwarten, ob sie nach ein bis zwei Tagen abklingt; sonst muß man die Eltern fragen und ihnen eventuell raten, vorsichtshalber mit dem Kind zum Arzt zu gehen.

Symptom Nr. 54:
Das Kind hat häufig Ohrenschmerzen

Das Gehör bzw. die Ohren sind häufiger als die Augen Anlaß zur Sorge, u. a. weil die Ohren anfälliger für Infektionen sind. Viele jüngere Kinder haben ab und zu Ohrenschmerzen, der Schmerz ist gewöhnlich ziemlich intensiv. Meistens sieht man es den Kindern an, und sie erzählen es bereitwillig. Oft halten sie ihren Kopf in den Händen und bewegen ihn hin und her, ihr Gesicht ist etwas gerötet und ihre Haut sehr warm. Sie haben keinen großen Appetit, neigen zum Weinen und fühlen sich krank und unglücklich. Die Ohrenschmerzen

rühren dann wahrscheinlich von einer Infektion der Atemwege her, die auch das Innenohr erfaßt hat; sie sind die Folge des durch die Blockierung der Eustachischen Röhre entstandenen Überdrucks.
Normalerweise hat man hier keinen Notfall vor sich, doch muß man sich gleich um das Kind kümmern. Wenn sich die Infektion ausbreitet, kann sie sehr schnell auf andere Organe übergreifen, und der Druck kann im Innenohr Schaden anrichten. Man darf sich aber nicht verleiten lassen, Ohrentropfen oder andere Medikamente zu verabreichen, oder Wärme anzuwenden, da sich dadurch unter Umständen im Ohr befindliche Flüssigkeiten weiter ausdehnen. Das Kind muß vielmehr nach Hause gebracht und fürsorglichen Händen übergeben werden; wenn eine Verschlimmerung eintritt oder sich der Zustand nach ein bis zwei Tagen nicht bessert, müssen die Eltern einen Arzt konsultieren.
Daß der Erzieher von sich aus niemals eine Verletzung oder eine Krankheit behandeln darf, kann nicht genug betont werden. Vor allem darf er dem Kind kein Medikament seiner Wahl geben und auch nicht versuchen, mehr zu tun als Erste Hilfe zu leisten. Alles, was darüber hinausgeht, kann zu Komplikationen führen – sowohl bezogen auf den Gesundheitszustand des Kindes als auch auf die Rechtslage des Erziehers.
Auch den gelegentlichen Klagen eines Kindes über »ein bißchen Ohrenweh« muß man Beachtung schenken, denn es leidet vielleicht an einer Infektion, die vorläufig noch unbedeutend ist, aber chronisch werden und nur von einem Arzt diagnostiziert werden kann. Ständig wiederkehrende Schmerzen sind ein Alarmsignal, und der Aufmerksamkeit des Erziehers mag es zu verdanken sein, wenn größerer Schaden abgewendet wird. Eine kurze Mitteilung an die Eltern genügt meistens, denn fast alle sind um das Wohl ihrer Kinder besorgt.

Symptom Nr. 55:
Das Kind hört schlecht

Manchmal »hören« die Kinder einfach nicht, wenn man sie ruft, sie um etwas bittet, ihnen etwas erklärt, und der Erwachsene erhält den Eindruck, sie seien stocktaub. Sie horchen nicht auf, geben keine Antwort, haben alles um sich herum vergessen und ignorieren uns völlig. Nicht davon ist indessen hier die Rede, sondern von Kindern mit Hörfehlern und Hörschwächen. Diese müssen, sobald der Erzieher das Problem erkannt hat, als erstes von Fachleuten untersucht werden. Die Institutionen und der zu beschreitende Weg sind örtlich verschieden, doch wird es relativ leicht sein, darüber jeweils Auskunft einzuholen. Der sogenannte »Flüstertest« ist keine adäquate Methode, die Hörfähigkeit festzustellen, da sich die Prüfung u. a. nur auf die Frequenz einer einzigen Stimme beschränkt und man zudem geneigt ist, beim Flüstern in einer tieferen Stimmlage als gewöhnlich zu sprechen, die dem Ohr des Kindes vielleicht angemessen ist, während es höhere Töne viel schlechter unterscheidet.

Eine ganze Reihe von Anzeichen deuten darauf hin, wenn mit dem Gehör etwas nicht in Ordnung ist. So berichtet das Kind – natürlich mit seinen Worten – möglicherweise von einem Druck, einem Gefühl der Dumpfheit und des Ausgeschlossenseins oder auch von merkwürdigen Geräuschen im Ohr, wie z. B. Knallen, Krachen oder Summen. Dem Erzieher fällt auf, daß er seine Anweisungen für das Kind ständig wiederholen muß oder daß es fortwährend »träumt«.

Die Gründe für Hörprobleme sind sehr verschieden; glücklicherweise liegt nicht immer ein irreparabler Organschaden vor. Unter anderem können es Erkältungen oder sonstige Infektionen, Halsentzündungen und Allergien sein, eine Verletzung durch das Hantieren mit spitzen Gegenständen im Ohr oder eine Verstopfung des Gehörganges durch Schmutz, verhärtete Absonderungen oder hineingesteckte Objekte. Das Engagement des Erziehers ist deswegen so wichtig, weil bei vielen Kindern selbst eine geringe und eventuell nur temporäre Einbuße des Hörvermögens auf die Dauer zu einem größeren Schaden führt, wenn sie nicht ärztlich behandelt wird. Außerdem ist ein Kind verwirrt, wenn es plötzlich – oder auch allmählich – nicht mehr hört, was die Leute sagen und was in seiner Umgebung vor sich geht, es reagiert – frustriert – mit auffälligem und unangepaßtem Verhalten.

Wenn eine verminderte Hörfähigkeit festgestellt worden ist, muß das Kind einen günstigen Platz erhalten, von dem aus es die Gesichter und die Aktionen des Erziehers und der Mitschüler deutlich erkennen kann und möglichst viel von dem was gesprochen wird, versteht. Der Erzieher muß immer wieder darauf achten, ob es Schwierigkeiten hat zu folgen, ohne dabei die Aufmerksamkeit der anderen Kinder zu erregen. Er muß außerdem bedenken, daß ein Schwerhöriger oft die Zielscheibe von Spott und Hänseleien ist. Selbst wenn er nicht direkt attackiert wird, so tuscheln viele doch hinter seinem Rücken, lachen und machen sich über die Mißverständnisse lustig, ohne daß der Betroffene weiß, worum es sich handelt. Ein ruhiges Gespräch mit diesen Kindern, in dem der Erzieher ihnen erklärt, daß und warum er ihr Tun mißbilligt, wird die meisten zur Einsicht bringen. Immerhin mag es eins oder zwei geben, die ihr Treiben fortsetzen – meistens liegt dieses Verhalten in eigenen Schwierigkeiten begründet; Anlaß für den Erwachsenen, sich auch um diese Kinder zu kümmern.

Symptom Nr. 56:
Das Kind blinzelt oder kneift die Augen zusammen

Daß Kinder ab und zu ihre Augen zusammenkneifen, ist nichts Ungewöhnliches. Sie tun es manchmal, wenn sie ihre Aufgaben oder eine bestimmte Tätigkeit nicht gern haben; dann gehört es zu ihren Grimassen, mit denen sie Unzufriedenheit und Mißvergnügen zu bekunden pflegen – das geschieht dann aber nicht regelmäßig. Blinzeln kann auch auf eine Allergie zurückzuführen sein – oder aber auf einen sogenannten Tic, wovon in einem späteren Kapitel die Rede sein wird (vgl. S. 178). Wahrscheinlicher ist eine Empfindlichkeit der Augen oder eine Fehlsichtigkeit; vor allem, wenn es immer dann auftritt, wenn das Kind am Tisch arbeitet oder von seinem Platz aus an der Wandtafel etwas erkennen will.
Bekanntlich paßt sich unser Auge normalerweise den wechselnden Gegebenheiten an, z. B. dem Helligkeitsgrad der Umgebung und der Entfernung des zu betrachtenden Gegenstandes. Das Zusammenkneifen der Augen ist gewöhnlich der Versuch, diesen Vorgang zu unterstützen, wenn er aus irgendeinem Grunde nicht befriedigend funktioniert. Daher muß der Erzieher, sobald er das betreffende Kind genügend beobachtet hat, dafür sorgen, daß es mit seiner Mutter oder seinem Vater einen Augenarzt aufsucht, der die Kurz- bzw. Weitsichtigkeit (oder einen anderen Augenfehler) feststellt und Abhilfe schafft. Kinder weigern sich häufig, eine Brille zu tragen, und die Eltern, die nicht immer die Kraft oder die Geduld aufbringen, dies durchzusetzen, geben schließlich nach; andere weisen den Gedanken, daß es unterwegs die Brille in die Tasche stecken könnte, weit von sich. Der Erzieher sollte darüber mit den Eltern reden und in der Schule/dem Kindergarten keinesfalls dem Wunsch des Kindes entsprechen.

Symptom Nr. 57:
Das Kind hört Klingen und Brausen im Ohr

Erzählt ein Kind, was ziemlich selten ist, daß es ein Klingen im Ohr hört oder daß es in seinem Ohr »läutet«, so ist das zunächst nicht beunruhigend. Fast jeder macht hin und wieder diese Erfahrung, die oft verbunden ist mit dem Gefühl vom »Verschluß« der Ohren und auf raschem Druckwechsel beruht, auf Schwindel, Fieber, großer Anstrengung, Überhitzung, einer Infektion wie z. B. einer Erkältung oder Grippe, einem Stoß oder Schlag an den Kopf etc. Manchmal ähnelt das Geräusch auch eher einem Pochen, Knacken, Brummen oder Summen, ausgelöst durch außergewöhnliche Vibrationen im Innenohr. Das Ganze ist jedoch nicht sehr störend, auch nicht sehr laut oder beängstigend und vor allem zeitlich begrenzt; meistens geht es schnell vorüber. Hält es über eine längere Zeit an und/oder ist sehr intensiv, muß man das Kind fragen, ob es weiß, woher das Geräusch stammen könnte und ob es ein bestimmtes Medikament einnimmt. (Dabei ist zu beachten, daß Nebenwirkungen manchmal nicht vorhersehbar und daher in der Beschreibung auch nicht erwähnt sind.) Auch wenn die Erklärung des Kindes plausibel erscheint, sollte man sie von den Eltern bestätigen lassen und ihnen gegebenenfalls raten, sich mit einem Facharzt in Verbindung zu setzen. Es ist nicht immer einfach, dem Problem überhaupt auf die Spur zu kommen, denn nicht alle Kinder berichten darüber; sei es, daß sie zu schüchtern sind, daß sie ihm nicht viel Bedeutung beimessen oder daß sie sich völlig daran gewöhnt haben und den fremden Ton gar nicht mehr als etwas Ungewöhnliches empfinden. Möglicherweise erfährt man davon durch eine Unterhaltung der Kinder untereinander; oder es fällt auf, daß das Kind abgelenkt und unruhig wirkt, wenn man mit ihm spricht, und auf etwas anderes zu horchen scheint; daß es Schwierigkeiten hat, Noten und Melodien wiederzuerkennen u. ä. Das kann natürlich auch andere Gründe haben, die zum Teil schon genannt wurden. Ein umfassender Hörtest bzw. eine Untersuchung werden darüber Aufschluß geben.

Symptom Nr. 58:
Das Kind blutet aus dem Ohr

Blutet das Kind aus dem Ohr oder tritt sonst eine blutige Absonderung aus, so ist das Kind zum Arzt zu schicken oder zumindest sollte man die Eltern benachrichtigen – es sei denn, die Quelle ist deutlich als harmlos zu erkennen. Das ist jedoch nur bei geringfügigen äußeren Verletzungen wie z. B. einem kleinen Schnitt oder Kratzer der Fall. Manche Kinder haben auch die Angewohnheit, mit den Fingern, einem Stift, einer Nadel o. ä. in den Ohren zu bohren, wobei sie sich glücklicherweise meist nur oberflächliche Wunden zufügen. Bei Blutungen des Innenohres, die auftreten, wenn durch eine Infektion oder andere Schädigungen dort befindliche Adern platzen oder reißen, sollte die ärztliche Hilfe möglichst bald erfolgen, da jede Verzögerung die Sache vermutlich verschlimmert. Handelt es sich um Einwirkungen von außen, so wird das Kind wissen, was geschehen ist, und auch von sich aus davon berichten, weil die Schmerzen meist erheblich sind und es sich ängstigt. Sehr starke, anhaltende oder aus anderen Gründen (z. B. wegen besonderer Begleitumstände) bedenkliche Blutungen sind als Notfall zu betrachten, dementsprechend werden Maßnahmen ergriffen, wie z. B. einen Notarzt herbeirufen oder sich mit einer Klinik in Verbindung setzen.
In Gruppengesprächen über unsere Gesundheit sollte alles, was mit Augen, Ohren und Nase zu tun hat, nicht zu kurz kommen. Die Kinder sind durchaus imstande, deren Funktionen zu begreifen; zu verstehen, wie empfindlich und verletzlich sie sind, und daß es gefährlich ist, darin herumzustochern. Läßt sich ein Kind nicht davon abhalten, so versucht man es zunächst noch einmal mit einem Gespräch unter vier Augen; nützt das nichts – auch wenn man es ernstlich ermahnt hat –, muß man sich überlegen, wie man die Manipulationen auf andere Art unterbinden kann. Zuvor sollte man sich allerdings vergewissern, daß es nicht durch Allergien, Infektionen, Insektenbisse etc. hervorgerufene Hautreizungen sind, die das Kind dazu veranlassen.

Der Arbeitsbogen

Der Arbeitsbogen für die im vorstehenden Kapitel diskutierten Symptome: Die Kreuze in den fünf übrigen Spalten geben Hinweise auf deren mögliche Ursachen, die hier ebenfalls besprochen wurden. Wenn Sie die Vorlage für ein bestimmtes Kind benutzen, werden Sie vielleicht zu anderen Eintragungen kommen, die sich aus Ihrer Kenntnis des Kindes, seiner Lebensumstände und/oder anderer Faktoren ergeben, die Sie als relevant ansehen. Wie in der Einführung dargelegt, sind diese persönlichen Beobachtungen für das Kind sehr wichtig, manchmal sogar entscheidend.

	Störungen an Gehör und Gesichtssinn	Problemfelder				
Nr.	Symptome	physisch-organisch	emotional	sozial	umweltbedingt	schulisch-intellektuell
51	Benutzt ein Auge mehr als das andere	×				
52	Sieht doppelt	×				
53	Rote verschwollene Augen	×	×		×	
54	Häufige Ohrenschmerzen	×				
55	Hört schlecht	×				
56	Kneift die Augen oft zu oder blinzelt	×	×			
57	Hört Klingen oder Brausen im Ohr	×				
58	Blutet aus dem Ohr	×				

Ich trau' mich nicht

Ängste, Minderwertigkeitsgefühle und Unruhezustände

In jedem Kind steckt ein gesundes, zugängliches und liebenswertes Geschöpf. Dieser Kern ist manchmal allerdings so verborgen, daß man ihn fast nicht mehr sieht. Die scheue achtjährige Anne ist solch ein Kind. Ihre Hände beben, sie sind feuchtkalt und schweißbedeckt, und wenn die Lehrerin ihr Mut machen will und sie bei den Händen faßt, fühlt sie, wie von ihnen etwas wie Panik ausgeht. Wenn Anne sich zu artikulieren versucht, geht das Ganze häufig in Stammeln und Stottern unter. Selbst an den wärmsten Frühlingstagen zittert sie vor Kälte. Sie hält sich für minderwertig und für viel unbedeutender als die andern. Wenn sie gefragt wird, antwortet sie meistens nicht, statt dessen starrt sie ausdruckslos vor sich hin. Ihre Mutter muß sie täglich zur Schule bringen, da sie sich bei der Vorstellung, den Weg allein zurücklegen zu sollen, geradezu hysterisch gebärdet. Dort angelangt, zögert sie, sich von der Mutter zu trennen und allein dazubleiben.

Manuels eigentliches Selbst steckt in einer andern Art von Schale. Er fürchtet sich vor allem Möglichen, einschließlich Staub, dem Schulessen, Ungeziefer, Giftgasen, Flugzeugen, dem Einsturz von Gebäuden u. a. m. Das Merkwürdige ist, daß es fast lauter Dinge sind, die den übrigen gar nicht in den Sinn kommen. Er klagt viel über Kopfschmerzen und hält sich den Kopf dabei, als seien sie sehr arg. Oft macht er in die Hose. Das ist aber noch nicht alles. Manchmal spricht er mit sich selbst und führt sich auf, als höre er Stimmen und habe Erscheinungen, die außer ihm niemand wahrnehmen könne. Fast jeden Tag beschäftigt er sich mit dem Tod, seinem eigenen, dem von Familienmitgliedern und von Leuten in der Schule. Dann sagt er z. B.: »Heute muß ich sterben, und du auch.« Die Kameraden bemühen sich um Kontakt mit ihm, während er immer wieder äußert, er tauge zu nichts und keiner möge ihn. Er ist auch der Meinung, die andern täten ihm absichtlich etwas zuleide, und weigert sich, mit ihnen zu spielen. Seine Lehrerin ist durch dieses schwierige Kind fast überfordert.

Kim glaubt von sich, daß unmöglich jemand sie liebhaben könne. Wenn sie spricht, ist es oft nur, um sich anzuklagen; meistens aber weigert sie sich, überhaupt etwas zu sagen. An Problemen, die in der Schule und zu Hause auftreten, gibt sie sich die Schuld. Sie hängt meistens ihren Gedanken und Fantasien nach und will in der Pause nicht nach draußen gehen, u. a. aus Angst, sich zu verletzen.

Anne, Manuel und Kim repräsentieren eine Gruppe von Kindern, deren Scheu, sich zu äußern, deren Abkapselung von der Außenwelt und deren Verlangen, sich zu verkriechen, das normale Maß übersteigen. Bei Manuel sind die Symptome so kraß, daß man schon von einer Psychose sprechen muß. Man wird ein so schwer gestörtes Kind selten in seiner Klasse finden; doch treten die Merkmale ja nicht immer so gehäuft und in so ausgeprägter Form auf wie hier. Für den Lehrer ist es wichtig, sie zu kennen und zu erkennen; damit er Rat und Hilfe von Spezialisten erhält, mit denen zusammen es ihm vielleicht gelingt, das Kind von seinen Ängsten und Zwängen zu befreien.

Symptom Nr. 59: **Die Hände zittern**

Für vieles, was im Kind vorgeht, gibt es körperliche Hinweise. Das Zittern der Hände z. B. ist ein solches Körpersignal. Selbstverständlich kann es auch einfach ein Zeichen von Schwäche sein, weil sich das Kind überanstrengt oder seine Arme zu viel gebraucht hat; auch von Hunger, starker Abkühlung oder Aufregung. Dann ist es relativ bedeutungslos, vor allem, wenn es bald aufhört.
Eine Reihe weiterer physischer Ursachen kommen in Betracht, so das angeborene Schütteln, das sich dann eventuell auch bei anderen Familienmitgliedern zeigt; Nervenstörungen, die durch eine Gehirnschädigung bedingt sind, Schilddrüsenerkrankungen und Mängel in der Versorgung mit Kalzium; seltener eine beginnende Muskeldystrophie, deren erstes sichtbares Zeichen das Zittern ist. Angesichts dieser Fakten ist es notwendig, solche Kinder genau zu beobachten. Ob eine physische Schädigung vorliegt, läßt sich u. a. daran erkennen, daß sich in dem Fall das Zittern nicht auf die Hände beschränkt. Alle diese Kinder brauchen intensive ärztliche Betreuung, und der Erzieher sollte

imstande sein, über Einzelheiten der Symptome wie Häufigkeit, Dauer, Intensität und Begleiterscheinungen – z. B. Erbrechen oder erhöhte Temperatur – Auskunft zu geben, wenn er später danach gefragt wird. Zunächst muß er sich bei den Eltern erkundigen, ob sich das Kind bereits in Behandlung befindet bzw. diese bitten, es unverzüglich einem Facharzt vorzustellen.

Gewöhnlich ist das Händezittern jedoch kein medizinisches Problem. Es geht vielfach einher mit ruckartigen Bewegungen und dem Flattern der Augenlider, und fast immer sind es die verkrampften, scheuen, ängstlichen Kinder, die davon betroffen sind: Kinder, die ständig fürchten, den Anforderungen nicht zu genügen; die, allzu selbstkritisch, sich jedesmal einreden: »Ich hab's falsch gemacht«, bis sie schließlich aus Sorge zu versagen mit einer Aufgabe gar nicht mehr anfangen – besonders, wenn diese neu für sie ist. Sie bevorzugen eindeutig Aufgaben, die ihnen vertraut sind; Wiederholungen sind ihnen am liebsten. Oft arbeiten sie sehr langsam und übertrieben ordentlich, mit einem Hang zur Perfektion. Ihre Interessen sind eher begrenzt, und sie unternehmen fast nie etwas, das ihnen Verantwortung abverlangt. Die meisten von ihnen sind sehr still und werden so gut wie nie zornig oder gar aggressiv. Ihre Hände zeigen, welch starke Emotionen dennoch unterschwellig vorhanden sind.

Der Lehrer kann versuchen zu erreichen, daß die Dinge, mit denen sich das Kind belastet – Streben nach Vollkommenheit, Selbstvorwürfe, Angst vor Mißerfolgen – nach und nach abgebaut werden. Fehler muß er ihm nicht nur zugestehen; er muß es vielmehr davon überzeugen, daß es *normal* ist, Fehler zu machen, und zum Lernen dazugehört. Es hilft diesen Kindern, wenn man ihnen Muster und feste Regeln gibt, an die sie sich halten können, und ihre Aufgaben eingrenzt. Jede Art von Überforderung ist zu vermeiden; statt dessen brauchen sie liebevolle Zuwendung, Ermutigung und Lob für gelungene Arbeiten. Wichtig ist ferner, daß sie etwas vorweisen können, was auch von den Mitschülern und von anderen Erwachsenen, vor allem von den Eltern, positiv beurteilt und anerkannt wird. Ablehnung und zu harte elterliche Kritik – allerdings auch Verzärtelung! – wirken sich gravierend auf die Situation des Kindes aus, sofern sie nicht überhaupt in ursächlichem Zusammenhang damit stehen. Ein Gespräch mit dem Vater und/oder der Mutter ist oft nützlich; vielleicht kann auch die Elternberatungsstelle eingeschaltet werden.

Abschließend noch ein Wort zu Noten, Leistungsbeurteilungen und

Wettbewerb. Eltern und auch Lehrer erliegen oft der Versuchung, Noten und Bewertungen zu viel Gewicht beizumessen, während sie es versäumen, ihr Augenmerk auf das Bemühen des Kindes und auf seine Fortschritte zu richten und ihm sein eigenes Lerntempo zuzubilligen. Außerdem sollten sie daran denken, daß der Wettbewerb zwischen einzelnen (Mitschülern wie Geschwistern) und in der Gruppe extreme Formen annehmen und für die Lernschwachen höchst deprimierend sein kann. Darum sollten in der Klasse oder Schule solche Vergleiche möglichst unterbleiben und schon gar keine Auszeichnungen stattfinden. Das Aushängen von Namenslisten am Schwarzen Brett mit Zensuren oder »Sternen« z. B. ist für die »Erfolglosen« jedesmal eine schlimme Erfahrung, um so mehr, als sie sich vielleicht bei der betreffenden Arbeit besonders angestrengt und subjektiv auch ein beachtliches Ergebnis erzielt hatten. Ähnlich steht es mit einem Tadel vor der Klasse. Da das Wettbewerbsstreben unter Kindern sehr groß ist und ohnehin nicht unterbunden werden kann, sollte der Erzieher alles tun, den Schaden möglichst gering zu halten und von sich aus keine Gelegenheiten zu Leistungsvergleichen herbeiführen.

Symptom Nr. 60:
Das Kind hat feuchte, kalte Hände

Kinder, die dem Erzieher durch feuchte, kalte Hände auffallen, haben meist ähnliche Schwierigkeiten wie die oben beschriebenen und repräsentieren meistens den gleichen Typ. Manchmal reiben sie die Hände aneinander oder wischen sie an ihrer Kleidung ab. Das Symptom kann aber auch auf ein Herzleiden zurückgehen, darum muß man sich vorsichtshalber vergewissern, ob das Kind daraufhin untersucht worden ist. Wahrscheinlicher ist, daß es ausgelöst wird durch eine innere Verkrampfung, durch Angstgefühle und Streß, der, obwohl das Symptom weit verbreitet ist, jeweils ziemlich stark sein muß. Das heißt, das Kind ist in Not und braucht Hilfe.
Wenn diese Situationen erstmalig bzw. nur vereinzelt auftreten, kann man nach dem Anlaß forschen und versuchen, es aus seiner Bedrängnis herauszuholen. Vielleicht bewältigt es die Lage beim nächsten Mal schon besser, oder man legt ihm nahe, eine andere Beschäftigung zu wählen und sich nicht so viele Gedanken zu machen. Allmählich lernt

es auch, seine Kräfte und das, was es erreichen kann, realistischer einzuschätzen und beruhigt sich in dem Bewußtsein, daß der Lehrer nichts von ihm erwartet, was es nicht leisten kann. Für manche bedeutet es sehr viel, wenn man ihnen erzählt, daß man als Kind Ähnliches erlebt hat und auch nicht alles so gut fertigbrachte. –
Leidet das Kind ständig unter kalten, schwitzenden Händen, so sollte man es über eine längere Zeit sorgfältig beobachten, um festzustellen, ob sich weitere Anhaltspunkte für vorhandene Ängste, beunruhigende Erlebnisse, zu hohe Anforderungen etc. ergeben, und auch die Eltern befragen. Bei einer Häufung der Symptome wird man ohnehin den Rat von Fachleuten in Anspruch nehmen.

Symptom Nr. 61:
Das Kind stammelt und stottert

Zu den bekanntesten Körpersignalen zählen das Stammeln und das Stottern. In leichter Form begegnen sie uns als ungewöhnlich langsames oder zögerndes, durch viele Pausen unterbrochenes Sprechen, oder das Kind strengt sich sichtlich an, um dann plötzlich eine Flut von Wörtern herauszusprudeln. Im übrigen kommen sie in allen Variationen vor, angefangen bei einer den Zuhörer etwas befremdlich anmutenden Redeweise bis hin zu einer nahezu unverständlichen Folge von Lauten. Die meisten Schwierigkeiten, wenn auch nicht durchgehend, bereiten die Wörter, die mit b, p, m und w beginnen. Dieses Stottern und Stammeln ist selten ein physisches Problem; allerdings kann es durch physische Unzulänglichkeiten und Handicaps erheblich verstärkt werden.
Sprachstörungen treten manchmal nach großen Aufregungen, wie z. B. einem schweren Unfall oder dem Tod eines Angehörigen auf. Untersuchungen haben ergeben, daß man unter Linkshändern, die auf den Gebrauch ihrer rechten Hand umgeschult wurden, überdurchschnittlich viele Stammler und Stotterer findet und daß im ganzen mehr Jungen als Mädchen davon betroffen sind. Am wenigsten kompliziert sind die Fälle, bei denen es sich um besonders scheue und schüchterne Kinder handelt oder um solche, die schneller denken als sie sprechen können. Man darf auch nicht vergessen, daß Dinge wie falsche Aussprache, Stammeln und Wortwiederholungen im Vorschulalter fast an

der Tagesordnung sind; bei einigen erstrecken sich die Schwierigkeiten auf nicht weniger als ein Drittel ihrer Sprachproduktion. Die meisten Kinder würden sie indessen überwinden oder mit zunehmendem Alter von selbst ablegen, wenn man sie in Ruhe ließe und den Unregelmäßigkeiten keine Beachtung schenkte. Leider tun die Erwachsenen und die älteren Geschwister aus einer nach ihrer Meinung berechtigten Sorge heraus oft das Gegenteil, mit dem Ergebnis, daß die Kinder verunsichert werden und damit ein Problem entsteht, wo vorher gar keines vorhanden war. So haben jüngere Kinder bereits sehr differenzierte Gefühle und vielfältige, wenngleich noch vage Vorstellungen, die auszudrücken ihnen die Worte fehlen; mit wachsendem Wortschatz wird die Diskrepanz wesentlich geringer, und die Sprache verbessert sich.

Wer mit sprachgestörten Kindern zu tun hat, weiß, wie wichtig es ist, die Unannehmlichkeiten für sie auf ein Mindestmaß herabzusenken. Dazu gehört, daß man den übrigen nicht erlaubt, sich über sie lustig zu machen, daß man nicht ungeduldig wird und dafür sorgt, daß sie nicht verstummen und sich gekränkt zurückziehen. Man wird entdecken, daß es ihnen hilft, wenn man selber langsam und deutlich spricht, statt ihnen zu sagen: »Hör' auf und fang' noch einmal an«, »Wiederhole den Satz« oder »Red' nicht so schnell«. Sie sind sich ihres Problems ohnehin bewußt; sie bei jeder Gelegenheit darauf hinzuweisen, hat keinerlei Sinn; es macht sie höchstens befangen und verschlimmert den Zustand.

Echte Sprachstörungen entwickeln sich gewöhnlich vor dem sechsten Lebensjahr. Wenn das Kind bei Schuleintritt einwandfrei artikuliert, ist es unwahrscheinlich, daß später noch Abweichungen auftauchen. Zwar muß man damit rechnen, daß es sich gelegentlich verhaspelt, vor Aufregung nicht die richtigen Wörter findet und Mühe hat, all seine Gedanken und Ideen zu formulieren, doch fallen diese Erscheinungen nicht unter den obengenannten Begriff. Mit etwa acht Jahren wird der *Redefluß* nur noch selten unterbrochen – in des Wortes doppelter Bedeutung: in diesem Alter genießen es viele Kinder, zu sprechen und alles von sich zu geben, was ihnen durch den Kopf geht.

Die Beratung der Eltern sprachgeschädigter Kinder ist unerläßlich. Bei minimalen bzw. bei temporären Schwierigkeiten besteht, wie schon erwähnt, die Gefahr, daß sie – in der besten Absicht – zu viel eingreifen, und der Erzieher muß versuchen, sie zu überzeugen, daß sie ihrem Sohn/ihrer Tochter mehr helfen, wenn sie möglichst wenig

Notiz davon nehmen, Geduld üben, ihn/sie nicht kritisieren und schon gar nicht lächerlich machen. Grundsätzlich gilt das für alle Kinder mit Sprachanomalien, mit dem Unterschied, daß, wenn diese wirklich schwerwiegend sind oder nach einiger Zeit keine Besserung eintritt, unbedingt ein Fachmann zu Rate gezogen werden muß (Facharzt, Leiter einer Sprachheilschule, Mitarbeiter eines Sprachheilzentrums), der das Kind untersucht und den Eltern sagen kann, an wen sie sich wenden sollen. Sprachheiltherapie setzt großes Spezialwissen und viel Einfühlungsvermögen voraus. Der Logopäde wird den Eltern erklären, was sie tun können, um seine Arbeit zu unterstützen und den Normalisierungsprozeß optimal zu fördern. Keinesfalls dürfen die Eltern und Erzieher eigenmächtig und nach eigenem Gutdünken handeln.

Symptom Nr. 62:
Das Kind zittert am ganzen Leib

Auch Schüttelanfälle (»Schüttelfrost«) sind Körpersignale. Wenn das Kind am ganzen Leib zittert, ohne daß ihm kalt ist, und nicht damit aufhören kann, denkt man zunächst mit Recht an den Beginn einer starken Erkältung, einer Grippe oder einer anderen Virusinfektion, besonders bei erhöhter Temperatur. Aber auch eine Dysfunktion der Schilddrüse oder ein niedriger Blutzuckerspiegel können die Ursache sein. Gelegentlich – nicht sehr häufig – wird das Kind ohnmächtig.
Diabetikern hilft eine Süßigkeit, etwas Orangensaft oder ein anderes mildes, zuckerhaltiges Getränk, welches der Erzieher ihnen aber nur nach Anweisung durch die Eltern geben darf, die wiederum auf den Arzt zurückgeht. Am besten ist es, wenn diese die Instruktionen, versehen mit ihrer Unterschrift, beim Lehrer/Erzieher hinterlassen, ergänzt durch Informationen für den Notfall (Adressen und Telefonnummern ihrer Wohnung, ihrer Arbeitsstelle und des Arztes). Darüber hinaus sollte der Erzieher nichts unternehmen, auch wenn er sich mit dieser Krankheit auskennt. Enger Kontakt mit den Eltern ist geboten, da Diabetes ein Kind sehr belastet und sich sowohl auf seine Gemütslage wie auf seine Leistungen stark auswirkt.
Was aber immer der Grund sein mag, das Kind muß nach Hause gebracht bzw. abgeholt werden, damit sich jemand seiner annimmt.

Treten die Anfälle innerhalb weniger Wochen mehrmals auf oder sind sehr heftig, sollte unbedingt eine ärztliche Untersuchung erfolgen. Die Beobachtungen des Lehrers können dabei von Nutzen sein.
Aber nicht nur physische Ursachen kommen in Betracht. Das Zittern ist häufig die Reaktion auf einen Angst- oder Erregungszustand, in dem sich das Kind befindet; dann genügt unter Umständen eine persönliche Zuwendung oder ein guter Rat, damit es sich beruhigt und entspannt. Wie alle Menschen brauchen Kinder ab und an ein wenig Zuspruch, die Versicherung, daß wir sie ganz in Ordnung finden, und eine optimistische Prognose. Wichtig ist ferner, sie nicht lächerlich zu machen, zu tadeln oder zu bestrafen, was die Sache nur verschlimmern würde; denn oft ist es ja gerade die Furcht vor Bloßstellung und Strafe, die das Problem hervorruft. Vielleicht hat das Kind Angst zu versagen oder gewissen Anforderungen nicht zu genügen, oder es hat etwas getan bzw. es ist etwas geschehen, dessen Entdeckung es mit Schrekken entgegensieht. Sein Körper signalisiert uns, daß es mit der Situation nicht fertig wird. Wenn es gelingt, diese zu erhellen, muß man versuchen, sie zu ändern, oder es dem Kind ermöglichen, sich aus ihr zu befreien. Mit der Zeit mag es lernen, derlei Schwierigkeiten besser zu bewältigen, indem der Erzieher ihm erklärt, was man tun kann, und ihm zeigt, wie man dies und jenes macht oder handhabt. Für den Moment muß es vor allem erfahren, daß der Himmel nicht einstürzt und die Welt nicht über ihm zusammenbricht.
In einzelnen Fällen reichen freilich all diese Bemühungen und auch das liebevollste Verständnis nicht aus. Dann liegt eine schwerwiegende Störung vor, und das Kind benötigt die Hilfe eines Fachmannes, eventuell eine spezielle Therapie. Der Kontakt mit den Eltern ist notwendig, schon um zu erfahren, ob zu Hause das gleiche Symptom auftritt und welche Erfahrungen sie gemacht haben. Das weitere Vorgehen erfordert Fingerspitzengefühl, denn oft ist die Eltern-Kind-Beziehung der Schlüssel für das Problem. Man muß nicht gleich an Mißbrauch und Mißhandlung denken, obwohl auch das nicht von der Hand zu weisen ist. Es gibt eine ganze Reihe potentieller Ursachen, über die die Antworten der Eltern auf bestimmte Fragen unter Umständen Aufschluß geben – z. B. ob das Kind unzugänglich oder bockig, ängstlich oder selbstbewußt, offen oder verschlossen ist; wie sie es dazu bringen zu gehorchen und Anweisungen zu befolgen, was ihnen wichtig ist, welches ihre Prinzipien im Umgang mit dem Kind sind, wie sie auf seine Emotionen reagieren u. ä. Aufgrund der gewon-

nenen Erkenntnisse wird der Erzieher überlegen, welche Schritte er unternehmen will, wobei es durchaus denkbar ist, daß einige Informationen ihn in positivem Sinne beeindruckt haben und er wertvolle Hinweise erhalten hat, die nicht nur dem betreffenden Kind, sondern der ganzen Gruppe bzw. seiner Arbeit zugute kommen.

Symptom Nr. 63:
Das Kind traut sich nichts zu

Kinder lassen uns auf verschiedene Weise wissen, was in ihnen vorgeht. Manchmal sprechen sie es aus, wie z. B. diejenigen, die sich grundsätzlich andern gegenüber minderwertig und ausgeschlossen vorkommen. Fast alle Kinder kennen dies Gefühl, doch hält es meistens nicht lange an; munter, wach und aktiv engagieren sie sich wieder, ganz ihrer Umwelt zugewandt und voller Neugier, was als nächstes passiert. Nicht so die, von denen hier die Rede sein soll. Ihre negative Selbsteinschätzung äußert sich in Sätzen wie: »Ich mache ja doch alles falsch«, »Ich bin blöde«, »Ich bringe immer alles durcheinander«, »Ich gewinne ja doch nicht«. Nur sehr zögernd nehmen sie an Vorhaben der Kameraden teil; Neues möchten sie am liebsten gar nicht ausprobieren. Sie fürchten, die andern würden ständig über sie tuscheln und sie kritisieren; darum machen sie einen großen Bogen um sie herum, lassen sich nicht mit ihnen ein, sind sofort beleidigt und projizieren ihre (eingebildeten) Mängel auf die Erfolgreichen (und oft insgeheim Bewunderten): »*Die* sind alle blöde und doof«, »*Die* machen mir alles kaputt«, »*Die* sind ja lahm«, »Ich war ganz vorn, ehe *die* kamen«, »Ich hätte alles richtig gemacht, aber *die* haben mich gestört«.
Einige von ihnen suchen ihre Komplexe dadurch zu kompensieren, daß sie gelegentlich andere tyrannisieren, eine beherrschende Rolle spielen wollen oder generell die Aufmerksamkeit auf sich lenken. Bei näherem Hinsehen stellt sich heraus, daß sie ein ganz geringes Selbstbewußtsein haben, sich nicht über-, sondern unterlegen fühlen und die Dinge sich selten zu ihren Gunsten entwickeln. Dieser Zustand ist bedenklich; denn wenn wir uns immerfort einreden, wir würden versagen und man akzeptiere uns nicht, kommt es bekanntlich eines Tages wirklich so weit. Vielleicht sind die Kinder, verglichen mit anderen, tatsächlich auf diesem oder jenem Gebiet nicht sehr tüchtig, lernen schwer, fassen

nicht so schnell auf, sind körperlich nicht gewandt, unerfahren im Umgang mit Gleichaltrigen oder aus anderen Gründen unbeliebt. Bevor diese Frage nicht geklärt ist, kann ihnen nicht geholfen werden; unter Umständen muß man außerschulische Institutionen einschalten. Gewöhnlich sind die Unzulänglichkeiten jedoch eher eingebildet als real. Die Kinder haben Fähigkeiten; sie vertrauen ihnen nur nicht. Folglich wird man sich hüten, sie zu überfordern, sondern sie so akzeptieren wie sie sind und ihnen freundlich entgegenkommen: »Es tut mir leid, daß du glaubst, du kannst das nicht. Ich glaube nämlich, du kannst das doch. Wir probieren es zusammen. . .«, oder »Das ist auch schwer, das können viele noch nicht; das kann man später lernen. Dafür kannst du ja schon..., das weiß ich.« Dabei muß es sich durchaus nicht um die üblichen Schulleistungen handeln, doch läßt sich daran der Weg zu einer allmählichen Überwindung der Komplexe am besten aufzeigen.

Ansatzpunkt ist immer der jeweilige Standort; besser noch, man geht etwas weiter zurück. Die Aufgaben und auch die Erwartungen – Kinder haben dafür ein sehr feines Empfinden – müssen dem Vermögen und dem Niveau des Kindes entsprechen. Man beginnt mit Dingen, die es schon beherrscht, um es nach und nach an die schwierigeren Aufgaben heranzuführen. Ab und zu kann man ihm erlauben, selbst zu bestimmen, was, wieviel und in welcher Reihenfolge es arbeiten möchte. Das darf man allerdings nicht zu weit treiben, da die Gefahr besteht, daß es nur das auswählt, was es gern tut und gut kann. Dagegen ist es ratsam, den Umfang der Aufgaben für dieses Kind zu reduzieren, d. h. wenn man dem Durchschnitt zehn Rechenexempel eines neuen Stoffes und fünfzehn schwere Wörter zum Einprägen aufgibt, genügen für jene zwei oder drei Rechnungen und vier oder fünf Wörter. Auf den ersten Blick mag es nun so aussehen, daß die Betreffenden dadurch immer weiter hinter den anderen zurückbleiben, in Wirklichkeit haben sie – wenn auch kleine – Fortschritte gemacht, während sie sonst wahrscheinlich vor dem zu großen Anspruch kapituliert und damit gar nichts dazugelernt hätten. Außerdem darf man das Problem nicht aus den Augen verlieren. Was den Kindern nottut, ist ja die Stärkung ihres Selbstvertrauens, was nur durch Erfolgserlebnisse zu erreichen ist, und hier steht eine potentiell positive einer vorprogrammierten Negativ-Erfahrung gegenüber. Wichtig ist auch, daß sie überhaupt für die Mitarbeit gewonnen werden und bereit sind, das Verlangte zu versuchen. Sie brauchen ein Ziel, das auf ihre derzeitigen

Leistungen abgestimmt ist; das Gefühl, beteiligt zu sein, etwas geschafft zu haben, den Erzieher nicht zu enttäuschen. Einem Wettbewerb, in dem zehn Rechenaufgaben fehlerfrei gelöst und fünfzehn Wörter richtig geschrieben werden müssen, sollten sie nicht ausgeliefert werden.

Symptom Nr. 64:
Das Kind reagiert nicht

In extremen Fällen von mangelndem Selbstbewußtsein, Minderwertigkeitskomplexen und dem Gefühl des Nicht-Dazugehörens kann man beobachten, daß die Kinder kaum oder gar nicht reagieren, wenn man mit ihnen spricht. Ihr Körper bleibt regungslos und ihr Gesicht ohne Ausdruck. Sie sind auch viel weniger wißbegierig als andere und fast gänzlich uninteressiert daran, etwas Neues zu erleben. Statt sich mit der Umwelt auseinanderzusetzen, hängen sie ihren Träumen nach.
Ehe man sich bei der Suche nach der Ursache zu voreiligen Schlüssen verleiten läßt, muß man sich davon überzeugen, daß kein Seh- oder Hörschaden vorliegt, daß das Kind keine Medikamente mit entsprechender (Neben-)Wirkung erhält und auch nicht unter Absencen leidet. Vor allem aber muß man damit rechnen, daß viele Kinder in diesem Alter so mit sich beschäftigt oder so vertieft in ihr Tun sind, daß sie auf Fragen der Erwachsenen nicht antworten. Um sich darüber Klarheit zu verschaffen, muß man sich zunächst der Aufmerksamkeit des Betreffenden versichern, indem man sich vor ihn hinstellt, ihn direkt anspricht, ihn eventuell anrührt oder den Arm um seine Schultern legt. Nach einer angemessenen Beobachtungszeit sollte man, wenn physische Defekte nicht auszuschließen sind, die nötigen Untersuchungen veranlassen.
Eine kleine Episode, die unglaubhaft klingt, sich aber wirklich zugetragen hat, ist geeignet, den Leser daran zu erinnern, daß sich manchmal ein Problem auf recht ungewöhnliche Weise löst. In einer kleinen Schule gab es einen Jungen, der über Wochen nicht zum Reden zu bewegen war, was die Lehrer sehr beunruhigte. Endlich stellte sich heraus, daß er nur Spanisch sprach, und das fließend und fast ununterbrochen, sobald man ihm Gelegenheit dazu gab. Ebenso gut hätte ein

stummes Kind irgendwo auftauchen können, dessen Handicap ohne den nötigen Vermerk in den Papieren erst nach einer Weile erkannt worden wäre. Beide Fälle sind hier kaum denkbar, lenken aber unser Augenmerk auf die Schwierigkeiten, die durch mangelhafte (bzw. Nicht-)Beherrschung der (Landes-)Sprache entstehen. Nun ist das ein Fragenkomplex für sich, der in diesem Zusammenhang nur insoweit erwähnt werden muß, als ein Teil dieser Kinder mit den hier zur Debatte stehenden Verhaltensweisen reagiert. Das trifft auch für sprachgehemmte und sprachgeschädigte Kinder zu.

Kinder, die sich so abkapseln, daß sie den Kontakt mit der Umwelt ängstlich meiden und es auf sich nehmen zu schweigen, bevor sie sich mit andern einlassen, sind schwer gestört und brauchen fachmännische Hilfe. Parallel dazu ist es aber notwendig, daß der Erzieher sich um sie bemüht. Daß man sie wegen ihrer Passivität nicht kritisiert oder gar bestraft, dürfte selbstverständlich sein. Am Anfang läßt man sie die Antworten auf bestimmte Fragen schriftlich geben, wenn sie dazu schon in der Lage sind; auf Dinge zeigen, etwas vorführen etc. Vielleicht sind sie gewillt, einen Teil der (Haus-)Aufgaben zu machen und sich jeweils für kurze Zeit an gemeinsamen Vorhaben zu beteiligen. Kommentare dazu sollten Lob und Anerkennung sein für das, was sie tun, nicht Ermahnungen und Hinweise auf das, was fehlt. Sie erwarten ohnehin nichts anderes und sind ständig auf negative Reaktionen der Umgebung gefaßt; darum sollte der Erzieher diese verhindern, soweit es in seiner Macht steht, und dafür sorgen, daß das Risiko des Scheiterns erster Annäherungsversuche so gering wie möglich ist. Das Ganze ist in etwa dem Unternehmen vergleichbar, kleine Kinder das Schwimmen zu lehren: Sie glauben, sie sinken unter, das Wasser dringt in ihre Nase, und sie kommen nicht lebend davon; so beginnen wir damit, sie zu animieren, sich das Gesicht naß zu machen und ein bißchen herumzuspritzen und sind glücklich, wenn sie das erstemal bereit sind, am Rand des Beckens zu sitzen und die Füße hineinhängen zu lassen.

Eine wichtige zusätzliche, wenn auch eher indirekte Hilfe für die Diagnose – das gilt auch für ähnliche Symptome – ist die Feststellung, ob die Kinder sich den Erwachsenen/den Lehrern gegenüber deutlich anders verhalten als ihren Altersgenossen. Geht es mit diesen ziemlich unbefangen um, so kann man nahezu sicher sein, daß es sich nicht um das hier erörterte Problem handelt, sondern eher um ein Problem aus dem Bereich des Lernens/der Schule, um sozio-kulturelle Gegensätze oder erheblich gestörte Eltern-Kind-Beziehungen. Eintragungen im Beobachtungsbogen und zusätzliche Notizen geben eventuell darüber Aufschluß.

Symptom Nr. 65:
Das Kind wehrt sich, von den Eltern getrennt zu werden

Eine andere Art von Angst und Beunruhigung erleben Kinder, die sich nicht von ihren Eltern trennen mögen. Scheu und zaghaft, manchmal auch voller Entsetzen, klammern sie sich an die Mutter, wenn sie in die Schule oder in den Kindergarten gehen sollen, vor allem in der Anfangszeit. Nun tun viele diesen Schritt zwar nur zögernd, wenngleich einige schon am ersten Tag mit wahrer Begeisterung ins Klassenzimmer stürmen; aber im allgemeinen gewöhnen sie sich doch schnell ein; bis auf die wenigen oben genannten Ausnahmen. Scheinbar fürchten sie sich vor der Schule, in Wirklichkeit ist fast immer die *Trennungsangst* der entscheidende Faktor. Vielleicht haben sie gerade einen kleinen Bruder oder eine kleine Schwester bekommen und bangen nun um ihren Platz in der Familie. Zur Schule gehen heißt für sie, viele Stunden nicht bei der Mami zu sein, was jetzt das Privileg des Babys ist.
Man muß sich vor Augen führen, daß nicht alle Kinder gleich schulreif sind. Ein Teil von ihnen hatte schon vorher Gelegenheit, soziale Erfahrungen zu machen und ist dementsprechend besser vorbereitet, z. B. durch den Besuch eines Kindergartens, Veranstaltungen der Gemeinde, Kontakte mit Nachbarskindern, längere Aufenthalte bei Großeltern oder Verwandten. Für sie ist der Schritt nach »draußen« nicht so groß. Andere sind noch nie von Zuhause fortgewesen, waren immer mit Mutter und Vater zusammen, haben kaum je mit Gleichaltrigen gespielt und wachsen ohne Geschwister auf, die von der Schule berichten. Für diese Kinder ist die Umstellung viel einschneidender, und sie verkraften sie kaum oder noch gar nicht.
Nicht nur die Kinder müssen sich umstellen; auch die Mütter müssen lernen, sie gehen zu lassen. Für jene genügt es oft schon, daß der Erzieher sie herzlich und mit Freude begrüßt, ihnen die Räume zeigt und was man alles tun kann bzw. was er selber tun wird; daß er ihnen

die Namen der andern Kinder nennt und ihnen erzählt, wieviel Spaß sie haben werden. Außerdem sollte er ihnen sagen, wann die Schule »aus« ist und daß sie dann jemand abholt. Die Schwierigkeit besteht eher darin, die Mütter davon zu überzeugen, daß es besser ist, den Erzieher/Lehrer in den ersten Tagen mit den Kindern allein zu lassen – die übrigens meist sehr schnell ihre Scheu verlieren und sich bald in der neuen Umgebung heimisch fühlen. Andernfalls wird man zunächst im oben genannten Sinne mit den Eltern sprechen und sie auf mögliche Ursachen der Schulangst hinweisen. Bei allem Verständnis für beide Seiten muß man den Kindern dennoch – freundlich, aber bestimmt – klarmachen, daß sie in der Schule/dem Kindergarten bleiben müssen, und die Mütter bitten, sie nicht zu Hause zu behalten. Vielleicht läßt sich so das Problem gemeinsam lösen.

Über die Schulphobie wurde schon in einem früheren Kapitel das Wesentliche gesagt. Hier sind die wichtigsten Punkte noch einmal zusammengefaßt: Häufig liegt diesem Phänomen weniger die Furcht vor der Schule als vielmehr die Furcht vor dem Getrenntsein von den Eltern/der Mutter zugrunde. Die Kinder »produzieren« zum Teil erhöhte Temperatur, Kopfschmerzen, Erbrechen, Übelkeit und andere Krankheitssymptome. Nachdem aufgrund einer ärztlichen Untersuchung ausgeschlossen werden kann, daß sie physisch bedingt sind, sollte man auf dem Schulbesuch bestehen und auch darauf, daß das Kind nicht vorzeitig heimgehen darf, wobei man sich der Unterstützung durch die Eltern versichert. Man muß ferner dafür sorgen, daß es im Klassenraum bleibt, an den Aktivitäten teilnimmt und nicht verhätschelt wird. Gewöhnlich sind die anderen Kinder sehr kooperativ und eine große Hilfe. Ist trotzdem nach zwei bis drei Wochen keine Besserung zu verzeichnen, so wendet man sich an den Schulpsychologen, die Erziehungsberatungsstelle oder eine ähnliche Einrichtung. Es sollte schnell etwas geschehen, denn je länger der Zustand andauert, desto schwieriger wird es, ihn zu beenden.

In diesem Zusammenhang noch ein Rat, der weniger dem Erzieher als den Eltern zugute kommt. Diese möchten ihr Kind, wenn es über Brechreiz, Kopfschmerzen, Müdigkeit oder ein schlechtes Allgemeinbefinden klagt, vielleicht gern im Hause behalten, haben aber gewisse Zweifel, ob das wirklich nötig ist. Der springende Punkt ist nun, daß ein Kind, welches krankheitshalber die Schule versäumt, auch als ein solches behandelt werden sollte. Man erklärt ihm, daß Kranke vor allem Ruhe brauchen; darum muß es den ganzen Tag im Bett bleiben, sollte weder lesen noch spielen noch fernsehen, nicht zuviel reden und wenig Leute um sich haben. Wenn es sich nicht wohlfühlt, wird es das ohne weiteres akzeptieren, und es wird ihm guttun. Hat es seine kleinen Leiden nur vorgeschützt oder benutzt, um nicht in die Schule gehen zu müssen, wird es daran wenig Freude haben, und es wird sich überlegen, ob es sich ein zweites Mal einen freien Tag mit soviel Langeweile erkaufen will.

Symptom Nr. 66:
Das Kind hat in relativ harmlosen Situationen übersteigerte Ängste

Alle Kinder haben Ängste; viele davon sind verständlich und einige auch begründet. Da ist zum Beispiel die Beklommenheit, die sie in neuen und ungewohnten Situationen überfällt. Wir alle kennen das Gefühl; im günstigen Falle hat es allerdings auch sein Gutes. Wir sind wachsamer als sonst, nehmen unsere Umgebung bewußter wahr und reagieren daher präziser. Das hilft uns, die Lage zu meistern; es gleicht den Mangel an Erfahrung gewissermaßen aus.
Fast jeder fürchtet sich vor einem Unwetter, bellenden Hunden, giftigen Insekten und Reptilien; dunklen, unbekannten Orten und zornigen Leuten; vor Zurückweisung, Bloßstellung und dem Begehen einer Ungeschicklichkeit; alles Dinge, die uns körperlich oder seelisch verletzen können und somit eine potentielle Gefahr in sich bergen. Normalerweise belastet uns das jedoch kaum. Nun gibt es aber eine Reihe von Kindern mit ungewöhnlichen Ängsten; ungewöhnlich insofern, als sie sich u. a. auf Situationen und Sachen beziehen, die in Wirklichkeit harmlos und keineswegs bedrohlich sind, oder die Schwierigkeiten ihrer Herr zu werden sind so minimal, daß sie für andere praktisch gar nicht existieren. Ein weiteres Kriterium ist, daß die Kinder von ihren Ängsten sichtlich so beherrscht werden, daß diese ihren gesamten Tagesablauf begleiten. Sie entbehren, wie gesagt, der Grundlage, und die Gefahr ist eine eingebildete; zumindest spricht so wenig für das Eintreten des Unheils, daß die Furcht ganz und gar übertrieben ist. Im Gegensatz zu ihren Altersgenossen, die mit wachsendem Realitätsverständnis das Unwahrscheinliche eines Geschehens einkalkulieren und damit gewisse Ängste abbauen, verharren die

Betreffenden in ihrem Zustand. Ihre Sorge, dieses oder jenes könnte über sie hereinbrechen, verdichtet sich zu der Idee, es würde zwangsläufig so kommen.

Häufig liegen die Wurzeln übermäßiger Ängstlichkeit in der frühkindlichen Erziehung. Neben der natürlichen Angst zu fallen sind Kleinkinder oft bange vor ihrem Vater, vor großen Hunden, vor bestimmten Möbelstücken u. ä. und werden von lauten Geräuschen erschreckt; sofern aber die Eltern vernünftig darauf reagieren, verliert sich dieses Phänomen, u. a. durch die Erfahrungen, die sie machen. Daß der Vater sie aufhebt, hat eben nicht einen körperlichen Schmerz oder die dauernde Trennung von der Mutter zur Folge; der große Hund erweist sich als treuer Spielgefährte; der Schrank auf der Diele als das, was er ist – wenn sie nur gelernt haben, daß da nichts zu fürchten ist. Dieser Prozeß braucht allerdings seine Zeit; jeder Versuch, ihn zu forcieren, würde das Gegenteil bewirken. Geduldig müssen die Eltern ihrem Kind immer wieder versichern, daß kein Ungeheuer in seinem Zimmer hockt, darum kann man sich ruhig wieder schlafen legen. Gewitter entstehen unter spezifischen atmosphärischen Bedingungen; darüber können die Erwachsenen sachlich Auskunft geben und auf die Lautstärke des Donners und die Schönheit der Blitze aufmerksam machen, ohne zu verschweigen, daß Gewitter den Menschen auch gefährlich werden und schwere Schäden anrichten können. Die Kinder müssen aber auch wissen, daß die Wahrscheinlichkeit, vom Blitz erschlagen zu werden, sehr gering ist. Geraten die Eltern dagegen selber in Aufregung und zeigen das auch, so kann man von den Kindern nicht erwarten, daß sie gelassen bleiben.

Wie geht man in der Schule/im Kindergarten mit überängstlichen Kindern um? Der vorstehende Text gibt bereits Hinweise. Manchmal hilft es, ihnen zu demonstrieren, daß das, was sie ängstigt, gar nicht bösartig ist, nicht wehtut etc., indem man den Gegenstand gemeinsam untersucht oder eine Tätigkeit vormacht/vormachen läßt. Einiges kann Thema eines Unterrichts- oder Gruppengesprächs sein, z. B. verschiedene Tierarten: anhand von Bildern erzählt man von den Lebensgewohnheiten und betont dabei, daß man – je nachdem, worum es sich handelt – in der näheren Umgebung oder hier bei uns keine giftigen/freilebenden Exemplare findet. Fürchten sie sich, allein die Toilette oder einen abgelegenen Raum aufzusuchen, wird man sie anfänglich begleiten; es wäre aber falsch, das später fortzusetzen, da das Kind sich dadurch in seiner Einbildung einer vorhandenen Gefahr bestätigt sehen könnte. Besser ist die Gesellschaft eines oder mehrerer unbefangener Kameraden.

Der Abbau der Angst kann nur allmählich geschehen. Vertrauen von seiten des Kindes und Verständnis von seiten des Erziehers sind die Voraussetzung. Er muß die Nöte des Kindes ernst nehmen, sich anhören, was es vorbringt und dann mit ihm möglichst konkret und sachlich über die einzelnen Punkte sprechen, in dem Bewußtsein, daß letztlich das Kind selber die Angst überwinden muß; man kann ihm aber Wege aufzeigen, ihm Mut machen und es in seinen Anstrengungen unterstützen. Sodann muß es behutsam, aber doch unausweichlich mit der Situation konfrontiert werden: »Ich weiß, daß du bange bist vor. . ., aber das nützt nun nichts; es muß erledigt werden.« Nachdem die Kinder eine Sache dann trotz ihrer Angst ein paarmal gemeistert haben, tritt diese normalerweise mehr und mehr in den Hintergrund. Dabei sei daran erinnert, daß jemand, der sich selber fürchtet, nicht der beste Ratgeber und ein Erzieher, dem Insekten ein Greuel sind, nicht sehr geeignet ist, diese mit seinen Schützlingen auf einem Ausflug zu beobachten.

Begreiflich sind die spezifischen Ängste von Kindern, die böse Erfahrungen gemacht haben; die einmal für längere Zeit verloren gegangen waren, von einem Nagetier gebissen oder einer Wespe gestochen wurden, sich verbrannten oder jemanden kennen, der durch Feuer zu Schaden kam. Diese Erlebnisse muß man mit ihnen aufarbeiten. Wenn man also ein besonders furchtsames Kind vor sich hat, sollte man als erstes danach fragen, ob ihm das, was es so beunruhigt, schon einmal passiert ist. Meistens wird es »nein« sagen, und man kann verfahren wie oben beschrieben. Sonst läßt man es erzählen, und erklärt ihm dann den Unterschied zwischen den damaligen Umständen und den derzeitigen Gegebenheiten, die sich fast immer als weniger bedrohlich darstellen: Du bist jetzt schon größer; hier kennst du alle; auf dem Schulhof kann man sich nicht verlaufen; es ist immer jemand da; hier gibt es keine . . . etc.

Nicht immer sind die Bemühungen des Erziehers erfolgreich; der Schock mag zu groß gewesen sein und die Ängste zu tief verwurzelt. Das gilt auch für die eingangs erwähnten Fälle. Für diese Kinder ist eine psychiatrische Behandlung notwendig; in der Schule/im Kindergarten wird man wenig mehr tun können als sie vorübergehend abzulenken und für sie kritische Situationen möglichst aus dem Wege zu räumen.

Symptom Nr. 67:
Das Kind hat häufig Kopfweh

Häufige Kopfschmerzen bei jüngeren Kindern werden gelegentlich als Zeichen für innere Spannungen und Erregungen angesehen, obwohl das nur selten zutrifft. Als Folge von emotionalem Streß sind sie in erster Linie bei Erwachsenen zu beobachten. Bei Kindern handelt es sich fast immer um eine Allergie, eine Überempfindlichkeit gegen Staub, Pollen, Bakterien, bestimmte Nahrungsmittel und dergleichen, wobei der Schmerz auch einseitig sein kann (oder die eine Kopfhälfte ist mehr in Mitleidenschaft gezogen als die andere) und seinen Sitz oft hinter den Augen bzw. der Stirn hat. Die Kinder fühlen sich nicht wohl, sind müde und reizbar. Glücklicherweise sind Allergien nicht ansteckend, und es gibt gute Arzneimittel, die vorbeugen und lindern. Man muß die Kinder fragen, ob sie irgendwelche Medikamente einnehmen – sie werden darüber Auskunft geben können – und sich bei den Eltern erkundigen, ob sie von den Kopfschmerzen wissen, was der Arzt meint und was er angeordnet hat. Daran muß der Erzieher sich strikt halten, u. a. weil vielleicht eine innere Erkrankung oder ein spezieller Verdacht vorliegt und zusätzliche Mittel wie die handelsüblichen Tabletten dem Kind schaden könnten. Das gilt auch für den Fall, daß es erstmalig über Kopfschmerzen klagt; es muß warten, bis der Arzt konsultiert worden ist.
Kopfschmerzen sind ein *Symptom*, das sollte man nicht vergessen. Was sich dahinter verbirgt, ist meistens relativ harmlos, man darf es aber nicht einfach ignorieren. Außer der Nebenwirkung von Arzneien kommen Sehfehler oder überanstrengte Augen in Betracht, vor allem wenn das Übel verstärkt nach längerem Lesen oder Fernsehen registriert wird. Ferner kann es mit Gehör- oder Zahnschäden zusammenhängen. Für den Arzt sind diesbezügliche Beobachtungen von Interesse. Manchmal treten die Kopfschmerzen auch nach intensiven körperlichen Aktivitäten auf, klingen aber wieder ab, wenn sich das Kind eine Weile still hingesetzt und sich ausgeruht hat. Trotzdem sollte im Wiederholungsfall der Hausarzt befragt werden, denn diese Erscheinung ist ziemlich selten. Im übrigen sollte das Kind an allen Vorhaben, auch am Turnen, teilnehmen, es sei denn, der Arzt hat anders entschieden.
Kopfschmerzen nach einem Schlag, Aufprall oder Zusammenstoß sind kein Anlaß zu allzu großer Besorgnis, solange sie nicht mit Übelkeit,

Erbrechen, Schwindel und/oder anhaltenden Sehstörungen einhergehen, der Junge/das Mädchen bewußtlos war und der Verdacht auf eine Gehirnerschütterung oder innere Verletzung besteht. Wie an anderer Stelle ausführlich beschrieben und begründet, ist es jedoch besser, Vorsicht walten zu lassen. Man informiert sich über das Geschehen (wenn man nicht zufällig Augenzeuge war) und achtet darauf, daß das Kind sich hinlegt und etwas ausruht. Normalerweise fühlt es sich nach zehn bis fünfzehn Minuten wieder wohl, sollte sich aber noch schonen und sich in den nächsten Stunden nicht zu viel bewegen oder gar herumtoben. Später bittet man dann die Eltern, sich zu vergewissern, daß alles in Ordnung ist.

Sind Anzeichen für ernstere Folgen des Mißgeschicks vorhanden – außer den obengenannten gehören Schwellungen, Blutungen und das Fortdauern der Kopfschmerzen dazu – müssen selbstverständlich sofort die nötigen Maßnahmen – Benachrichtigung eines Elternteils, des Arztes bzw. der Klinik – in die Wege geleitet werden.

Daß die Ursachen für Kopfschmerzen bei Kindern fast nie im emotionalen Bereich zu finden sind, wurde eingangs schon erwähnt; ganz auszuschließen ist es jedoch nicht. Das auslösende Moment liegt meistens auf der Hand: gewöhnlich ist es eine Veränderung ihrer Lebensumstände, ein unerwartetes Ereignis oder ein schreckliches Erlebnis, etwa ein Unfall, ein Brand, der Tod eines nahen Verwandten, die Trennung der Eltern; oder das Kind wird zu Hause fortwährend kritisiert, mit zornigen Worten bedacht, beiseite geschoben. Dann ist es doppelt wichtig, daß der Erzieher sich seiner annimmt, ihm ruhig und freundlich begegnet, es ermutigt und lobt. Außerdem sollte er den Angehörigen nahelegen, sich an eine Familienberatungsstelle zu wenden, wozu sie oft nur schwer zu bewegen sind. Im Interesse des Kindes sollte er es dennoch versuchen; denn es braucht Hilfe, und die Schwierigkeiten werden sich vergrößern, wenn sie ihm niemand gewährt.

Wie fängt man das am besten an? Aus einem Gespräch mit den Eltern kann man entnehmen, wie sie mit ihrem Kind umgehen, wieviel sie von ihm verlangen und wie sie zu seinen Erfolgen und Mißerfolgen stehen. Im günstigsten Fall genügt es dann schon, ihnen das Problem zu erläutern; da sie das Beste für ihren Sohn/ihre Tochter wollen, werden sie seine Ratschläge akzeptieren, das Kind wird sich weniger bedrückt fühlen und kaum noch mit Kopfschmerzen reagieren. Verläuft die Unterredung weniger zufriedenstellend – nicht alle Eltern sind einsichtig und kooperativ –, gewinnen die Bemühungen des Erziehers um Unterstützung von dritter Seite und sein Verhältnis zu seinem Schützling sehr an Bedeutung, was nicht heißt, daß man die Eltern ausschaltet. Ohnehin muß man alles vermeiden, was Ärger oder Feindseligkeit hervorrufen könnte, die sich leicht gegen das Kind kehren, während eine vertrauensvolle Zusammenarbeit viel zu seinem Wohl beiträgt.

Symptom Nr. 68:
Das Kind macht in die Hose

Andere Kinder nässen oder beschmutzen ihre Hose, ein Zeichen für eine möglicherweise erhebliche Störung physischer oder sozialer/emotionaler Art, sobald es wiederholt und mit einer gewissen Regelmäßigkeit geschieht und sich auch nicht verliert, wenn sie etwas älter werden. Bekanntlich passiert den Fünf- und Sechsjährigen (auch noch den Sieben- und Achtjährigen) gelegentlich ein »Malheur«, weil sie so vertieft sind in ihr Spiel oder ihre Beschäftigung, daß sie vergessen, zur Toilette zu gehen – auch vor Aufregung oder weil sie hin und wieder noch Mühe mit der Beherrschung von Darm und Blase haben. Von ihnen ist hier nicht die Rede.
Ist das Problem des Einnässens oder -kotens physisch bedingt, so hat es seinen Grund entweder in einer Krankheit oder Abnormität, oder das Kind lernt später als andere die entsprechenden Körperfunktionen zu beherrschen und die Signale zu beachten. Näheres erfährt der Erzieher wahrscheinlich von den Eltern, bei denen er sich u. a. erkundigen muß, ob das Kind einem Arzt vorgestellt wurde, ob es Medikamente erhält, wie oft das Einnässen/Einkoten zu Hause vorkommt (drei- bis viermal die Woche, mehrmals im Monat, häufiger/weniger häufig als in der Schule/im Kindergarten?) und wie sie die Sache handhaben.
Bei der Mehrzahl der Kinder weist das Symptom jedoch auf Konflikte im sozialen/emotionalen Bereich hin. Die einfachste Erklärung ist die, daß sie zu schüchtern sind, um sich die Erlaubnis für den notwendigen Gang auf die Toilette zu holen. Bestätigt sich diese Vermutung, so kann der Erzieher den Betreffenden behutsam darauf ansprechen und vielleicht ein Zeichen mit ihm ausmachen, das ihm die Verlegenheit erspart. Viel besser wäre es allerdings, die Kinder dürften ohne Formalitäten gehen, wie es ja auch die Erwachsenen tun und wie es vielerorts

inzwischen üblich ist; ein Beispiel dafür, daß Regeln und Gewohnheiten nicht immer sinnvoll oder hilfreich sind und man gut daran tut, sie ab und an zu überdenken. Wenn die Kinder aber fragen sollen, müssen sie das Gefühl haben, daß das in Ordnung ist und daß der Erwachsene nicht ärgerlich wird, sondern freundlich zustimmt.

Allzu gewissenhafte Kinder haben oft Angst, etwas Wichtiges zu versäumen, wenn sie den Raum für eine Weile verlassen. Ihnen muß man die Versicherung geben, daß man ihnen alles erzählt, was die andern während ihrer Abwesenheit getan und »gelernt« haben, und daß sie es nachholen werden, wobei allerdings zu überlegen ist, ob sie nicht im Begriff sind, aufgrund ihrer Besorgnisse ein Perfektionsstreben und ein Übermaß an Pflichtbewußtsein zu entwickeln, das nicht gutzuheißen ist.

Manche Kinder haben eine Scheu, fremde Toiletten zu benutzen, weil sie meinen, es halte sich jemand darin auf, der ihnen Böses antun will, oder weil sie zu Hause gehört haben, daß man sich dort mit üblen Krankheiten infizieren kann. Diesen Ängsten begegnet man wie anderen Ängsten auch – es sei denn, die Furcht ist begründet. Wenn sich z. B. während der Pausen im Vorraum ältere Schüler aufhalten, die ihre Aggressionen abreagieren, indem sie die Jüngeren bedrohen, ihnen den Zugang verwehren und dergleichen, muß man durch Veränderung der Situation für Abhilfe sorgen. Zunächst wird man an vermehrte Aufsicht denken, was sich nicht immer durchführen läßt; dagegen ist es vielleicht möglich, für die Klasse/Gruppe eine Sonderregelung zu vereinbaren. Es ist ohnehin empfehlenswert, sie zur Toilette zu schicken, bevor sie zum Spielen hinausgehen, da sich in diesem Alter die meisten nur ungern Zeit dazu nehmen. Außerdem muß man vor allem seinen besonderen Schützlingen nahelegen, lieber gleich zu gehen, statt bis zum letzten Augenblick zu warten.

Passiert das Malheur dennoch, so darf man seinen Unmut nicht zeigen und schon gar nicht gegen das Kind richten, wie unangenehm die Situation auch sein mag, denn damit ist nichts erreicht. Wichtig ist auch, daß es nicht ausgelacht, kritisiert oder gehänselt wird, weder von Erwachsenen noch von Kameraden. Wahrscheinlich ist es schon unglücklich genug und darf nicht zusätzlich beschämt oder mit Vorwürfen bedacht werden. Man bringt es schnell und möglichst unauffällig hinaus und hilft ihm, sich zu säubern und ggf. umzuziehen. Erfahrene Grundschullehrer haben immer etwas Unterwäsche und einige Blue Jeans verschiedener Größe im Schrank. Das schmutzige Zeug wird

ausgewaschen oder wenigstens ausgespült, bevor man es dem Kind in einer »unverdächtigen« Tüte mit nach Hause gibt. Mit wenigen Ausnahmen erhält man die geliehenen Sachen nach ein paar Tagen gewaschen und gebügelt zurück. Wenn nicht, wird man den Verlust verschmerzen, oder es existiert ein Fond, aus dem Ausgaben wie diese bestritten werden; ganz abgesehen davon, daß viele Mütter gern ein Wäsche- oder Kleidungsstück für diesen Zweck spenden.
Gelegentlich signalisiert das Symptom das Vorhandensein starker negativer Gefühle und ist Ausdruck einer tiefgreifenden psychischen Störung. Diese Kinder wehren sich gegen ihre Umwelt, indem sie demonstrieren, daß sie sich den üblichen Normen nicht anpassen, ihre Mitmenschen reizen und irritieren und sie auf diese Weise zwingen, von ihnen Kenntnis zu nehmen. Sie brauchen gezielte psychiatrische Hilfe; die Fachleute können dem Erzieher am besten raten, wie er mit ihnen umgehen soll und was er für sie tun kann.

Symptom Nr. 69:
Das Kind hört Stimmen und sieht Dinge, die nicht existieren

Sehr vereinzelt trifft man Kinder an, die Stimmen hören und Dinge sehen, die gar nicht existieren. Sie wirken oft mürrisch und unbeteiligt und versuchen Menschen und Situationen, die etwas von ihnen fordern, aus dem Wege zu gehen. Es ist, als zögen sie sich in ein Schneckenhaus zurück und errichteten eine Schranke zwischen sich und den andern, die zum Greifen deutlich ist, wenn man mit ihnen spricht. Offenbar möchten sie einer bedrohlichen, furchteinflößenden Umgebung entfliehen, obwohl ihr Gebaren eher einer Verweigerung als einer Flucht gleichkommt. Aus verschiedenen Gründen ist die reale Welt für sie unerträglich geworden. Ihre Bemühungen, sich in ihr zu orientieren und sich mit ihr auseinanderzusetzen, waren so schmerzhaft, so verwirrend und so wenig erfolgreich, daß sie es vorgezogen haben, sich eine Welt der Illusionen und der Fantasie zu schaffen, in der sie leben können, wenn auch nicht ohne Schrecken, Zorn und Bestürzung.
Diese Kinder werden bedrängt von sehr intensiven Empfindungen wie Schuldgefühlen, Angst, Wut, Erbitterung, mit denen sie schließlich

nicht mehr fertig werden und die sie deshalb nach außen projizieren. Dann sagen ihnen »Stimmen«, daß sie »dumm« sind; befehlen ihnen, Dinge zu tun, die sie sonst nicht täten, etc. Ähnlich verhält es sich mit ihren »Gesichtern«, ebenfalls Manifestationen des inneren Aufruhrs und der Konfusionen. Inzwischen drohen sie die Verbindung mit der Wirklichkeit, die sich ihnen ganz verzerrt darstellt, mehr und mehr zu verlieren und sind kaum noch imstande, die reale Welt von der irrealen zu trennen. Das muß nicht dauernd so sein – es mag Perioden geben, in denen sie nahezu normal und im Rahmen der Erwartungen reagieren. Außerdem gibt es graduelle Unterschiede; auf jeden Fall aber haben wir in der Flucht aus der Realität das extreme Symptom sehr großer innerer Schwierigkeiten vor uns.

Wenn man diese Kinder anspricht, sollte man sie berühren, z. B. den Arm um ihre Schultern legen, um durch den Körperkontakt auszudrücken: »Ich bin hier, ich bin bei dir«. Es wäre aber falsch, so zu tun, als schenke man ihren Täuschungen Glauben und akzeptiere ihre Vorstellungen. Durch den Erzieher müssen sie erfahren, was tatsächlich um sie herum geschieht. Dazu muß man ihnen ruhig, freundlich und mit Festigkeit begegnen; nicht aber ärgerlich, ungeduldig und aufgeregt. Man muß sich jedoch darüber im klaren sein, daß man keine Erfolge erzwingen kann. Sie selber müssen die Schritte tun, die aus ihrer Isolation herausführen. Dazu ist Vertrauen nötig, und das können sie nur entwickeln, wenn sie sich der vorbehaltlosen Zuwendung des Erwachsenen und einer risikofreien Kommunikation sicher sein können. Dazu gehört auch, daß man keine Furcht zeigt und sich ganz natürlich benimmt, auch wenn ihre absonderlichen Ideen uns erschrecken.

Natürlich reicht das zu ihrer Heilung nicht aus; diese Kinder brauchen eine psychiatrische und psychotherapeutische Behandlung.

Symptom Nr. 70:
Das Kind fürchtet sich extrem vor Tod und Sterben

Jüngere Kinder beschäftigen sich des öfteren mit dem Tod. Ihr Interesse erweist sich allerdings meistens als sehr flüchtig. Ausgelöst wird es häufig durch einen aktuellen Anlaß oder auch durch Dinge, die sie im Zusammenhang mit ihrer Religion gehört haben, wie z. B. den Glauben an ein Weiterleben nach dem Tode. Erkundigt man sich: »Wie kommst du darauf?«, so erhält man fast immer eine einleuchtende Erklärung. Auch über metaphysische Probleme denken sie bereits nach. So kann ein Sechsjähriger tiefgründige Fragen stellen wie: »Was gab es, bevor es überhaupt irgendetwas gab? War da einfach alles schwarz?« oder: »Wenn Menschen und Tiere in den Himmel kommen, wie macht Gott das, daß sie dahingelangen?« Um sie zufriedenzustellen, genügt es gewöhnlich, kurz und – soweit möglich – sachlich zu antworten, oder zu sagen: »Das weiß ich nicht.« Schon im nächsten Moment sind sie abgelenkt, weil etwas anderes ihre Aufmerksamkeit erregt.

Das ist die Regel, doch finden wir auch Kinder, die sich allzu häufig mit Tod und Sterben befassen, sich auch kaum davon abbringen lassen und eine geradezu krankhafte Wißbegier, gepaart mit übergroßer Furcht, an den Tag legen. Mit erstaunlicher Hartnäckigkeit wird das Thema immer wieder erörtert; es verfolgt sie bis in den Schlaf und führt nicht selten zu Alpträumen. Meistens bestätigt sich dann unsere Vermutung, daß ein naher Verwandter kürzlich gestorben oder sehr krank ist; deshalb wollen sie sich auch nicht mehr von den Eltern trennen und das Haus verlassen – aus Angst, Vater oder Mutter nicht mehr wiederzusehen. Auch um den eigenen Tod kreisen ihre Gedanken, und sie fragen den Erwachsenen, ob sie jetzt auch sterben müssen. Wenn kein Grund zu dieser Annahme besteht, sollte man ganz einfach sagen: »Nein«, ohne Diskussionen über Möglichkeit und Wahrscheinlichkeit. Anders ist es, wenn die Frage von einem todkranken Kind gestellt wird. Ihm muß man ehrlich und aufrichtig antworten und sollte einem Gespräch über das, was es in diesem Zusammenhang wissen möchte, nicht aus dem Wege gehen. Das gilt auch für die Kinder, die sich um Angehörige sorgen. Unsere Gesprächsbereitschaft, unsere Offenheit und unser Verstehen sind für sie von größter Bedeutung.

Auch in der Klasse/Gruppe sollte der Erzieher das Thema aufgreifen, wenn die Rede darauf kommt. Es ist sehr wichtig, ihre Neugier zu befriedigen und ihnen das Gefühl zu geben, daß sie alles vorbringen können, was sie bewegt. In besonderen Fällen muß man mit den Eltern sprechen, um Näheres zu erfahren und sich mit ihnen zu beraten. Wenn das Leben des Kindes selbst bedroht ist, wird man sich erkundigen, wie sie sich ihm gegenüber verhalten und ihre diesbezüglichen Wünsche, soweit sie die Erzieher und die Mitschüler betreffen, selbstverständlich respektieren. Das schließt auch ihre religiösen Überzeugungen ein, vor allem den Glauben an ein Leben nach dem Tode. Dabei ist jede Verunsicherung nach Möglichkeit zu vermeiden. Es ist allerdings denkbar, daß der Erzieher nicht mit den Eltern übereinstimmt und ihre Anschauungen nicht teilen kann. Dann bleibt ihm nichts anderes übrig als das Kind an sie zu verweisen und, falls es sich nicht damit zufrieden gibt, ihm die Wahrheit zu sagen und etwa zu erklären: »Du weißt doch, daß nicht immer alle Menschen der gleichen Ansicht sind. So ist das in dieser Sache auch mit deinen Eltern und mir. Ich finde es besser, wenn du mit ihnen darüber sprichst. Es interessiert mich aber, was du dazu meinst. Willst du mir das erzählen?« Damit bleibt das Vertrauensverhältnis bestehen, und das Kind wird zumindest Erleichterung darüber verspüren, daß es sich weiterhin mit allen Nöten und Sorgen an den Lehrer wenden kann.

Durch ihre Äußerungen über das Sterben und den Tod verwirren uns zuweilen auch Kinder, die unter Einsamkeit und Traurigkeit leiden, die sich verlassen, heimatlos und nirgendwo zugehörig fühlen. Auch für sie ist eine wirkliche Beziehung zum Lehrer von eminenter Wichtigkeit, weil diese unter Umständen im Augenblick die einzige ist, die sie haben. Die von ihr ausgehende Sicherheit und Beruhigung wirken der Gefahr der völligen Vereinzelung entgegen. Mit solchen Kindern sollte man das Thema »Tod« nicht erörtern, viel über lustige und fröhliche Dinge reden und Pläne machen für den nächsten Tag.

Der tatsächliche Verlust eines Angehörigen ist auch für Kinder ein einschneidendes Erlebnis, und zur Überwindung der Trauer ist es notwendig, daß sie ihre schmerzlichen Empfindungen ausdrücken und mit jemandem teilen können. Manchmal glauben sie auch, durch böse und häßliche Gedanken am Tode des Betreffenden mitschuldig zu sein, ein Grund mehr, so offen wie möglich über alle mit dem Tod und Sterben zusammenhängenden Fragen zu sprechen. Wenn das Ereignis das Kind nach einigen Wochen noch immer so stark beschäftigt, daß es nicht zu seinem normalen Tagesablauf zurückgefunden hat, muß man dafür sorgen, daß ein Fachmann zu Rate gezogen wird.

Unerwähnt geblieben ist bisher der Tod eines Tieres, der für ein Kind, wenn es sich um seinen Hamster oder seinen Hund handelt, fast so bitter sein kann wie der Tod eines Menschen für einen Erwachsenen, das darf man nicht verkennen. Es hat seinen Freund und Spielgefährten verloren, dem es sehr nahestand; daher wäre es ein Fehler, seinen Kummer nicht ernst zu nehmen. Man muß ihm vielmehr zuhören, es trösten und ihm helfen, über den Verlust hinwegzukommen.

Symptom Nr. 71:
Das Kind fühlt sich minderwertig

Von den Schwierigkeiten, die im folgenden Abschnitt beschrieben werden, war schon in Verbindung mit anderen Problemen die Rede. Es geht um Kinder, die zu wenig Selbstachtung und zu wenig Selbstbewußtsein haben und meinen, sie seien zu nichts nütze. Häufig hört man sie sagen: »Ich kann mich nicht ausstehen«, »Ich hasse mich«, »Ich bin böse«, »Ich bin dumm.« Am Schulgeschehen beteiligen sie sich oft nur ungern, und mit den Klassenkameraden möchten sie am liebsten nichts zu tun haben. Andererseits sind sie auch streitlustig, richten Zerstörungen an und wollen im Mittelpunkt stehen, machen sich am Ende zum Klassenkasper oder spielen sich zum Tyrannen auf. Das alles deutet darauf hin, daß sie sich selbst zu gering einschätzen, verschiedene Fehlschläge erlebt haben und von dem Gedanken erfüllt sind, nichts zu taugen.

Zurückzuführen ist das Verhalten wahrscheinlich auf fortwährende Kritik und dauernde Zurechtweisungen, harte körperliche Züchtigungen, Überforderung, Mangel an Verständnis in Zeiten von Krankheit und Streß, Bemerkungen, daß sie eine Belastung und im Wege seien, Streitigkeiten der Eltern, Ablehnung durch Vater und/oder Mutter, Gleichaltrige oder Nachbarn. Kinder mit schweren Behinderungen, Narben und anderen Auffälligkeiten, die ihr Äußeres entstellen, oder mit sonstigen Handicaps, die die Aufmerksamkeit auf sich lenken, sind diesen destruktiven Empfindungen besonders ausgesetzt. Sie brauchen Erfolgserlebnisse, Lob und Anerkennung ihrer Leistungen und Fortschritte. Für sie muß man sich persönlich engagieren und sie vor Hänseleien und Spott zu schützen versuchen. Der Erzieher selber muß achtgeben, daß er sie nicht in Verlegenheit bringt oder sie mehr als nötig kritisiert. Wichtig ist, daß sie ihre Fähigkeiten entwickeln und dadurch ihr soziales Ansehen gehoben wird, was wiederum ihr Selbstvertrauen stärkt. In einigen Fällen ist fachmännische Hilfe nötig.

Symptome Nr. 72 und 73:
Das Kind fürchtet, man wolle ihm etwas antun
Das Kind will nicht mit anderen Kindern spielen

Auch von Kindern, die fürchten, jemand wolle ihnen etwas Böses antun, war bereits in anderem Zusammenhang die Rede. Zunächst muß man sich vergewissern, ob das womöglich den Tatsachen entspricht – wie immer, wenn Kinder uns etwas berichten, auch wenn es auf den ersten Blick zweifelhaft und ein bißchen weit hergeholt erscheint. In der Nachbarschaft mag es Menschen geben, die Kindern nicht wohlwollen; auch kommt es bekanntlich vor, daß Kinder und Jugendliche sich gegen einzelne oder Gruppen zusammenrotten und sie ohne Veranlassung attackieren. Vielleicht hat man in der eigenen Klasse einen Jungen oder ein Mädchen, der/das andere absichtlich verletzt oder andere dazu anstiftet.
Natürlich klagen alle Kinder gelegentlich darüber, daß andere sie ärgern, sie beim Spielen stören, nicht fair zu ihnen sind etc., ohne daß man allzu sehr darauf eingehen müßte. Meistens genügt es zu sagen: »Ja, das ist nicht recht, da mußt du etwas unternehmen.« Der Erwachsene sollte sich nicht einmischen, Partei ergreifen oder womöglich das andere Kind aufgrund der einseitigen Aussage bestrafen. Es sind dies Situationen, mit denen Fünf- bis Achtjährige fertig werden müssen. Auseinandersetzungen mit der Umwelt sind für ihre soziale Entwicklung unbedingt nötig; daher ist es zu ihrem Besten, wenn man sich nicht einschaltet. Gewöhnen sie sich daran, daß jemand die Probleme für sie löst, ist es später für sie viel schwieriger, eigene Entscheidungen zu treffen und auf eigenen Füßen zu stehen.
Diejenigen, die sich ständig bedroht fühlen, neigen dazu, die Äußerungen ihrer Kameraden zu übertreiben, zu entstellen und ihnen zuviel Bedeutung beizumessen. Sie wirken oft mürrisch, unglücklich und mutlos, oder auch eigensinnig, unzugänglich und verschlossen, haben keine richtigen Freunde und Spielgefährten und können oder wollen sich nicht einfügen. Kommt man ihnen in die Quere, so reagieren sie vielfach mit Unwillen, Zorn oder ungerechtfertigter Feindseligkeit, sind irritiert und gereizt. Ihre Ängste spiegeln ihre innere Unsicherheit wider; auch sie haben zu wenig Selbstbewußtsein und empfinden sich als untüchtig und unzulänglich, projizieren aber im Gegensatz zu anderen die negativen Gefühle, die sie selbst gegen sich hegen und die sie für »bestrafungswürdig« halten, in Erwachsene und Kinder ihrer

Umgebung hinein. Aus »Ich bin nicht gut« wird »Du kannst mich nicht leiden«.
Sind die Symptome als chronisch zu bezeichnen, kann nur ein Fachmann beurteilen, was zu tun ist und ob der Junge/das Mädchen in seiner Klasse bleiben kann. In extremen Fällen entwickeln die Kinder Wahnideen etwa des Inhalts, daß die Kameraden ununterbrochen Verschwörungen gegen sie anzetteln; daß Menschen sie töten wollen, indem sie die Speisen vergiften und ähnliches. Manchmal sind die daraus resultierenden Schrecken und inneren Spannungen so groß, daß sie sie kompensieren durch die Vorstellung, sie seien allen andern auf eine besondere Weise überlegen – etwa dadurch, daß sie gar kein menschliches, sondern ein außer- oder überirdisches Wesen seien, daß sie geheimnisvolle magische Kräfte besäßen und dergleichen mehr. Das ist allerdings sehr selten. Es liegt aber auf der Hand, daß diesen Kindern im Rahmen ihrer Klasse/Gruppe und auch zu Hause nicht geholfen werden kann. Die Eltern müssen sich unverzüglich an einen Psychiater wenden, der die nötigen Schritte unternimmt.
Es ist verständlich, daß der Erzieher sich Sorgen macht, wenn ihm die hier geschilderten Symptome in der Praxis begegnen, und daß er nichts versäumen möchte. Bevor er sich jedoch allzu sehr beunruhigt, sollte er daran denken, daß Kinder sich gern necken und sich gegenseitig Streiche spielen, allerdings nicht fortgesetzt und kalkuliert. Wie bei fast allen Schwierigkeiten im emotionalen Bereich ist es auch hier ratsam, nicht gleich das Schlimmste zu befürchten und mit den Kindern ganz natürlich umzugehen – in der Erwartung, daß ihr Verhalten sich allmählich stabilisiert. Man erweist ihnen keinen Dienst, wenn man voreilig zu dem Schluß gelangt, es läge eine emotionale (soziale) Störung vor. Besser ist es, die Auffälligkeiten auf diesem Sektor (von Ausnahmen abgesehen) zunächst als Schwankungen innerhalb einer normalen Entwicklung zu betrachten, über die man ihnen nach Kräften hinweghilft – eine Einstellung, die weit entfernt ist von der Devise, es werde sich alles von selber regeln, wenn man die Kinder nur in Ruhe lasse! Natürlich bedarf es des wirklichen Engagements des Erwachsenen, seines Verständnisses, seiner Geduld und einer Beziehung, die sich auf Vertrauen gründet. Wenn sich nach einigen Wochen keine Fortschritte zeigen, ist es an der Zeit, die Situation nochmals zu analysieren.

Symptom Nr. 74:
Das Kind glaubt, niemand möge es leiden

Das dritte Problem, das in einem früheren Kapitel schon behandelt wurde, hier aber unter dem Aspekt der notwendigen Zusammenarbeit mit dem Elternhaus noch einmal erörtert werden soll, betrifft Kinder, die aus den verschiedensten Gründen glauben, niemand möge sie leiden. Hinweise zum Umgang mit solchen Kindern und wie man ihnen helfen kann, wurden, wie gesagt, schon an anderer Stelle gegeben. Hier anhand eines Beispiels einige Ratschläge und Anregungen für den *Umgang mit den Eltern:*
Wichtig ist zunächst, sie zu sensibilisieren und zum Nachdenken über das Kind anzuregen, ohne daß sie das Gefühl haben, der Erzieher wolle sie kritisieren oder ihnen Vorwürfe machen. Das erreicht man durch Fragen wie: »Erzählt Mary viel aus der Schule/dem Kindergarten?«, »Ist sie vergnügt?«, »Ist sie in Ihren Augen ein fröhliches Kind?«, »Wie kommt sie zurecht?«, »Hat sie Freundinnen?«, »Spielt sie lieber allein oder mit andern?«, »Woran hat sie am meisten Freude?«, »Was kann sie besonders gut?«, »Wie reagiert sie auf Lob?«, »Wie ist das Verhältnis zu den einzelnen Familienmitgliedern?« Damit sind wesentliche Punkte angesprochen, und man kann auf das eigentliche Problem eingehen. Fragen wie: »Haben Sie auch schon beobachtet, daß Mary sich nicht sehr viel zutraut?«, »Können Sie sie zu Hause etwas tun lassen, was ihr beweist, daß sie tüchtig ist und Sie das auch wissen?«, »Wie kann man Mary Ihrer Meinung nach am besten zeigen, daß man sie lieb hat?«, etc. sind dabei simple Feststellungen, die die Eltern vielleicht irritieren (»Ihr Kind haßt sich selbst«, »Mary braucht Ihre Anerkennung«, »Sie müssen etwas tun, damit...«), unbedingt vorzuziehen.
Man darf nämlich nicht vergessen, daß Eltern, welche naturgemäß eine sehr starke gefühlsmäßige Bindung an ihre Kinder haben, meistens außerordentlich empfindlich auf kritische Äußerungen und Kommentare reagieren, um so mehr, als viele von ihnen sich durchaus der Ambivalenz ihrer Aufgabe als Vater/Mutter und der Beziehung zu ihrem Kind bewußt sind. Zudem verleihen Erfahrung und Kompetenz eines Pädagogen gerade den negativen Aussagen doppeltes Gewicht. Daher beginnt man am besten mit den positiven Seiten und versucht ihnen deren Wert einsichtig zu machen, während man mit negativen Aspekten sehr zurückhaltend sein sollte. Ebenso notwendig ist aktives

Zuhören, die Antworten der Eltern lassen erkennen, ob man sich verständlich machen konnte.
Ob das Gespräch erfolgreich verläuft, hängt schließlich auch von einer sorgfältigen Vorbereitung ab. Vor allem darf der Erzieher nicht in den Fehler verfallen zu glauben, er sei mehr um das Wohl des Kindes besorgt als Vater und Mutter und könne auch mehr ausrichten. Das trifft fast nie zu, und er muß sich unter solchen Umständen nach seiner wahren Motivation für die Unterredung fragen sowie nach dem Grund für seine Voreingenommenheit gegenüber den Eltern und für seine hohe Selbsteinschätzung – ein empfehlenswertes Thema für eine Dienstbesprechung oder eine Diskussion mit Kollegen.

Symptom Nr. 75:
Das Kind gibt sich die Schuld an häuslichen Problemen

Wenn Kinder davon überzeugt sind, sie seien schuld an häuslichen Szenen und Miseren, sind die Ursachen für diese Selbstbezichtigungen meist eben dort zu suchen, und es ist für den Erzieher sehr schwer, grundlegend etwas zu ändern. Sie sagen zum Beispiel: »Meine Mutti und mein Vati vertragen sich nicht, weil mein Bruder und ich uns auch immer zanken«, oder: »Mein Papa kommt fast nie heim, weil ich so ungezogen bin.« Im Prinzip gilt für den Umgang mit ihnen das gleiche wie für Kinder mit zu wenig Selbstvertrauen. Liegen z. B. ihre Leistungen beträchtlich unter dem Durchschnitt bzw. unter dem Stand, den sie ihren Fähigkeiten entsprechend erreichen könnten, so muß man sie immer wieder ermutigen, ihnen bei bestimmten Aufgaben helfen und sie ausdrücklich loben, wenn ihnen etwas gelingt. Manchmal ist es sinnvoll, wenn die Kinder in einer Liste zusammenstellen, was ihre Eltern an ihnen auszusetzen haben oder was sie ihrer eigenen Meinung nach falsch machen – eine Methode, die bei Schwierigkeiten dieser und ähnlicher Art in der Erziehungsberatung und der Therapie mit Erfolg angewandt wird. Danach ist es für sie leichter, ihre familiäre und persönliche Situation zu erkennen und zu beschreiben. Auch die Eigenschaften und Verhaltensweisen, die den Eltern wünschenswert erscheinen, läßt man sie nennen. Nachdem man gemeinsam aussortiert hat, was zu ändern nicht in unserer Macht steht, wie z. B. unser Aussehen, kann man vorsichtig auf die Dinge eingehen, für die sie

nicht verantwortlich sind, und ihnen das zu erklären versuchen. Zum Schluß überlegt man, was verbessert werden könnte, wenn man sich Mühe gibt: man könnte etwas ordentlicher sein, die Arbeiten etwas sorgfältiger erledigen, etwas leiser sein, zuhören, was Vater oder Mutter sagen, etwas bereitwilliger schlafen gehen etc. Wichtig ist, daß das Gespräch in einer freundlichen und gelockerten Atmosphäre geführt wird. Kommentare wie: »Ich habe auch schon bemerkt, wie schlampig und wie frech du bist« würden nicht nur nichts nützen, sondern noch mehr Schaden anrichten.
Für die notwendige Unterredung mit den Eltern sollte der Erzieher den schon mehrfach ausgesprochenen und begründeten Empfehlungen folgen. Oberstes Gebot ist, alles zu vermeiden, wodurch sich diese getroffen oder verletzt fühlen könnten, weil das für alle Beteiligten nur negative Folgen hätte. So wird man einleitend vielleicht sagen: »Mir ist aufgefallen, daß Ihr Sohn sich für alles mögliche die Schuld gibt, auch wenn das ganz unbegründet ist. Haben Sie schon Ähnliches beobachtet?« und sich im weiteren Verlauf mit großer Vorsicht dem Kern des Problems nähern, sofern sich die Eltern überhaupt dafür aufgeschlossen zeigen; andernfalls sollte man das Thema fallen lassen. Für das Kind gewinnt damit der Kontakt zum Erzieher noch an Bedeutung. Eventuell muß dieser den Schulpsychologen um Unterstützung bitten.

Symptom Nr. 76:
Das Kind weigert sich zu sprechen

Manchmal weigern sich Kinder zu sprechen. Die wesentlichen Gründe dafür wurden in dem Abschnitt, der sich mit extrem passivem Verhalten befaßt (vgl. S. 125), schon genannt, auch mehrere Beispiele angeführt. Hier konzentrieren wir uns noch einmal auf diejenigen Kinder, die sich so sehr in sich zurückgezogen haben, daß sie nicht bereit sind, verbal mit der Außenwelt in Beziehung zu treten. Das gilt dann meistens auch für die nonverbale Kommunikation; sie sind äußerst sparsam im Gebrauch von Ausdrucksmitteln wie Mienenspiel, Gesten und Bewegungen, beschäftigen sich selten mit den anderen und antworten knapp oder gar nicht. Das betrifft alle Bereiche, und das Befolgen von Anweisungen (»Setz' dich hierher«, »Bring' mir bitte dein Lesebuch«, »Schreib' ab, was an der Wandtafel steht« usw.) ist fast

das einzige Anzeichen dafür, daß die Kinder an dem, was um sie herum geschieht, teilhaben.
Obwohl physische Ursachen meistens mit ziemlicher Sicherheit auszuschließen sind, sollte eine Untersuchung vorgenommen und auf jeden Fall ein psychologisches Gutachten erstellt werden. Wahrscheinlich ist eine therapeutische Behandlung nötig. Was kann man aber in der Schule/im Kindergarten mit ihnen anfangen? Grundsätzlich ist es richtig, so mit ihnen umzugehen wie mit andern sehr schüchternen und ängstlichen Kindern auch; d. h. man legt ihnen den Arm um die Schultern, wenn man ihnen etwas erklärt; man spricht weiter, auch wenn man auf seine Fragen keine Antwort erhält; man gibt positive Kommentare zu ihren Arbeiten, wenn es gerechtfertigt ist, und sorgt vor allem für eine entspannte, angstfreie Atmosphäre. Man sagt etwa: »Du hast heute das Kleid (das Hemd) an, das ich am liebsten von deinen Sachen habe, hast du es auch gern?« oder »Jetzt hat der Regen aufgehört, ob die Sonne noch kommt?« oder »Magst du die Bilder in diesem Buch?« und darf sich nicht dadurch entmutigen lassen, daß eine lange Zeit keine sichtbare Reaktion erfolgt. Umgekehrt wird der Erzieher jede ihrer Äußerungen erfreut zur Kenntnis nehmen. Wenn das Kind einen Schritt in seine Richtung macht, nickt er ihm zu und sagt »hallo«; wenn es ihn anlächelt, lächelt er zurück; wenn es für irgend etwas Interesse bekundet, sollte er es auch tun. Es kann auch sein, daß es bereit ist, Hefte auszuteilen, beim Aufräumen zu helfen und kleine Aufträge auszuführen. Alles, was es mit der Umwelt in Berührung bringt, ist zu begrüßen.
Die Schwierigkeiten dieser Kinder haben ihre Wurzeln meistens im Elternhaus. Vielleicht werden sie ständig aufgefordert, den Mund zu halten und still zu sein; sie müssen sich anhören, daß sie dumm und ihre Ideen unbrauchbar sind, oder sie werden vernachlässigt, und es kümmert sich niemand um sie und ihre Belange. Außerdem gibt es Familien, in denen kaum gesprochen wird und die Kinder deswegen kaum angeredet, geschweige denn ein Gedankenaustausch stattfindet, was sich nicht nur auf den Wortschatz und die Ausdrucksfähigkeit, sondern durch die fehlende Kommunikation auf die gesamte Persönlichkeitsentwicklung höchst negativ auswirkt. Was immer im einzelnen vorliegt, der Kontakt zum Erzieher und sein Verhältnis zu ihm können auch für diese Kinder eine zentrale Rolle spielen.
Daß fachmännische Hilfe nötig ist, wurde schon erwähnt. Der Beobachtungsbogen (vgl. S. 232) wird wahrscheinlich noch andere Symp-

tome ausweisen; denn es wäre sehr ungewöhnlich, wenn diese schwere Störung nicht einherginge mit Schwierigkeiten auf anderen Gebieten. Der Erzieher sollte seine Eintragungen, die für die Psychologen sehr nützlich sein können, daraufhin noch einmal überprüfen.

Symptom Nr. 77:
Das Kind lebt in Träumen und Fantasien

Andere Kinder sind allzu sehr in einer Traumwelt gefangen. Natürlich beschäftigt sich jeder gelegentlich in Gedanken mit Wünschen und Vorstellungen, die sich auf gestern, heute und morgen beziehen; mit Dingen, die geschehen könnten oder die wir gern hätten. Das trifft auch für kleinere Kinder zu. Sie geben sich ihren Fantasien hin und sind erfüllt von dem, was sie an Wundern, Geheimnissen und Bildern ersinnen. Sie sind aber ziemlich schnell auf den Boden der Tatsachen zurückzuholen. Die völlig »Versunkenen« muß man vielleicht mehrmals anrufen, aber ernsthafte Schwierigkeiten gibt es auch da meist nicht. Kinder sind außerdem im allgemeinen sehr an ihrer Umwelt interessiert und möchten nichts von dem versäumen, was um sie herum vorgeht. Tagträume und Geistesabwesenheit sind daher nicht allzu häufig und seltener als bei Erwachsenen zu finden.
Manche Kinder allerdings bieten Anlaß zur Sorge. Ihr Ausweichen in die Traumwelt ist ganz offensichtlich eine Alternative zum Engagement in der Wirklichkeit und nimmt einen breiten Raum ein. Es ist schwer, ihre Aufmerksamkeit zu erlangen, und fast noch schwerer, sie nicht gleich wieder zu verlieren. Zwar ist manches für Kinder gewiß sehr langweilig; der springende Punkt ist jedoch, daß die Realität auf die meisten dieses Alters eine große Faszination ausübt. Wenn wir sie mit unserm Vorhaben nicht zu fesseln vermögen, wenden sie sich anderen, aber durchaus konkreten Dingen zu, während die hier zur Debatte stehenden Kinder sich sogleich wieder in ihre Fantasien flüchten. Das Ausmaß dieser Erscheinung stellt das eigentliche Problem dar, und der Erzieher wird sehr bald ein Gefühl dafür entwickeln, wann die normalen Grenzen überschritten sind.
Manchmal gelingt es, die Kinder in die Wirklichkeit zurückzuholen, indem man sie fragt, worüber sie nachgedacht haben, indem man sie dazu bringt, laut weiterzuträumen, und selber ein wenig in ihr Reich

eindringt. Das kann natürlich nur mit ihrer Hilfe und ihrem Einverständnis geschehen; wenn sie dieses verhindern wollen, werden sie hartnäckig schweigen. Mit ihnen zu sprechen hat nur Sinn, wenn sie auch zuhören; am besten rückversichert man sich durch Blickkontakt und öfteres Nachfragen. Allmählich kommen sie vielleicht zu der Einsicht, daß es notwendig ist, aufzupassen und mitzumachen.

Was verleitet die Kinder dazu, lieber ihren Träumen nachzuhängen? Die eine Möglichkeit ist, daß der Unterricht und die Projekte nicht sehr interessant oder der Altersstufe nicht angemessen sind. Nach einem vergeblichen Versuch, den Vorgängen zu folgen, schicken sie ihre Gedanken auf die Reise. Besonders wenn dies nicht nur bei einem, sondern bei mehreren Kindern so ist, sollte man diesbezügliche Überlegungen anstellen und auch seine Aufzeichnungen zu Rate ziehen. Für einzelne wiederum kann ihre eigene Welt ein Zufluchtsort sein, der ihnen Schutz und Sicherheit gewährt. Hier sind sie stark und mächtig, angesehen und beliebt, hier werden sie gebraucht, was oft in krassem Gegensatz zur Realität steht. In solchen Fällen heißt es, ihnen diese, wenn sie schon nicht attraktiver ist als ihr Fantasiereich, so doch ebenso interessant oder wenigstens erträglich zu gestalten – mit dem Ziel, sie mehr und mehr zu integrieren. Physische Aktivitäten fördern diesen Prozeß gerade bei Kindern sehr; darum sollte man ihnen möglichst viel zu tun geben und sie mit allerlei Aufgaben in der bzw. für die Gruppe betrauen. Wenn sich allerdings gar kein Erfolg zeigt, muß man sich näher mit dem Problem befassen.

Es ist möglich, wenn auch nicht sehr wahrscheinlich, daß das Symptom auf eine gestörte Körperfunktion (Stoffwechsel-, Drüsen-, Nervenstörung) zurückgeht, so daß sich eine ärztliche Untersuchung empfiehlt. Ist das Ergebnis negativ, dann braucht das Kind die Hilfe eines Psychologen, der auch die Eltern und die Familiensituation kennt oder kennenlernen muß. (Bei geringfügigeren Infektionen sind auch die Symptome nicht so ausgeprägt und klingen bald wieder ab.)

Aufschlußreich ist unter Umständen auch die Beobachtung, ob das Kind zu gewissen Zeiten verstärkt zum Träumen neigt, etwa zu bestimmten Tageszeiten, nach lebhafter Bewegung, vor oder nach dem Essen. Viele Kinder bekommen nicht genug Schlaf, weil sie zu lange vor dem Fernsehgerät sitzen; weil sie das Zubettgehen hinauszuzögern verstehen; weil der Haushalt so unruhig ist; weil es Schwierigkeiten in der Familie gibt etc. Am nächsten Morgen übermannt sie trotz guten Willens die Müdigkeit. Auch diejenigen, die kein ausreichendes Frühstück hatten, haben oft Mühe, aufzupassen und wirken desinteressiert und unbeteiligt, was sich nach einer warmen Mahlzeit merklich ändert. Für den Erzieher ist es wichtig, über diese Dinge informiert zu sein; diesbezügliche Fragen – auch an die Eltern – müssen sehr vorsichtig gestellt werden, am besten im Verlauf einer Unterhaltung, wie sie sich gelegentlich ergibt. Bekanntlich erzählen Kinder gern, was sie erleben und was sie beschäftigt, wenn der Erwachsene sich Zeit nimmt zum Zuhören; der Wert solcher Gespräche kann gar nicht hoch genug eingeschätzt werden.

Wachträume sind ein außerordentlich gutes Beispiel dafür, daß eine Auffälligkeit sehr unterschiedliche Ursachen haben kann, mehrere Bereiche des Kinderlebens tangiert und demgemäß verschiedene Überlegungen und Maßnahmen erfordert. Die Ursachen können in der Umwelt begründet sein, d. h. in der Art und Weise, wie man zu Hause und in der Schule/im Kindergarten mit dem Kind umgeht. Sie können physisch-organischer Natur sein in Form von leichten bis hin zu schweren Krankheiten und Disfunktionen des Körpers. Sie können sozial/emotional bedingt sein, wenn das Kind Probleme hat im Umgang mit den Mitmenschen und den Ansprüchen der Realität. Endlich können sie auch – bei eingeschränkten oder unterdurchschnittlichen Schulleistungen, die auf mangelnder Lernfähigkeit beruhen – auf geistigem Gebiet liegen. Der Arbeitsbogen berücksichtigt all diese Möglichkeiten.

Symptome Nr. 78 und 79:
Das Kind leidet unter der Ablehnung anderer Kinder
Das Kind fürchtet, daß ihm in der Pause jemand etwas tut

Zwei verwandte Symptome sollen die Betrachtungen über die wichtigsten Anzeichen und Merkmale der Ängste abschließen. Es gibt gelegentlich ein Kind, das sich vor der Pause fürchtet, weil es Angst hat, verletzt zu werden, und zweitens werden Sie dem Kind begegnen, das glaubt, »die anderen mögen mich nicht«. Wir wollen das zweite Problem zuerst behandeln und dann beide zusammen betrachten.

Kleine Kinder beschweren sich häufig: »Die anderen mögen mich nicht«. Die Altersgruppe der Fünf- bis Achtjährigen geht durch eine recht problematische Übergangsperiode vom Zuhause zur Schule, von der Familie zu Freundschaften. Anfänglich ist dieses Entwicklungsstadium sehr schwierig. Wie kann man Freundschaften suchen und schließen, mit wem, wird man gewollt, wie geht man miteinander um? Der Wunsch, der Wille, sich zu engagieren und von den anderen Kindern akzeptiert zu werden, ist sehr stark. Folglich wird eine harmlose Zurückweisung oder jede Situation, die nicht einer völligen Akzeptierung gleichkommt, als Ablehnung angesehen. Bedenkt man die Ehrlichkeit und Offenheit von kleinen Kindern, ist das Gefühl »die mögen mich nicht« sehr wahrscheinlich auch richtig, zwar bezieht es sich meist nur auf den Moment. Fünf Minuten vorher war es und fünf Minuten später ist es bereits wieder akzeptiert.

Im allgemeinen überläßt man es dem Einfallsreichtum und dem zunehmenden Geschick der Kinder, mit solchen Situationen fertig zu werden. Es ist für sie einfacher, wenn sich die Erwachsenen nicht einmischen. Wenn sich jedoch bei dem Kind herausstellt, daß das Gefühl, nicht gemocht zu werden, ein andauerndes Problem ist, weil es tatsächlich unbeliebt ist, sollte man versuchen, den Grund herauszufinden. Vielleicht ist es zu aggressiv, oder es kann sich nicht anpassen, vielleicht will es sich nicht einordnen beim Spiel, oder es ärgert sich und mault, vielleicht ist es auf irgendeine Weise ein Spielverderber. Normalerweise wird man das Kind auf solche Verhaltensweisen aufmerksam machen und es anregen, darüber nachzudenken, damit es das Problem selbst lösen kann. Wenn sich allerdings eine etablierte Gruppe von Kindern gegen ein einzelnes stellt, kann man daran kaum etwas ändern. Häufig hilft der Vorschlag, sich einem anderen Kind oder einer anderen Gruppe anzuschließen.

Was kann man erreichen? Man sollte dem Kind beibringen, wie es sich im Umgang mit den anderen verhalten kann. Es muß lernen, die geeigneten Möglichkeiten zu erkennen, mit den verschiedenartigen Situationen fertig zu werden. So wie Sie im Unterricht beim Rechnen erklären, welche Wege zur Lösung der Aufgabe führen, so daß das Kind die Antwort selber findet, so sollten Sie ihm helfen, die Wirkung seiner Handlungen im Umgang mit den anderen zu erkennen.

Hin und wieder werden Sie ein Kind in Ihrer Klasse haben, das empfindet, daß die anderen es wirklich nicht mögen. Es zieht sich dann in sich selbst zurück und ist so verängstigt, daß es sich selbst im Wege steht und somit die Lage nicht ändern kann. Um dem Kind zu helfen, sollten Sie durch gemeinsame Arbeit und Gespräche eine Beziehung zu ihm herstellen. Sie können das Kind auffordern, Ihnen in der Pause zu helfen, um sich dabei mit ihm zu unterhalten. Sie können eventuell auch ein oder zwei andere Kinder hinzuziehen. Wenn Sie zum Beispiel gemeinsam das Klassenzimmer aufräumen, können Sie sich nach einer Weile zurückziehen und es den Kindern überlassen. Vielleicht kann sogar das Kind, das sich als Außenseiter empfindet, eine Aufsichtsaufgabe übernehmen – das könnte die Beziehungen der Kinder untereinander fördern. Ob Sie durch das Gespräch helfen, das Problem selber zu lösen, oder Situationen schaffen, die die Möglichkeit zu neuen Kontakten ergeben, in jedem Falle ist es Ihre Rolle, dem Kind ermutigend und stützend zur Seite zu stehen. Sie dürfen es niemals zwingen, sich den anderen anzuschließen, ebensowenig die anderen, es zu akzeptieren. Solche Bemühungen würden die Lage eher verschlimmern. Zum Beispiel sollten Sie niemals zu den anderen Kindern sagen: »Ihr *müßt* mit diesem Kind spielen«.

Das Problem von Kindern, die sich vor der Pause fürchten, ist ein verwandtes. Sie haben Angst, daß man ihnen weh tun könnte. Aus irgendeinem Grunde vermeidet das Kind den Umgang mit den anderen. Das Kind, das fühlt, »die anderen mögen mich nicht«, fürchtet, daß es emotionell verletzt werden könnte – dasjenige, das die Pause nicht mag, hat Angst, physisch verwundet zu werden. In beiden Fällen schreckt es zurück vor dem Engagement mit den anderen Kindern, und in beiden Fällen müssen Sie ihm helfen. Bei den Kindern, die die Pause fürchten, können Sie allerdings darauf dringen, daß sie hinausgehen. Sie können es jedoch nicht zwingen, mit den anderen zu spielen.

Zuweilen treten beide Probleme zusammen auf. Das Kind hat nicht nur Angst, daß man ihm weh tun könnte, es fühlt außerdem, daß es nicht gemocht wird. Eine solche Lage ist um so gravierender, weil in der Schule meistens nur ein Symptom klar erkennbar ist. Also ist die Notwendigkeit, vorsichtig aber aktiv auf das Kind einzuwirken, noch dringlicher. Wenn nach ein bis zwei Wochen Ihrer Bemühungen keine Besserung erfolgt, muß nach weiteren Ursachen gesucht werden. Es ist möglich, daß diese Kinder physische Behinderungen haben, so daß sie mit den anderen nicht Schritt halten können. Sie können Koordinationsschwierigkeiten haben oder auch Lernprobleme und somit die anerkannten Spielregeln nicht verstehen. Vielleicht fällt es ihnen schwer, die erlaubten und nicht erlaubten Verhaltensweisen zu unterscheiden. Bedenken Sie dabei: wenn ein Kind auf einem Gebiet besonders langsam ist, so hinkt es wahrscheinlich auch in anderen Bereichen hinterher; wenn ein Kind Lernprobleme hat, so hat es oft

auch Schwierigkeiten in den sozialen Beziehungen. Hier muß wieder der Annahme Nachdruck verliehen werden, daß die parallel laufenden Probleme die verschiedenartigsten Reaktionen erfordern.
Besonders muß noch auf körperlich behinderte Kinder aufmerksam gemacht werden. Sie haben spezielle Schwierigkeiten, weil sie beim Spiel mit den anderen nicht mithalten können. Es ist wichtig zu sehen, daß diese Kinder sich deshalb leicht ausgeschlossen fühlen. Was kann man da tun? Wenn die anderen Kinder bereit sind, Rücksicht zu nehmen, sollte dem Behinderten z. B. mehr Zeit zugestanden werden, und vielleicht sollten die Spielregeln ein wenig zu seinen Gunsten geändert werden. Es mag viele Erwachsene erstaunen, wie durchaus willig Kinder sind, dem Behinderten entgegenzukommen und zu helfen. Sie sind dazu bereit, wenn sie *verstehen*, daß sie damit helfen. Wiederum ist es ratsam, das Problem offen mit den Kindern in Gegenwart des Behinderten zu besprechen. Das mag schwer und verletzend für das behinderte Kind sein. Doch die anderen werden es annehmen, wenn sie die Lage verstehen, und das ist wesentlich wichtiger als der momentane Schmerz. Das behinderte Kind kann nur mit seiner Situation fertig werden, wenn es lernt, mit den anderen Menschen über seine Schwierigkeiten, seine Möglichkeiten und deren Grenzen zu sprechen. Es muß wissen, daß es sagen kann: »Ich möchte gerne mitspielen, aber ich kann nicht so schnell laufen!« Nur wenn das Problem ehrlich, offen und direkt behandelt wird, kann ein gesundes Verhalten bei dem behinderten Kind wie auch bei den anderen erreicht werden.

Der Arbeitsbogen

Die folgende Tabelle enthält die besonders auffallenden Merkmale und Symptome der in diesem Kapitel diskutierten Schwierigkeiten und Störungen. Sie sind eingeteilt nach dem schon bekannten Arbeitsbogenschema.

	Ängste, Minderwertigkeitsgefühle und Unruhezustände	Problemfelder				
Nr.	Symptome	physisch-organisch	emotional	sozial	umweltbedingt	schulisch-intellektuell
59	Händezittern	×	×			
60	Hat feuchte, kalte Hände		×			
61	Stammelt und stottert		×		×	
62	Zittert am ganzen Leib	×	×			
63	Traut sich nichts zu		×	×	×	
64	Reagiert nicht		×	×		
65	Wehrt sich, von den Eltern getrennt zu werden		×		×	
66	Hat in relativ harmlosen Situationen übersteigerte Ängste		×		×	
67	Hat häufig Kopfweh	×	×			
68	Macht in die Hose	×	×			
69	Hört Stimmen und sieht Dinge, die nicht existieren		×			
70	Fürchtet sich extrem vor Tod und Sterben		×			
71	Fühlt sich minderwertig		×		×	
72	Fürchtet, man wolle ihm etwas antun		×	×		
73	Will nicht mit anderen Kindern spielen		×	×		
74	Glaubt, niemand möge es leiden		×		×	
75	Gibt sich die Schuld an häuslichen Problemen		×		×	
76	Weigert sich zu sprechen	×	×			
77	Lebt in Träumen und Fantasien	×	×	×	×	×
78	Leidet unter der Ablehnung anderer Kinder		×	×		
79	Fürchtet, daß ihm in der Pause jemand etwas tut		×	×		

Bin ich krank?

Gesundheitliche Störungen

Susie ist sieben, wenn alles gut geht, wird sie weitere 70 Jahre leben. Allein, es gibt viele Dinge, die bis dahin schiefgehen können. Susies Lehrer beobachten aufmerksam alle möglichen Anzeichen für Fehlentwicklungen oder Störungen. Susie selbst wird nicht auf solche Zeichen achten, wenn doch, wird sie niemanden darauf aufmerksam machen.
Eins dieser Symptome für Störungen sind Blutungen oder Absonderungen in der Mundgegend oder im Gaumen. Dies könnte ernstere Hintergründe haben, darum sollte Susie unbedingt einem Arzt oder Zahnarzt vorgestellt werden, wenn die Blutungen nicht eindeutig auf kleinere Verletzungen zurückzuführen sind.
Auch blaue Lippen, Ohrläppchen oder Fingernägel können Zeichen irgendeiner Krankheit sein. Wenn Susie nicht sehr kalt ist, und die Blaufärbung nicht schnell vorübergeht, muß man an ein ernsteres Problem denken.
Kurzatmigkeit und schnelle Ermüdbarkeit bei verhältnismäßig geringen Anstrengungen sind weitere Zeichen, daß etwas nicht in Ordnung ist. Wenn Kinder keine Antriebskraft haben, leicht außer Atem kommen und lustlos sind, kann man daraus schließen, daß irgend etwas in ihnen steckt.
Es kommt schon mal vor, daß Susie zu spät zur Toilette geht. Normalerweise spürt sie keinerlei Unbehagen beim Wasserlassen. Fällt Ihnen bei dem Kind eine Veränderung im Verhalten auf, die mit Schmerzen oder Unannehmlichkeiten beim Wasserlassen zusammenhängen könnten, sollten Sie hellhörig werden. Eine solche Störung kann auch vom Wurmbefall herrühren. Susie hatte schon früher einmal Würmer, wie ja viele andere Kinder auch, und sie könnte wieder welche haben. Da sollte sobald wie möglich eine Wurmkur gemacht werden, dies Problem kann schnell behoben werden, wenn Susies Arzt es festgestellt und Medikamente verordnet hat.
Im Laufe des Tages, beim Spiel, kann Susie sich viele blaue Flecken und

kleine Verletzungen zuziehen. Es kann auch geringfügige Verbrennungen geben. Wenn diese Verletzungen häufig und schwerwiegender sind, sollten Sie sich Gedanken machen, was wohl der Hintergrund dafür sein mag. An den Klassen- und Spielkameraden haben Sie ja einen Maßstab, was bei siebenjährigen Kindern an Beulen und Schrammen normal ist. Solange sie schnell heilen, sind Löcher, Beulen, Schrammen und Schnittwunden kein Anlaß zur Besorgnis. Heilen Susies Verletzungen nicht in 2 bis 3 Tagen, sollte man sie dem Arzt zeigen.
Schwellungen oder Schmerzen in den Gelenken oder geschwollene Hände sind ein Signal, den Arzt aufzusuchen.
Taucht auch nur der leiseste Verdacht auf, daß Susie Alkohol oder Drogen nimmt, müssen Sie sofort etwas unternehmen. Natürlich betrifft das keine Medikamente, die Susie aus medizinischen Gründen von ihren Eltern bekommt, auch kein gelegentliches »Probieren« von Wein oder Bier. Doch taucht der geringste Verdacht auf Drogen- und Alkoholmißbrauch auf, versuchen Sie festzustellen, wieviel sie zu sich nimmt, wie oft und unter welchen Begleitumständen.
Es ist unwahrscheinlich, aber nicht ausgeschlossen, daß Susie ungewöhnliche Dinge einschnüffelt, wie Benzin oder Klebstoff. Wenn sie merkwürdige Dinge ißt, wie etwa Farbe oder Seife, braucht Sie das solange nicht zu beunruhigen, wie es nicht zur Gewohnheit wird. Auf jeden Fall ist es gut zu beobachten, was und wie oft das geschieht.
Da Susie erst sieben ist, kann es sein, daß sie gelegentlich sabbert, mit Lippen, Spucke und Zunge spielt. Wenn Ihnen auffällt, daß sie vermehrt sabbert, liegt der Verdacht nahe, daß ein ernsterer Grund dahintersteckt.
Nehmen wir an, Susie hat die altersgemäße Größe und entsprechendes Gewicht, aber vielleicht haben Sie sonst ein ungewöhnlich dickes Kind in Ihrer Klasse. Da sollte ein Arzt feststellen, worin die Ursache für das Übergewicht liegt.

Diese 14 aufgezeigten Auffälligkeiten und Symptome gehören zu den 100 bekanntesten (signifikantesten) Anzeichen für gesundheitliche Störungen im Kindesalter. Es ist gut, wenn der Lehrer sie schnell erkennen und einordnen kann. Er sollte wissen, welche ernst zu nehmen sind, und entsprechend schnell ärztliche Betreuung veranlassen. Meistens wird der erste Schritt die Benachrichtigung der Eltern sein. Es ist für das heranwachsende Kind existentiell wichtig, die bestmögliche gesundheitliche Betreuung zu bekommen.

Symptom Nr. 80:
Mundbluten

Mundbluten kann ein Hinweis auf ernstere Probleme sein. Natürlich kann es ganz harmlos sein, das Kind kann sich gestoßen haben, es kann sich auf die Backe oder Lippe gebissen haben. Bei solch kleineren Unfällen können die Kinder meist erzählen, wie es passiert ist. Mit einem kurzen Blick kann man feststellen, daß es nicht schwerwiegend ist, die Blutung wird bald zum Stillstand kommen.

Aber es kann sein, daß die Mundhöhle rot ist, verschwollen, empfindlich und leicht wieder anfängt zu bluten. Vielleicht bemerken Sie wunde Stellen im Kiefer, an der Innenseite der Backen und im Hals. Das kann von mangelhafter Zahnpflege herrühren. Vielleicht putzt sich das Kind nicht die Zähne, jedenfalls nicht gründlich. Dann sollten Sie mit der Klasse ausführlich über Zahnhygiene reden. Wirkungsvoller ist es, wenn das der Zahnarzt macht. Vielleicht können Sie sich mit einigen Kollegen zusammentun, so daß der Zahnarzt gleich mit mehreren Klassen sprechen kann.

Zahnfleischbluten und andere Auffälligkeiten im Mund können durch Mangel an Vitamin C entstehen. Nur blutet das kindliche Zahnfleisch nicht so leicht, darum muß man bei wunden Stellen und Blutungen immer an etwas Ernsteres denken. Bemerken Sie solche Dinge, versuchen Sie die Eltern dazu zu bewegen, zum Zahnarzt zu gehen. Wenn diese sich weigern oder es aus irgendwelchen Gründen nicht können, benachrichtigen Sie das Gesundheitsamt. Vergewissern Sie sich jedoch erst, ob das Kind Schmutz oder Steine gegessen oder irgendwelche Gegenstände in den Mund gesteckt hat, die die Verletzungen hervorgerufen haben könnten. Stellen Sie fest, ob es eine allergische Reaktion ist, z. B. auf Medikamente oder ähnliches. Vielleicht können die Eltern Ihnen sagen, wo der Grund zu suchen ist. Je nachdem, ob diese die Ursache kennen, werden sie den Haus- oder Zahnarzt zu Rate ziehen.

Leider gibt es eine ganze Reihe von Familien, die sich nicht um kranke oder verlorene Zähne ihrer heranwachsenden Kinder kümmern. Sie gehen nicht mit ihnen zum Zahnarzt. Schon deshalb ist es wichtig, in der Schule ausführlich über Zahnpflege zu sprechen, eventuell ein ganzes Programm dafür aufzustellen. Kinder sollten lernen, daß sie ihre Zähne ein ganzes Leben lang brauchen. Man kann auch in der Schule täglich Zähne putzen.

Besondere Sorgfalt sollten Sie walten lassen, wenn Schnittwunden im Mund das Bluten verursachen. Bitten Sie eine medizinisch geschulte Person, sich das anzugucken, wenn Sie Schnitte oder lose Haut im Mund festgestellt haben. Vielleicht muß es genäht werden. Unter Umständen, wenn auch selten, ist das schon bei kleineren Wunden nötig. In der Mundhöhle und mit der Zunge werden ja die Laute geformt. Darum sollte man auch hier die Eltern veranlassen, möglichst bald zum Arzt zu gehen.
Bluten im Mund ist ein besonderes Problem. Wenn die Quelle der Blutung an der inneren Oberfläche der Lippen oder Backen, auf der Zunge oder am Gaumen liegt, kann man ein sauberes, feuchtes, kühles Stück Mull mit sauberen Fingern fest gegen den Schnitt oder die sichtbare Quelle der Blutung drücken. Das hilft meist schon. Eine kühle Kompresse kann die Schmerzen lindern. Der Druck auf die betroffene Stelle kann das Bluten verlangsamen oder ganz stoppen. Wenn es sich aber um eine heftige Blutung handelt, die nicht innerhalb von fünf Minuten zum Stehen kommt oder nach kurzem Aufhören wieder zu bluten anfängt, braucht das Kind notärztliche Versorgung. Das gleiche gilt für Blutungen, die von den Zähnen kommen – wenn ein Zahn herausgeschlagen ist: sofort zum Zahnarzt schicken.

Symptom Nr. 81:
Blaue Lippen, Ohrläppchen oder Fingernägel

Manchmal werden Sie bei Kindern beobachten, daß sie blaue Lippen, Ohrläppchen oder Fingernägel haben. Achten Sie darauf, ob es vorübergehende Symptome sind oder ob sie häufig wiederkehren. Man sollte nicht vergessen, daß Blaufärbung eines der ersten Anzeichen von Herzerkrankungen ist. Diese Symptome können aber auch von einer Anämie herrühren, von Überanstrengung in großer Hitze, von Insektenstichen, Vergiftungen, Elektroschock, als Folge langer Krankheit oder Unterkühlung. Wenn die Kinder im Schnee gespielt haben oder aus anderen Gründen sehr kalt geworden sind, legen Sie sie hin, und sorgen dafür, daß sie warm zugedeckt sind. Vorsichtiges Reiben der ausgekühlten Hände oder Massage der Arme und Schultern bringt den Kreislauf wieder in Gang. Die blauen Verfärbungen sollten verschwinden, sowie das Kind wieder warm geworden ist. Haben Sie das Gefühl, das Kind ist überhitzt, legen Sie es hin, beide Füße etwas höher und geben ihm etwas zu tringen, Orangensaft, Wasser oder irgendeine andere Flüssigkeit. Dann müßte die Blaufärbung bald weggehen und das Kind sich wieder besser fühlen. Aber achten Sie darauf, daß es sich noch ein bis zwei Stunden ruhig verhält, auch wenn es ihm schon wieder gut zu gehen scheint.

Wenn das Kind etwas Giftiges geschluckt hat, setzen Sie sich sofort mit dem Arzt in Verbindung, der bei der Vergiftungszentrale spezielle Informationen einholt. Legen Sie das Kind ins Krankenzimmer. Wenn es erbricht, heben Sie etwas von dem Erbrochenen auf, damit der Arzt es untersuchen kann. Es ist wichtig, herauszubringen, was und genau wieviel das Kind genommen hat, und eine Probe davon aufzuheben, wenn das möglich ist.

Während das Kind ins Krankenzimmer gebracht wird, sollte jemand aus der Schule versuchen, die Eltern zu benachrichtigen, ihnen sagen, wo sich das Kind befindet. Es sollte jemand die Akten über das Kind heraussuchen, damit man auch die richtigen Maßnahmen einer notärztlichen Versorgung ergreift. Die Formulare und Unterlagen sollten in das Krankenzimmer gebracht werden, falls sie dort gebraucht werden. Lassen Sie keine Zeit vergehen, auch wenn es Schwierigkeiten macht, die Eltern zu finden, und eine Einverständniserklärung für die notärztliche Behandlung fehlt. Nichts sollte Sie davon abhalten, das Kind umgehend in die Krankenstation oder das -zimmer zu legen, dort kann erste Hilfe geleistet werden, auch wenn noch keine ausdrückliche Erlaubnis vorliegt. Unfallhilfe oder Notärzte wissen mit den gesetzlichen Bestimmungen Bescheid, sie haben ja immer damit zu tun.

Die Blauverfärbung kann aber auch durch einen Zornanfall hervorgerufen werden, wenn die Kinder die Luft anhalten. Sowie sie wieder anfangen zu atmen, vergeht die blaue Farbe. Kinder, die absichtlich die Luft anhalten, verlieren meist das Bewußtsein. In dem Moment, in dem sie ohnmächtig werden, erschlaffen die Muskeln, und sie fangen wieder an, normal zu atmen.

Was auch immer der Grund für die Blauverfärbung sein mag: wenn sie nicht sehr schnell vorübergeht, muß man sofort einen Arzt rufen. Das gleiche gilt, wenn man keine ersichtliche Ursache für die Verfärbung entdecken kann oder es scheinbar ohne Grund wiederholt vorkommt.

Symptom Nr. 82:
Atemnot nach geringer Anstrengung

Atemnot nach geringer Anstrengung ist ein weiteres Signal für gesundheitliche Störungen im frühen Kindesalter. Bedenken Sie, daß kleine Kinder schier unerschöpfliche Kraftreserven besitzen. Sie kommen nicht so schnell »aus der Puste« durch kurze Übungen, durch Rennen über den Spielplatz oder andere körperliche Aktivitäten. Darum ist Kurzatmigkeit nach geringen Anstrengungen ein deutlicher Hinweis, daß irgend etwas nicht in Ordnung ist. Gewöhnlich hängen diese Störungen mit vorübergehenden Erkrankungen der oberen Atmungswege oder einer anderen alltäglichen Krankheit zusammen, aber das Kind braucht Ruhe und medizinische Beobachtung. Unter Umständen jedoch kann die Kurzatmigkeit auf einen schweren Herzfehler, einer Kreislaufstörung oder auf eine ernsthafte Schädigung der Atmungsorgane hindeuten.

Rufen Sie die Eltern an und bitten sie, das Kind nach Hause zu holen. Die Kurzatmigkeit sollte vorüber sein, wenn das Kind dann wieder in die Schule kommt. Hält sie aber immer noch an oder wiederholt sich häufig, ist Alarm geboten. Solche Kinder sollten schnell dem Arzt vorgeführt werden. Ebenso Kinder, die nie vorher Atemnot hatten und plötzlich einen heftigen Anfall erleiden. Dieses Problem hat nichts mit einfacher Kurzatmigkeit zu tun, sondern es sieht so aus, als ob die Kinder auf einmal überhaupt keine Luft mehr bekommen. Hier muß sofort etwas geschehen und eine notärztliche Behandlung aufgenommen werden.

Selbstverständlich werden Sie sich erst vergewissern, daß die Kinder sich nicht irgendetwas in den Hals gesteckt haben. Wenn dies der Fall ist, lassen Sie das Kind vornüberbeugen, klopfen fest zwischen die Schulterblätter, damit das Kind den verschluckten Gegenstand aushustet. Kommt er nicht heraus, bringen Sie das Kind schnell ins Krankenzimmer. Es gibt eine neuere Methode in die Luftröhre gelangte Gegenstände wieder herauszubekommen – der »Heimlich-Griff« – die ist sicherer und wirkungsvoller als das kräftige Klopfen auf den Rücken. Nur muß man sie gut beherrschen. Mit beiden Armen wird ein fester Druck auf das Zwerchfell ausgeübt, dadurch preßt die aufsteigende Luft die Atmungswege frei. Wenn Sie über diese Methode mehr wissen wollen, wenden Sie sich an die örtliche Gesundheitsbehörde oder an das Rote Kreuz. Wir können hier nicht näher darauf eingehen, man sollte diese Methode erst anwenden, wenn man sie richtig beherrscht und die nötigen Vorsichtsmaßnahmen kennt! (Einige zusätzliche Informationen über den »Heimlich-Griff« finden Sie auf S. 245).

Symptom Nr. 83:
Schmerzen oder Brennen beim Wasserlassen

Schmerzen und Brennen beim Wasserlassen ist ein Symptom für Störungen, die bei kleinen Kindern wie bei Erwachsenen auftreten können. Gewöhnlich entstehen solche Beschwerden durch eine Entzündung der Schleimhäute in den Harnwegen. Man sieht den Kindern die Schmerzen auf ihrem Gesicht an, wenn sie urinieren; sie stöhnen über das Brennen, sie müssen häufig Wasser lassen und jammern dabei, sie kratzen oder jucken sich an den Genitalien, oder man findet Blut oder Gewebsfetzen im Urin. Oft bemerkt der Lehrer diese Zeichen nicht, weil die Kinder allein auf die Toilette gehen. Nur, wenn die Kinder es selber sagen, oder durch die Bemerkungen der Mitschüler erfährt er davon. Man weiß ja, daß viele kleine Kinder sich aus Gewohnheit an den Genitalien reiben, vielleicht scheuert auch die Kleidung, oder es hat andere harmlose Gründe. Normalerweise sprechen die Kinder nicht über ihre Schwierigkeiten.
Die Schmerzen und Beschwerden können durch Blasenentzündung, Infektion oder Verengung der Harnwege, Würmer, zu hohem Säuregehalt im Urin ausgelöst werden oder Folgeerscheinungen anderer Krankheiten des Kindes sein. Sowie Sie diese Beschwerden wahrnehmen, sei es durch direkte Aussagen des Kindes oder durch andere Beobachtungen, versuchen Sie herauszubekommen, ob es diese Symptome schon kennt. Dann müssen die Eltern informiert werden. Bei kleinen Kindern genügt es nicht, einen Zettel mitzugeben; man kann nicht sicher sein, ob er nicht verloren oder vergessen wird. Diese Probleme sind so dringend, daß man die Eltern anrufen oder es ihnen auf andere Weise direkt mitteilen sollte. Häufig ist ärztliche Behandlung notwendig, vor allem, wenn Schmerzen und Beschwerden nicht in ein oder zwei Tagen vorbei sind. Wenn die Beschwerden mit dem Gang zur Toilette zusammenhängen, können Sie dem Kind manche Verlegenheit ersparen, wenn Sie es zu einem Zeitpunkt hingehen lassen, wenn keine anderen Kinder da sind.

Symptom Nr. 84:
Beulen und blaue Flecken

Ab und an werden Sie ein Kind haben, das ungewöhnlich viele Beulen hat. Wenn kleine Kinder sich oft stoßen, viele Schrammen, Kratzer, kleine Löcher, blaue Flecken und Beulen an exponierten Körperteilen, wie Knien und Ellbogen haben, ist das ganz normal. Hier soll die Rede sein von Verletzungen an ungewöhnlichen Stellen wie Rücken und Gesicht oder größeren Beulen. Am Anfang sind Beulen meist blau-rot, werden dann bräunlich-grün und gelb, wenn sie heilen. Ihre Aufmerksamkeit sollte geweckt werden, wenn solche Beulen nicht heilen wollen. Ungewöhnlich oft auftretende oder auffallend große Beulen, die nicht zurückgehen, können durch eine schwere Blutkrankheit verursacht werden. Es ist möglich, daß die Blutgefäße nicht in Ordnung sind, es kann an Vitaminmangel liegen, an Diabetes, Infektionskrankheiten können die Ursache sein und eine Reihe anderer Dinge. Das Problem ist möglicherweise ein ernstes.
Man muß auch daran denken, daß das Kind mißhandelt wird. Bei auffallend vielen Beulen und blauen Flecken ist eine sorgfältige ärztliche Untersuchung dringend notwendig. Alles, was Sie sicher beobachtet haben und genau erinnern, sollten Sie festhalten und dem Arzt oder den Eltern weitergeben. Besonders wichtig ist dies bei Beulen am Kopf. Achten Sie bei diesen auf Kopfweh, Übelkeit oder Verwirrtheit. Sie sollten auch das Kind selbst oder die anderen fragen, ob es vielleicht einen Unfall hatte oder einen schweren Schlag auf den Kopf bekam. Im Umgang mit kleinen Kindern und ihren Schwierigkeiten muß man ein guter Zuhörer sein, man braucht Erfahrung, um herauszusehen und zu hören, was wichtig ist.

Symptom Nr. 85:
Verbrennungen

Auch mehrfache oder schwere Verbrennungen muß man sehr ernst nehmen. Die überwiegende Zahl von Verbrennungen entstehen durch Unfälle. In extremen Fällen hinterlassen die Verbrennungen Angstpsychosen und Körperveränderungen. Ein Kind, dessen Haut durch die Brandwunden verfärbt ist und auch sonst entstellt sein mag, braucht viel einfühlendes Verständnis und Hilfe bei möglichen sozialen Problemen. Leicht wird es zum Außenseiter, wird ausgelacht und geärgert. Gleichzeitig verliert es seine Sicherheit, es mag sich selbst nicht mehr. Sind Sie dabei, wenn sich ein Kind verbrannt hat, und die Brandwunden sind nicht so schwer, dann geben Sie sofort Eis oder kaltes Wasser auf die Stelle. Das lindert die Schmerzen und verhindert vielleicht Blasenbildung. Keine Butter oder ölige Substanzen auf die Brandwunden streichen! Nachdem Sie Eis oder kaltes Wasser verwendet haben, tupfen Sie die Stelle vorsichtig trocken und wickeln locker steriles Verbandszeug um den betroffenen Körperteil. Ist aber die Verbrennung nicht ganz minimal, ist sofortige ärztliche Hilfe geboten. Im allgemeinen erzählen einem Kinder genau, wie sie sich verbrannt haben und wann es geschehen ist. Können oder wollen sie aber nicht darüber sprechen, muß man den Verdacht haben, daß sie mißhandelt oder vernachlässigt wurden.

Symptom Nr. 86:
Schrammen und Schnittwunden

Risse und Schnitte in der Haut, die nicht heilen wollen, können auch ernsterer Natur sein. Kleine Schrammen und Schnitte sollte man säubern und verbinden, damit kein Schmutz hineinkommt. Solche kleinen Wunden müßten schnell heilen und schon nach einem Tag merklich besser sein. Heilen sie nicht, könnten sie infiziert sein, vielleicht steckt noch ein Fremdkörper in der Wunde, oder der Heilprozeß dieses Kindes ist gestört. Kleine Verwundungen, die die Kinder Ihnen zeigen, sollten Sie im Auge behalten, um zu sehen, ob sie normal heilen. Andernfalls muß der Arzt zugezogen werden. Turnlehrer, die die Kinder beim Schwimmen oder Turnen weniger bekleidet sehen, entdecken eher solche Verletzungen wie Schrammen, Beulen, blaue Flecken und Brandwunden als andere Kollegen. Sie sollten ihre Beobachtungen weitergeben, damit Eltern, der Hausarzt o. ä. eingreifen können.

Symptom Nr. 87:
Geschwollene und schmerzende Gelenke

Daß Kinder über geschwollene oder schmerzende Gelenke klagen, kommt ziemlich selten vor. Wenn Sie aber eine solche empfindliche Stelle am Ellbogen, an den Schultern oder den Fußgelenken berühren, fällt Ihnen auf, daß sie sich wärmer anfühlt und womöglich geschwollen ist. Das Kind ist leicht ermüdet, unruhig und nicht recht beieinander. Zuweilen äußern sich die Gelenkschmerzen nur ganz leicht und vage. Aber bei dem geringsten Anzeichen sollten Sie aufhorchen, diese Symptome können auf Gelenkrheumatismus hindeuten. Gelenkschmerzen unterscheiden sich von Schmerzen, die durch das Wachstum bedingt sind – letztere treten vorwiegend nachts auf und in den großen Knochen der Beine. Schmerzen in den Gelenken mögen harmlose Hintergründe haben, aber man sollte es doch von einem Arzt begutachten lassen. Oft haben die Eltern kleiner Kinder diese und einige der hier beschriebenen Beschwerden noch gar nicht bemerkt. Der Lehrer, der ständig zwanzig bis dreißig gleichaltrige Kinder um sich hat, kann besser vergleichen. Darum kann es sein, daß ihm eher auffällt, wenn bei einem Kind etwas nicht in Ordnung ist. Vertrauen Sie deshalb auf Ihre Urteilsfähigkeit.

Symptom Nr. 88:
Angeschwollene Füße oder Beine

Anschwellen der Beine oder Füße ist ein weiteres Zeichen, daß das Kind nicht gesund ist. Sie sollten sich Zeit nehmen, die Füße oder Beine abzufühlen, wenn Kinder über ein »merkwürdiges Gefühl« oder Schmerzen klagen. Ist die Stelle gerötet, empfindlich oder angeschwollen, besteht Grund zur Beunruhigung. Die Schwellung kann durch einen Bruch oder eine Verstauchung verursacht sein, von einer Erkrankung der Nieren, einer Kreislaufstörung oder einem anderen internistischen Problem herrühren. Scheint das Fußgelenk verrenkt, kann schon eine kalte Kompresse Erleichterung verschaffen. Kinder mit geschwollenen Beinen oder Füßen können nicht mehr (gut) laufen, lassen Sie diese darum nicht mehr herumtoben oder zu Fuß nach Hause gehen. Man sollte die Eltern benachrichtigen.

Besteht der Verdacht, daß das Bein gebrochen ist, sollte sich das Kind nicht bewegen. Halten Sie das Kind so ruhig wie möglich und versuchen Sie jemanden zu finden, der Ihnen hilft. Wenn irgend möglich, sollte das Kind nicht allein bleiben, da man nicht sicher sein kann, ob es still liegen bleibt. In den meisten Städten gibt es Unfallwagen mit Personal, das für den Transport von Kranken mit Brüchen oder anderen schweren Verletzungen ausgebildet ist; sie sollten das Kind zum Arzt oder auf eine Unfallstation bringen. Besteht kein Verdacht auf einen Bruch oder eine Verstauchung, ist es dennoch gut, das Kind hinzulegen, die Beine etwas erhöht. Mit kalten Umschlägen kann man die Schmerzen lindern. Auch hier sollten die Eltern gleich benachrichtigt werden, damit sie mitentscheiden, was zu tun ist. Gegebenenfalls muß ein Arzt zugezogen werden.

Symptom Nr. 89:
Verdacht auf Alkohol- und Drogenmißbrauch

Man muß damit rechnen, daß kleine Kinder alle möglichen Gegenstände in sich hineinstopfen. Ihre Aussagen über Alkohol- und/oder Drogengenuß oder das Einschnüffeln von Leim und ähnlichen Dingen muß man absolut ernst nehmen. Schlucken sie Drogen, die ihnen nicht verordnet sind, oder atmen absichtlich und wiederholt Dämpfe von Benzin oder anderen Substanzen ein, ist höchster Alarm geboten. Bei Alkohol ist die Sache nicht so leicht zu entscheiden. Unter Umständen hat das Kind einen Schluck Bier oder Wein von den Eltern oder Verwandten bekommen und tut sich mit seiner Erzählung wichtig. Erzählt es allerdings von größeren Mengen oder regelmäßigem Trinken, muß man der Sache nachgehen. Sie werden herausfinden, was hier vor sich geht, wenn Sie aufmerksam zuhören, was das Kind Ihnen oder seinen Freunden erzählt. Sie sollten das Thema freundlich und sozusagen beiläufig mit dem Kind anschneiden. Man muß wachsam beobachten, ob mit dem Kind eine Veränderung vor sich geht, mag es im Verhalten oder in der körperlichen Verfassung sein, mag es im Gesicht und an der Augenpartie verändert aussehen oder sein Körper und seine Kleider eigenartig riechen.

Man sollte in der Konferenz oder mit dem Rektor sofort besprechen, was zu tun ist, wenn man den Verdacht hat, daß ein Kind trinkt, drogenabhängig ist, irgendeine Art von Rauschgift nimmt. Gibt es von der Schule aus keine Hilfsquellen, nehmen Sie Verbindung mit den Eltern auf, um festzustellen, ob sie etwas von den Problemen wissen. Die meisten Eltern werden sehr erschreckt sein, die Sache ernst nehmen und keine Anstrengungen scheuen, etwas dagegen zu unternehmen. Wenn diese aber nichts tun und sich die Anzeichen für Rauschmittelmißbrauch fortsetzen, sind Sie dafür verantwortlich, das Gesundheits- oder Jugendamt zu orientieren. Von dort wird dann die Angelegenheit untersucht, ohne Ihren Namen zu nennen. Man muß sich klarmachen, daß Rauschmittelsucht fast immer gekoppelt ist mit auffälligem Verhalten und daß meist persönliche oder soziale Schwierigkeiten dahinter verborgen sind.

Selbstverständlich werden Sie sich vergewissern, daß die Kinder keine Drogen oder andere gefährliche Sachen in ihren Schultischen oder Taschen versteckt haben. Es ist im allgemeinen nicht ratsam, daß kleine Kinder ihre vom Arzt verordnete Medizin eigenverantwortlich einnehmen und bei sich haben, obgleich es Kinder gibt, die regelmäßig Medikamente nehmen müssen und das selbständig ausführen. Auch in diesem Fall ist es besser, wenn Sie wissen, um welche Medizin es sich handelt, und auch die Mengen und die Zeiten kennen, in denen das Kind sie einnehmen muß. Als Vorsichtsmaßnahme werden Sie sich genug Zeit nehmen, um in der Klasse diese Dinge zu besprechen, den Kindern deutlich zu machen, wie gefährlich Medikamente und Suchtmittel sind, daß sie einen Menschen verändern können, und warum Kinder im allgemeinen nicht allein entscheiden können, wann und ob sie etwas nehmen. Kleine Kinder übernehmen übrigens hier durchweg die Wertmaßstäbe ihrer Eltern und deren Ansichten!

So kann es durchaus vorkommen, daß Kinder, die Drogen oder Alkohol nehmen, dies ihren Eltern abgeguckt haben. Trotzdem ist es wichtig, daß diese Kinder von Ihnen *andere* Wertmaßstäbe kennenlernen, man ihnen mit Freundlichkeit und Nachdruck die negativen Auswirkungen von Sucht, besonders dem Mißbrauch von Alkohol und Drogen, klar macht. Zum Beispiel hat der Alkohol gefährlichere Einwirkungen auf den Körper eines Kindes oder Jugendlichen als auf den eines Erwachsenen. Dementsprechend sind die negativen Folgen sowohl in körperlicher wie in sozial-emotionaler Hinsicht ausgeprägter und unmittelbarer bei Kindern und Jugendlichen, die drogen- oder alkoholsüchtig sind. Die meisten Gesundheitsämter oder Gesundheitsstellen der Jugendämter haben unter ihren Mitarbeitern speziell für diese Probleme ausgebildete Fachleute, die Ihnen und Ihrer Klasse sicher gerne helfen werden, wenn es nötig ist. Häufig haben sie besondere Aufklärungsprogramme und Konzepte, mit dem Problem umzugehen, deren Länge zwischen einer halben Stunde und 10 Wochen liegen kann. Auf ein derart schwerwiegendes Problem muß man u. U. acht bis zehn Wochen verwenden.

Zigarettenkonsum kann ebenfalls ein ernst zu nehmendes Problem werden. Die örtliche Gesundheitsbehörde wird auch dafür Aufklärungsmaterial haben.

Symptom Nr. 90:
Merkwürdige Dinge essen

Es kann sein, daß ein Kind in Ihrer Klasse merkwürdige Dinge wie Seife oder Farbe ißt. Diese Kinder sehen meist dünn und blaß aus und haben oft Bauchweh oder Verdauungsbeschwerden. Sie neigen dazu, sich abzusondern, sind sehr wechselhaft in ihrer Stimmung und in ihrem Verhalten. Sie sind willenlos und machen keinen gesunden Eindruck. Dinge wie Seife, Kreide, Farbe, Schmutz oder Papier zu essen, kann natürlich zu mancherlei Komplikationen führen, zu Vergiftungserscheinungen und anderen gesundheitlichen Schädigungen. Kinder, die derartige Dinge essen, haben erfahrungsgemäß entweder einen Mangel an bestimmten Vitaminen oder sie sind psychisch ernstlich gestört. Wenn Kinder nach dem vierten oder fünften Lebensjahr noch alles in den Mund stecken, ist ihnen der Schritt vom Kleinkind zum Schulkind in ihrem Verhalten noch nicht gelungen.

Sie müssen zuerst mit dem Kind und möglichst auch mit den Eltern sprechen, um sicher zu sein, daß das Kind eine geeignete Diät bekommt. Eine entsprechende Diät und die sorgfältige Überwachung, daß diese auch eingehalten wird, kann Verhaltensauffälligkeiten, die durch Mangelerscheinungen entstanden sind, bald beheben. Liegt kein Diätproblem zugrunde, oder ändert sich die Verhaltensstörung durch die besondere Ernährung nicht, muß man psychische Gründe dahinter vermuten. Da sollte man den Schulpsychologen oder einen Psychotherapeuten hinzuziehen, um herauszubekommen, wo die Ursachen verborgen sind und was man tun kann. Meist allerdings genügt es schon, die Eltern aufmerksam zu machen und mit ihnen gemeinsam zu versuchen, das Verhalten des Kindes zu verändern.

In der gleichen Weise können Sie in der Schule dieses Problem angehen. Wenn sich ein Kind derart auffällig benimmt, hat es vermutlich nie gelernt, sich nach den üblichen Verhaltensregeln zu richten. Zuerst sollten Sie dem Kind sein eigenes Verhalten einsichtig machen, dann mit ihm darüber sprechen, was daran nicht wünschenswert ist. Wenn es sich um das Essen ungewöhnlicher Dinge handelt, kann es verstehen lernen, daß man davon krank werden, ja sogar sterben kann, und dieses vielleicht schon, wenn man die Dinge nur in den Mund steckt: »Ich möchte nicht, daß Du krank wirst oder Dich verletzt; das möchtest Du doch bestimmt auch nicht.« Nun kann das Kind äußern, daß es gerade krank werden und sterben will. Wenn das geschieht, ist fachmännische Hilfe dringend geboten, vielleicht durch das zuständige Gesundheitsamt oder eine therapeutische Beratungsstelle. Doch im allgemeinen werden die Kinder zustimmen, daß sie nicht krank werden wollen. Danach sollte man strikt darauf bestehen, diese schlechte Angewohnheit zu unterlassen. Tut das Kind dies nicht, kann man es nicht in die Pause gehen oder es an bestimmten Unternehmungen nicht teilnehmen lassen, solange das gefährliche Verhalten nicht aufhört.

Diese Versuche, das Verhalten des Kindes zu ändern, sollten Hand in Hand gehen mit einer medizinischen Untersuchung, um auszuschließen, daß keine gesundheitliche Ursache hinter dem Problem steckt. Wenn in zwei bis drei Wochen keine wesentliche Besserung eintritt, muß der Psychologe oder Kinderpsychiater eingeschaltet werden, um festzustellen, welche seelischen oder sozialen Faktoren mit dieser Störung zusammenhängen können.

Seitdem in einigen Regionen vermehrt *Bleivergiftungen* vorkommen, scheinen einige spezielle Ratschläge dafür angebracht. Kinder können diese Vergiftung bekommen, weil sie z. B. Chips oder Kaugummi gegessen haben, das mit Farben bunt gefärbt wurde, in denen Blei enthalten ist. Bleivergiftungen können auch durch Wasser, das aus Bleirohren fließt ausgelöst werden. Heftige Magenkrämpfe, Kopfschmerzen, Fieber, Koordinationsschwierigkeiten in den Armen oder Beinen, Schwäche, Schwierigkeiten beim Sitzen und Stehen, extreme Blässe oder ein schwarzer Strich zwischen Zähnen und Gaumen können Symptome für eine Bleivergiftung sein; ebenso ein ungewöhnliches Schlafbedürfnis und übermäßige Aggressivität. Wenn einzelne dieser Anzeichen oder mehrere kombiniert zu beobachten sind, vor allem bei

Kindern, die in alten Häusern wohnen, muß man an Bleivergiftung denken. Natürlich berechtigt schon jedes dieser Symptome für sich, den Rat des Arztes einzuholen. Treten aber mehrere davon auf, sollte man keine Zeit verlieren und den Medizinern die Verantwortung übergeben.

Symptom Nr. 91:
Übermäßiges Sabbern

Es gibt Kinder, die übermäßig sabbern. Diese Auffälligkeit kann durch eine Verzögerung in der Entwicklung der Speicheldrüsen hervorgerufen werden, durch Störungen im Bereich des Mundes oder der Zähne, mangelnde Kontrolle von Mund und Zunge; vielleicht ist das Kind auch nur hungrig und möchte etwas essen, vor allem, wenn das Sabbern nur gelegentlich vorkommt. Sie sollten darauf achten, ob das Sabbern täglich um die gleiche Zeit auftritt, überhaupt jeden Tag; was in der Klasse vor sich geht, wenn Sie diese Störung bemerken, und was geschieht, wenn Sie in aller Ruhe mit dem Kind darüber gesprochen haben. Sie können mit dem Kind ein Zeichen verabreden, das Sie ihm geben, wenn es anfängt zu sabbern, so kann es nach und nach lernen, seine Speicheldrüse unter Kontrolle zu bekommen und überhaupt zu merken, was es tut. Wenn das nichts nützt und das Problem sehr hartnäckig ist, sollten Sie mit den Eltern Verbindung aufnehmen und einen Fachmann zu Rate ziehen. Vielleicht gibt es an ihrer Schule einen für Sprachbehinderungen ausgebildeten Lehrer, sonst könnten Sie sich an der Hochschule oder der nächsten Kinderklinik erkundigen.

Symptom Nr. 92:
Starkes Übergewicht

Ein ungewöhnlich dickes Kind hat viele Schwierigkeiten. Hier soll nicht die Rede sein von Kindern, die ein bißchen mollig oder in ihrer körperlichen Entwicklung zum Schulkind etwas hinter den Gleichaltrigen zurück sind, sondern von extrem dicken mit starkem Übergewicht. Sie sind meist langsamer in ihren Bewegungen, ermüden leichter, sind weniger lebhaft und zeigen sich ungeschickt in allen Dingen, die das körperliche Gleichgewicht beanspruchen. Diese Kinder haben in der Schule viel auszustehen, womöglich zu Hause auch. Sie werden von den Altersgenossen oft nicht akzeptiert, man ärgert sie und lacht sie aus, sie bleiben Außenseiter. Möglicherweise treten diese Probleme in der häuslichen Umgebung nicht auf, denn oft haben stark übergewichtige Kinder auch sehr dicke Eltern.

Gleichgültig, ob die ganze Familie so dick ist, eine Änderung kann man nur erreichen, wenn man die Eßgewohnheiten umstellt. Sicher kann man in der Schule ein wenig ausrichten, aber das Essen findet eben meist zu Hause statt. Man kann einen festen Ernährungsplan aufstellen, der vom Arzt überwacht werden muß. Wenn das nichts nützt, müßte man mit der Gesundheitsbehörde einen anderen Weg suchen. Es ist jedoch ungeheuer schwer, innerhalb der Familie die Essensgewohnheiten zu ändern! Manchmal hilft es, wenn Eltern und Kind sehr eindringlich klar gemacht wird, daß mit dem Übergewicht ein großes gesundheitliches Risiko verbunden ist. Ein solches nachdrückliches Gespräch sollte der Arzt oder eine besonders dafür qualifizierte Person führen. Es ist gut, wenn Sie die Sache wichtig nehmen, da extrem dicke Kinder sowohl gesundheitlich als auch in ihrem sozialen Umfeld recht gefährdet sind.

In den allermeisten Fällen hat dieses Problem keine körperlichen Ursachen, dem Körper wird einfach viel mehr zugeführt, als er braucht. Die Kinder sind an stärkehaltige, »fettmachende« Nahrungsmittel gewöhnt, essen zuviel Süßigkeiten und naschen zwischendurch, anstatt Fleisch, Obst und Gemüse zu sich zu nehmen. Es kommt jedoch vor, daß Fettleibigkeit durch Drüsenstörungen oder andere körperliche Ursachen entstanden ist. Um zu entscheiden, ob eine gesundheitliche Störung oder die Umweltbedingungen schuld sind, sollte das extrem dicke Kind zum Arzt geschickt werden. In der Schule könnte man versuchen, das Kind zu mehr körperlicher Aktivität zu ermuntern, und zu verhindern suchen, daß die anderen Kinder es dabei ärgern und es isolieren. (Man könnte mit der ganzen Klasse Ernährungsprogramme aufstellen und besprechen und alle Kinder bestärken, beim Essen an die Gesundheit zu denken.) Wenn man dem betreffenden Kind wirksam helfen will, kann man das jedoch nur in Zusammenarbeit mit den Eltern.

Man muß auch erwägen, daß das Kind etwas erlebt haben mag, das in ihm das Gefühl erweckt hat, es sei unbeliebt, zurückgestoßen. Es fühlt sich unglücklich und mutlos und futtert, um sich zu trösten. Der Tod eines Verwandten, ein anderer Verlust oder Mißerfolg kann dazu führen, daß das Kind Ersatz für Sicherheit, Liebe und warmherzige Zuwendung im Essen sucht. So ein Verhaltensmuster ist sehr schwer zu durchbrechen, darum muß man schnell handeln, wenn man diese Entwicklung am Anfang bemerkt. Ist es erstmal verfestigt, bedarf es großen sozialen Engagements, den Aufbau einer guten Beziehung von Ihnen zum Kind, um ihm andere Möglichkeiten von Trost und Befriedigung zu erschließen, als diese im Essen zu suchen. Man muß sein ganzes Bemühen einsetzen, solche Quellen der Bestätigung für das Kind zu finden; das ist viel wichtiger, als es zu hindern, soviel zu essen. Bestrafen, Auslachen, irgendwelche negativen Äußerungen in Gegenwart anderer Kinder werden in ihm das Gefühl, unbeliebt und ausgestoßen zu sein, noch vergrößern. Sagen Sie ihm aber auch nicht, daß es schön ist, dick zu sein und daß fette Leute meistens sehr lustig und vergnügt sind oder andere unaufrichtige Bestätigungen. Das Kind sollte es genau so gut wie Sie wissen, daß es besser ist, normalgewichtig zu sein. Wenn eine Beziehung zu solchen Kindern nicht ehrlich sein kann, wird sie auch nicht hilfreich sein.

Manchmal hört man solche märchenhaften Vorstellungen, daß Kinder aus armen Familien oft zu dick sind, weil sie nicht genügend Proteine in ihrer Ernährung bekommen und deswegen zuviel stopfende Dinge essen. Man kann sicher sein, daß Übergewicht fast immer von »zu viel essen« kommt. Sicher ist eine Ernährung, die viel Gemüse, Obst und Fleisch enthält, vorzuziehen, aber Fettsucht ist in den allermeisten Fällen die Folge von Überernährung und ist unabhängig von sozialökonomischen Faktoren.

Dennoch ist es nicht ratsam, ein Kind von einer in der Schule üblichen Zwischenmahlzeit auszuschließen. Dadurch wird nur wieder die kritische Aufmerksamkeit auf das Kind gelenkt, die meist noch von negativen Kommentaren der Mitschüler begleitet wird. Die wenigen Kalorien, die hier eingespart werden, wiegen die vermehrte Erfahrung von Ablehnung nicht auf. Außerdem hat die Änderung der Essensgewohnheiten in einer kleinen Schulzwischenmahlzeit vermutlich überhaupt keinen Einfluß auf die häuslichen Essensgewohnheiten.

Symptom Nr. 93:
Anzeichen von Wurmbefall

Würmer sind ein ernstzunehmendes Problem bei kleinen Kindern und kommen auch bei Kindern aus gepflegten Familien vor. Kratzen und Jucken in der Analgegend, Verdauungsprobleme, schwere Anämie oder auffallende Blässe, Appetitlosigkeit, Gewichtsabnahme oder Beeinträchtigungen wie Allergie, erhöhte Temperatur, Lustlosigkeit und stumpfes, glanzloses Haar kann auf Wurmbefall hindeuten. Im allgemeinen sehen Kinder, die Würmer haben, nicht ganz gesund aus. Manchmal kann man die Würmer am After oder an anderen Körperstellen direkt sehen. Wenn Sie so etwas entdecken oder den Verdacht haben, daß das, was Sie sehen, ein Wurm sein könnte, ist sofortige medizinische Behandlung angebracht. Natürlich auch, wenn das Kind Symptome zeigt, die auf Würmer schließen lassen.

Unter Umständen können Würmer eine schwere Störung bedeuten. Es gibt Arten, die im Mund und in der Nase auftreten, den Blinddarm blockieren oder die Eingeweide zerstören und im extremen Fall dem kindlichen Körper dauernden Schaden zufügen, ja zum Tode führen können! Da die Wurmeier überall in der Wohnung des Kindes verbreitet sein können, in den Kleidern, in den Möbeln, an anderen Plätzen, kann die ganze Familie infiziert sein. Zum Glück ist ein Wurmbefall, den man im Anfangsstadium entdeckt, meist nicht beängstigend, da es gute Behandlungsmethoden dagegen gibt, und wenn das Kind gleich behandelt wird, entsteht kein bleibender gesundheitlicher Schaden. Doch auch wenn die Behandlung erfolgreich ist, können nach einigen Monaten nochmals Würmer auftreten, dann muß die Kur wiederholt werden.

Als Vorsichtsmaßnahme gegen Würmer sollte man darauf bestehen, daß alle Kinder sich die Hände waschen, bevor sie etwas essen und nachdem sie auf der Toilette waren. Man sollte darauf achten, daß sie weder Hände noch Bleistifte noch andere Dinge in den Mund stecken, und ihnen klarmachen, daß es gefährlich ist, das Lieblingstier zu küssen, überhaupt mit dem Mund das Tier zu berühren oder sich von dem Tier am Mund und im Gesicht lecken zu lassen. Sie sollten sich immer die Hände waschen, wenn sie mit einem Tier gespielt haben.

Wenn Sie das Gefühl haben, daß einer Ihrer Schüler Würmer hat, ist es wichtig, dies den Eltern gleich mitzuteilen. Man muß da taktvoll vorgehen, da immer noch das Vorurteil verbreitet ist, daß man von

Würmern auf einen ungepflegten Haushalt und mangelnde elterliche Sorgfalt schließen kann. Darum empfiehlt es sich, davon zu sprechen, daß sehr viele Kinder Würmer haben und daß dies nichts mit mangelnder Pflege zu tun hat, wenn man Eltern diese Beobachtung mitteilen muß. Die meisten Mütter brauchen die beruhigende Versicherung, daß es sicher nicht ihre Schuld ist, daß auch niemand dies annimmt, auch wenn ihr Kind Würmer hat. Die Eltern sollten mit ihrem Kind zum Hausarzt gehen, sich ein Medikament für das Kind und die ganze Familie verschreiben lassen und dafür sorgen, daß alle die Medizin nehmen, sich im übrigen aber nicht zuviel Kummer darüber machen.

Der Arbeitsbogen

Der Arbeitsbogen enthält die Merkmale und Symptome für Schwierigkeiten im Kindesalter, die in diesem Kapitel besprochen sind.

	Gesundheitliche Störungen	Problemfelder				
Nr.	Symptome	physisch-organisch	emotional	sozial	umweltbedingt	schulisch-intellektuell
80	Mundbluten	×				
81	Blaue Lippen, Ohrläppchen oder Fingernägel	×				
82	Atemnot nach geringer Anstrengung	×				
83	Schmerzen oder Brennen beim Wasserlassen	×				
84	Beulen und blaue Flecken	×			×	
85	Verbrennungen	×			×	
86	Schrammen und Schnittwunden	×				
87	Geschwollene und schmerzende Gelenke	×				
88	Angeschwollene Füße oder Beine	×				
89	Verdacht auf Alkohol- und Drogenmißbrauch		×	×	×	
90	Ißt merkwürdige Dinge	×	×			
91	Übermäßiges Sabbern	×	×			
92	Starkes Übergewicht	×	×		×	
93	Anzeichen von Wurmbefall	×				

Irgend etwas stimmt nicht!

Ungewöhnliche Symptome

Manchmal können wir bei Kindern sehr ungewöhnliche Symptome beobachten, die uns völlig verwirren. Wir wissen zwar, daß es Anfälle und Krämpfe gibt, aber die meisten von uns haben vermutlich noch kein Kind gesehen, das solche Zustände hat. Wenn Sie in Ihrer Klasse ein anfallskrankes Kind haben, müßten Sie sich orientieren, welche Medikamente das Kind nehmen muß, und was zu tun ist, wenn das Kind in der Schule einen Anfall bekommt. Man ist geneigt, an eine Nervenkrankheit zu denken oder an Epilepsie, dabei können diese Symptome auf sehr verschiedene Ursachen zurückzuführen sein – sowohl physiologischer wie seelischer Art.

Da ist zum Beispiel Jochen, ein Junge, von dem es heißt, daß er übernervös und hochgradig reizbar ist. Sein Kopf scheint von Zeit zu Zeit zu zucken. Wenn man ihn an seinem Arbeitstisch beobachtet, fallen plötzliche ruckartige Bewegungen der Arme und Beine auf, ja manchmal ergreifen sie den ganzen Körper, als ob alles zittert und schüttelt. Diese augenscheinlich unfreiwilligen Zuckungen kann die verschiedensten Störungen körperlicher oder psychischer Art widerspiegeln.

Es kommt nur selten vor, daß in einer Klasse ein Kind ist, das kürzere oder auch ausgedehntere Perioden von Absencen hat, das vorübergehend das Bewußtsein verliert. Dies könnte mit Epilepsie zusammenhängen, kann aber auch eine Störung des Blutzuckerspiegels sein oder eine Reaktion auf eine starke seelische Erschütterung.

Als Nicole, eine lustige Achtjährige, auf den Boden fiel, während sie in der Reihe stand und auf das Essen wartete, hielt man es für einen Schwächeanfall, doch können ganz unterschiedliche Ursachen vorliegen – von einer leichten Infektion oder Grippe bis zu einer ernsten psychogenen Störung. Ähnlich liegen die Dinge, wenn Kinder über Gefühllosigkeit eines Körperteils klagen. Die kann entstanden sein, weil das Kind zu lange in einer bestimmten Stellung gesessen hat, kann

aber auch Zeichen eines schwerwiegenden neurologischen Problems sein.
Es gibt noch eine Reihe anderer Auffälligkeiten, bei denen man automatisch an ernstere Komplikationen denkt. Ist die eine Körperhälfte bemerkenswert schwächer als die andere, sollte das untersucht werden. Ebenso müssen Gleichgewichtsstörungen und sichtbares Torkeln als Alarmzeichen angesehen werden.
Alle sieben hier zuletzt erwähnten Symptome können harmlose Hintergründe haben, und man braucht nicht gleich großen Alarm zu geben, aber man sollte diese Kinder sehr gut im Auge behalten. Wenn das auffällige Verhalten nicht nur vorübergehend auftritt, sollte das Kind sorgfältig vom Arzt untersucht werden. Es ist gut, wenn Sie diese Symptome einordnen können, wenn Sie beobachten und wissen, daß sie schwerwiegende Bedeutung haben können. Denn es mag Ihnen zufallen, die Eltern des Kindes auf eine solche Störung aufmerksam zu machen. Es ist durchaus möglich, daß solche Signale und Auffälligkeiten nur ganz vorübergehend auftreten, vielleicht passiert es nur ein- oder zweimal in der Schule, zu Hause überhaupt nicht. Dann sind Sie verantwortlich, die Eltern darauf hinzuweisen.

Symptom Nr. 94:
Krämpfe, Zuckungen, Anfälle

Wenn es auch sehr außergewöhnlich ist, so kann es doch vorkommen, daß Sie ein Kind in der Klasse haben, das zu Krämpfen oder Anfällen neigt. Daß ein Kind seinen ersten großen Anfall *(grand mal)* in der Schule erleidet, kommt fast nie vor, deshalb werden die Eltern eines anfallkranken Kindes Sie höchstwahrscheinlich orientiert und auf einen möglicherweise in der Schule auftretenden Anfall vorbereitet haben. Ein Kind, das an Epilepsie leidet, was den Eltern bekannt ist, steht in ärztlicher Behandlung und bekommt Medikamente gegen diese Krankheit.
Kleine Anfälle bieten andere Probleme. Das Kind kann für kurze Zeit das Bewußtsein verlieren oder nur vorübergehend seine Umgebung nicht wahrnehmen, ohne andere bemerkenswerte Symptome zu zeigen. Diese kleinen Anfälle erkennt man an kurzen Perioden völliger Unaufmerksamkeit, das Kind starrt vor sich hin oder ist völlig teil-

nahmslos an dem, was um es herum geschieht. Anfänglich wird man diese kleinen Anfälle kaum bemerken. Doch wenn man von diesen Dingen weiß, kann man feststellen, daß das Kind sekunden- oder minutenlang geistig nicht da ist. Man muß den Verdacht schöpfen, daß ein Kind an solchen kleinen Anfällen leidet, wenn man diese Erscheinungen beobachtet.

Bei der Betrachtung von Kindern mit Anfällen von kurzen Bewußtseinspausen, wird man an die in einem früheren Kapitel besprochenen Störungen bei verängstigten Kindern denken, die sich ganz zurückgezogen haben und die zeitweise kaum ansprechbar sind. Diese Probleme kommen viel häufiger vor, als die kleinen Anfälle. Eine Diagnose kann nur der Arzt stellen. Doch für Sie ist es wichtig zu wissen, daß Absencen, kurze Bewußtseinspausen, Zeichen sein können für die Krankheit, die man »kleine Anfälle« nennt, auch wenn dies kaum erkennbar ist. Ihre Beobachtungen und Beschreibungen über das Verhalten des Kindes können dem Arzt viel helfen, darum ist es gut, wenn Sie schriftlich notieren, wann und was Ihnen beim Kind auffällt. Es empfiehlt sich auch, solch ein Kind im Umgang mit Mitschülern zu beobachten: ob es an Spielen teilnimmt, auf die anderen eingeht, welche Interaktionen bestehen, ob es Bewußtseinslücken und Ausfälle gibt. Wahrnehmungen, die das geistige Verhalten des Kindes betreffen, sollten sorgfältig notiert, aber auch gut verwahrt werden. Kommen Sie zu der Erkenntnis, daß das Kind bei mehrmaligen Anlässen das Bewußtsein verliert, besprechen Sie das mit dem medizinischen Berater in Ihrer Institution, wenn es dort einen gibt – in jedem Fall mit den Eltern, und teilen Sie dem Hausarzt Ihre Beobachtungen mit, wenn er sich mit Ihnen in Verbindung setzt. Auch wenn Sie überzeugt sind, daß die Absencen nur sehr vorübergehend auftreten, vielleicht nur ein einziges Mal vorkommen, sollten Sie die genannten Personen zu Rate ziehen. Man wird Tests und weitere medizinische Beobachtungen anstellen, wenn bei mehreren ungeklärten oder einer auffallenden Gelegenheit der Verdacht aufgetaucht ist. Man weiß, daß der Anfang einer Epilepsie mit kleinen Anfällen meist im Alter zwischen vier und acht Jahren liegt.

Das gilt für alle Anfälle, die großen wie die kleinen: das Kind wird ein bißchen verwirrt sein, es weiß nicht, was mit ihm los war, und wird sich nur spärlich oder überhaupt nicht an das Ereignis erinnern. Bei einem kleinen Anfall merkt das Kind nichts von einem Bewußtseinsausfall, jedoch bei einem großen wird es vermutlich etwas spüren.

Bei dem *grand-mal*-Anfall fällt es wahrscheinlich auf den Boden. Sie können gar nichts tun, um das aufzuhalten oder zu verringern; sie können höchstens versuchen zu verhindern, daß es sich bei den Verrenkungen und Zuckungen im Krampf, den wilden Bewegungen verletzt. Wenn Sie können, stecken Sie dem Kind einen festen Gegenstand zwischen die Zähne, wenn der Mund geöffnet ist, damit es sich nicht auf die Zunge oder in die Backen beißt. Der Gegenstand darf nicht so klein sein, daß das Kind ihn herunterschluckt, ein Bleistift ist z. B. ungeeignet, weil er durchgebissen und verschluckt werden könnte. Es gibt Druckverbände, um die Zunge festzuhalten, die sollte man bereit halten, wenn man ein anfallskrankes Kind in der Klasse hat. Doch darf man nur etwas in den geöffneten Mund stecken, während des Anfalls mit Gewalt den Mund zu öffnen, kann mehr Schaden anrichten, als das Kind sich durch Beißen selbst verursacht. Versuchen Sie, die Kleidung, vor allem am Hals, zu lockern, und Möbel sowie andere Gegenstände aus dem Weg zu räumen, an denen es sich verletzen könnte.

Fragen Sie die Eltern und lassen sich beraten, wie man sich bei einem Anfall verhält. Als hilfreich hat sich auch erwiesen, mit dem Kind in aller Ruhe zu sprechen, es wissen zu lassen, daß man über seine Krankheit Bescheid weiß, daß man ihm gerne helfen wird, wenn ein Anfall kommt, daß es sich nicht für etwas schämen muß, das es selbst nicht steuern kann. Muß man trotz medikamentöser Behandlung mit der Möglichkeit eines Anfalls rechnen, ist es gut und hilfreich für alle, wenn die Klasse darauf vorbereitet ist. Sicher werden sie viele Fragen stellen, sie sollen ein wenig von den Ursachen wissen, vor allem auf den erschreckenden Anblick eines krampfenden Mitschülers vorbereitet werden. Sie werden dann nicht ganz so sehr verängstigt, wenn sie einen Anfall miterleben und vielleicht unbefangener und verständnisvoller dem betroffenen Kind gegenüber. Kinder, die diese Störung nicht kennen, nicht verstehen können, was mit dem anderen passiert, nicht wissen, warum das eintritt, können grausam sein, das Kind ablehnen und verachten. Aufgeklärte Mitschüler gehen meist ganz ungezwungen mit dem Kranken um. Im allgemeinen genügt es zu erklären, daß wir alle elektrische Ströme im Gehirn haben. Manchmal geraten diese elektrischen Ströme etwas durcheinander, dann kann es zu solchen Anfällen kommen.

Eine andere Form der epileptischen Anfälle sind die selten vorkommenden psychomotorischen Anfälle. Sie sind schwer zu erkennen, weil

sie viel Ähnlichkeit mit starken Zorn- oder Wutausbrüchen haben. Doch mit einer Behandlung, die Sie sonst bei Wutanfällen mit Erfolg angewendet haben, werden Sie hier nichts ausrichten. Fällt Ihnen ein Kind durch ständige Verstimmungen, Zornausbrüche, Zerstörungswut auf, werden Sie es zum Psychologen überweisen. Da wird automatisch eine Untersuchung auf psychomotorische Epilepsie gemacht, obgleich die nur sehr selten die Ursache von schweren Wutanfällen ist. Gibt es keinen Schulpsychologen für Ihre Schule, sollten Sie den Eltern raten, den Arzt aufzusuchen, damit er sicherstellt, daß kein neurologisches oder physiologisches Problem dahinter steckt.
Gleichgültig, um welche Form von Anfallerkrankung es sich bei den Kindern handelt, wahrscheinlich sind sie auf Medikamente eingestellt, wenn die Diagnose feststeht. Es ist gut zu wissen, welche Medikamente es sind, wie sie aussehen, wann und wie oft die Kinder sie nehmen müssen und dafür zu sorgen, daß diese pünktlich genommen werden. Ihre Anstrengungen werden sich für das Kind und für Sie auszahlen, wenn weniger häufig Anfälle auftreten. Natürlich soll man diese Kinder genau wie alle anderen behandeln, außer natürlich bei dem selten eintretenden Anfall. Nach dem Anfall sollte man dem Kind raten, sich hinzulegen, zu ruhen und es langsam wieder zu sich kommen lassen. Zu starkes Umsorgen (Überprotektion), ängstliches Absondern sind eine Gefahr für das Kind, auch sollte man es nicht entmutigen, an den normalen Spielen und Aktivitäten der Gleichaltrigen teilzunehmen.

Symptom Nr. 95:
Häufige, ruckartige, hastige Bewegungen

Es gibt Kinder, die haben keine Anfälle, auch keine Bewußtseinsstörungen oder Absencen, doch scheinen Sie Probleme zu haben, ihre Bewegungen zu koordinieren. Sie fallen Ihnen auf durch ihre häufigen, ruckartigen, hastigen Bewegungen. Es hat den Anschein, als ob sie vorübergehend die Kontrolle über ihre Arme oder Beine verlieren, ihre Bewegungen erscheinen sinn- und ziellos, sind zuckend. Diese unnormalen, ruckartigen Bewegungen sind etwas ganz anderes als die vielleicht noch tapsigen, ungeschickten Zappeleien kleiner Kinder, die auf den Stühlen schaukeln, die Füße hin und her schlenkern und es ganz allgemein noch schwer finden, still zu stehen oder zu sitzen.

Verschiedene Ursachen, einschließlich Krämpfe, können diese Störungen auslösen. Sie entstehen meist durch Spasmen, Muskelverkrampfungen. Wenn das Problem nur vereinzelt auftritt und schnell vorübergeht, kann es durch körperliche Überanstrengung entstanden sein, oder dem Kind ist zu heiß oder zu kalt geworden o. ä. Dann tritt es aber nur einmal und nicht regelmäßig auf. Jedoch kann es auch durch eine Störung des Zentralnervensystems bedingt sein. Im Extremfall verliert das Kind das Bewußtsein. Das könnte ein Symptom für Rheumatisches Fieber, eine schwere Infektion oder eine andere körperliche Erkrankung sein.
Hastige, ruckartige Bewegung einschließlich Zucken des Kopfes sind unter Umständen Ausdruck einer seelischen Störung. Bei sozio-emotionalem Hintergrund ist das Problem unter dem Namen »Tic« bekannt. Das trifft man bei sehr empfindlichen, hochgradig nervösen Kindern, ist aber kein schwerwiegendes Problem. Oft kann man es schon beheben, indem man die Kinder jedesmal freundlich auf ihr Gesichtszucken aufmerksam macht und ihnen Gelegenheit gibt, ihre Gefühle und Spannungen auf andere Weise auszudrücken. In den meisten Fällen verschwindet der Tic bei ermutigender Zuwendung und freundlichem Hinweis, jedesmal wenn er auftritt. Wenn er jedoch anhält, könnte das organische oder ernstere psychische Ursachen haben. Natürlich ist die Untersuchung, ob ein körperlicher Schaden vorliegt, das Primäre. Es gibt nichts Grausameres für ein Kind, als eine organische Krankheit zu haben, die als eingebildete oder psychische nicht ernst genommen wird. Erst wenn eine gesundheitliche Schädigung ausgeschlossen ist, sollten überwachende, erzieherische Maßnahmen eingeleitet werden.
Während der Behandlung ist eine warmherzige Zuwendung für diese Kinder sehr hilfreich, sie brauchen Zärtlichkeit und Bestätigung für jeden kleinen Erfolg. Es geht darum, ihnen zu vermitteln, daß man sie gern hat, so wie sie sind, und daß sie weiter liebenswert sind und Erfolg haben werden, wenn sie weiter mitmachen. Auch wenn man keinen Fortschritt sieht, dürfen die Kinder sich nicht zurückgesetzt fühlen und sich schon gar nicht vor Strafen fürchten müssen.
Vielleicht sollten Sie noch wissen, daß Tics am häufigsten bei Kindern zwischen sieben und zwölf Jahren vorkommen und öfter bei Jungen als bei Mädchen, seltener bei den hoch begabten, als bei den langsameren Kindern. Allzu großer Ehrgeiz und Übereifer verschlimmern das Problem. Das Übermaß zu glätten, wird Ihr Bemühen sein müssen.

Symptom Nr. 96:
Kurze oder ausgedehnte Absencen

Einige Kinder erleiden kurze oder auch länger anhaltende Absencen, Perioden ohne Bewußtsein. Natürlich könnten dies Merkmale der kleinen epileptischen Anfälle sein. Doch hier soll die Rede sein von einer Erscheinung, die nicht mit einer kurzen Bewußtseinspause erklärt werden kann. Die Kinder scheinen plötzlich ganz weit weg zu sein, einen Schwächeanfall zu bekommen; sie sind verwirrt oder werden ohnmächtig. Alle diese Empfindungen brauchen nicht so ausgeprägt zu sein. Sie können von verschiedenartigen, ganz banalen Ursachen herrühren, wie von Überhitzung, starker Auskühlung oder Übermüdung. Wir alle kennen diese Erscheinungen von Desorientierung, daß man ganz »durcheinander« oder schwindelig ist, aber es geht nicht so weit, daß man das Bewußtsein verliert und ohnmächtig wird. Beim Kind verlieren die Muskeln ihre Spannung, es wird schlaff und gleitet zu Boden, wenn man es nicht auffängt. Die verschiedenartigsten Dinge können diese Symptome auslösen, hohes Fieber, Infektionen, einschließlich Gehirnhautentzündung, Störungen im Blutzucker oder Stoffwechselerkrankungen.

Symptom Nr. 97:
Schwäche- oder Ohnmachtsanfälle

Wenn sich Kinder schwindelig fühlen, sorgen Sie dafür, daß sie sich hinlegen, damit sie sich nicht verletzen, wenn sie umkippen, oder lassen sie sich wenigstens hinsetzen. Sie brauchen sich nicht allzu sehr aufzuregen, denn eine Ohnmacht an sich ist nicht gefährlich. Wahrscheinlich wird das Kind schnell wieder zu sich kommen, wenn Sie das Gesicht mit einem nassen, kühlen Lappen anfeuchten. Aber auch ohne Behandlung wird das Bewußtsein aller Voraussicht nach sehr bald zurückkehren. Doch ist es wichtig zu wissen, daß Ohnmacht und Schwindelanfälle die äußeren Anzeichen einer ernsten Erkrankung sein können. Unter keinen Umständen sollten Sie eigene Behandlungsmethoden anwenden und Medikamente geben bei Anfällen, es sei denn, Sie wissen, daß das Kind Diabetes hat und etwas Zucker oder Orangensaft braucht, oder man Ihnen gesagt hat, welche Medikamente das Kind in diesem Fall nehmen soll. Auch wenn das Kind das Bewußtsein schnell wiedererlangt und sich wieder wohlfühlt, sollte man den Gesundheitsdienst der Schule (wenn vorhanden) oder den Hausarzt einschalten. Hält die Bewußtlosigkeit länger an oder wiederholt sich der Anfall, ist eine ärztliche Untersuchung und Behandlung unbedingt notwendig.

Dies gilt für alle Zwischenfälle und Störungen im Kindesalter, es ist besser zu vorsichtig zu sein und zu viel zu helfen, das Kind zu früh zum Doktor zu schicken, als zu lange abzuwarten, zu wenig zu tun und womöglich etwas zu versäumen. Es mag sein, daß Sie manchem lästig sind, wenn Sie überbesorgt reagieren – handeln Sie jedoch weniger verantwortungsbewußt, könnte das Kind ein Opfer Ihrer Nachlässigkeit werden.

Symptom Nr. 98:
Gefühllosigkeit eines Körperteils

Gefühllosigkeit eines Körperteils ist eine andere Auffälligkeit, die Sie beunruhigen wird. Meistens sind es die Hände und Füße oder Arme und Beine, die zeitweise ohne Gefühl sind. Viele von uns haben schon einmal diese Erfahrung gemacht und beschreiben diese Empfindung mit dem Begriff »eingeschlafen«. Gewöhnlich passiert das, wenn man sehr kalt geworden ist. Man hat das vielleicht an den Ohren, der Nase oder anderen Stellen des Körpers erlebt, die der Kälte besonders ausgesetzt waren. Normalerweise braucht man keine besonderen Notmaßnahmen zu ergreifen, genügt es, ins Warme zu gehen, die abgestorbenen Körperteile mit einer Decke oder warmer Kleidung gut zuzudecken, sich kurze Zeit richtig aufzuwärmen. Doch darf man nicht zu lange in der Kälte bleiben, weil sonst die Gefahr besteht, daß man sich Erfrierungen und Gewebsschäden zuzieht.

Kleine Kinder muß man gut im Auge behalten, da sie dazu neigen, zu lange in der Kälte zu bleiben, sich Hände und Gesicht mit Schnee und Eis einreiben oder ähnliche Dinge anstellen, die sie noch anfälliger für Kälteschäden machen. Darum sollten sie nicht zu lange draußen bleiben und angehalten werden, sich nicht so naß zu machen. Wenn sie wieder drinnen sind, muß man darauf achten, daß sie trocken und warm werden. Eine Gefühllosigkeit müßte in wenigen Minuten ver-

schwinden. Wegen der Gefahr von Frostbeulen oder anderen Schäden sollte man die Kinder gut im Auge behalten, wenn sie über Brennen und Jucken an den »eingeschlafenen« Stellen klagen. Sobald diese Körperteile nicht mehr gefühllos sind, müßte das Brennen und Jucken aufhören. Wenn nicht, muß der Arzt hinzugezogen werden.
Außer mit warmen Decken und Kleidung, kann man dem Aufwärmen der gefühllosen Stellen mit vorsichtigem Massieren nachhelfen. Ebenso nützt Anhauchen oft schon etwas, denn Ihr Atem ist sicher wärmer, als die kalte Hautoberfläche.
Es ist jedoch nicht nur die Kälte, die das Gefühl von Empfindungslosigkeit, von Erstarrtheit auslösen kann: langes Sitzen oder Liegen in der gleichen Stellung oder einer Lage, die die Blutzirkulation hemmt, kann ähnliche Erscheinungen hervorrufen. Meistens entsteht dann ein Kribbelgefühl, das aber auch schnell wieder verschwinden sollte, wenn die Lage verändert wird. Hier hilft auch Massage der eingeschlafenen Partien.
Mehr als einige Minuten dauernde, öfter wiederkehrende, ohne erkennbaren Grund auftretende Gefühllosigkeit braucht ärztlichen Rat. Das Symptom ist noch bedeutungsvoller, wenn der ganze Rumpf oder größere Körperregionen in Mitleidenschaft gezogen werden; eine neurologische oder andere krankhafte Störung darf nicht ausgeschlossen werden. Natürlich muß das Kind auch zum Arzt gebracht werden, wenn die Gefühllosigkeit als Folge eines Unfalls oder einer Krankheit auftritt, es könnten Nerven verletzt sein. Die Klagen des Kindes sollten in jedem Fall ernst genommen werden.
Sicher soll man die Kinder ernst nehmen, wenn sie über Beschwerden klagen, doch darf man nicht übersehen, daß Kinder im allgemeinen dazu neigen, andere nachzuahmen. Darum ist es sehr unwahrscheinlich, mehrere Kinder in einer Klasse zu haben, die an Gefühllosigkeit von Körperteilen leiden, welche durch eine ernsthafte Erkrankung hervorgerufen sind. Das kranke Kind, das besonders beachtet wird, erscheint den anderen vielleicht beneidenswert wegen seiner Sonderstellung. Wenn also ein zweites plötzlich die gleichen Symptome zeigt, womöglich nach ein bis zwei Tagen über die Beschwerden klagt, die es beim Kameraden gesehen hat, möchte es sich vielleicht nur interessant machen. Dennoch müßte man genau feststellen, ob es einen nur an der Nase herumführt oder tatsächlich ein Problem hat.

Symptom Nr. 99:
Schwäche in einer Körperhälfte

Ein verhältnismäßig selten auftretendes Symptom ist die Schwäche einer Körperhälfte. Ihnen und sogar den Mitschülern wird diese Schwäche auffallen. Zuerst bemerkt man ungewöhnliche Stellungen. Zum Beispiel steht ein solches Kind öfter auf dem einen Fuß als auf dem anderen, mag nicht laufen, setzt sich immer gleich auf den Fußboden, hat vielleicht einen merkwürdigen Gang, weicht den anderen aus, um sich zu schützen. Sie mögen auch zuckende, ruckartige Bewegungen des Körpers beobachten.

Diese einseitige Körperschwäche kann eine leichte Form einer Cerebrallähmung sein oder es ist das erste Anzeichen einer kommenden schweren Muskelkrankheit. Es ist anzunehmen, daß die Familie des Kindes schon über diese Störung Bescheid weiß, wenngleich es auch möglich ist, daß noch niemand etwas davon gemerkt hat. Bei einem Gespräch mit den Eltern, in dem Sie ihnen Ihre Beobachtungen mitteilen, können Sie feststellen, wie weit das Problem bekannt ist. Wenn ja, können Sie sich Rat holen, wie Sie das Kind in der Schule behandeln sollen; zum Beispiel, ob man das Kind in seinen Aktivitäten etwas bremsen soll, ob es spezielle Unterrichtsmethoden für dieses Kind gibt, ob es Medikamente nehmen muß.

Wenn noch niemand eine Auffälligkeit bemerkt hat und Sie der erste sind, muß man annehmen, daß es Folgeerscheinungen einer früheren Krankheit sind, es könnte aber auch eine neue Hirnfunktionsstörung sein, die vorher noch nicht aufgetreten ist. Wenn den Eltern bis jetzt noch nichts aufgefallen war und sie sich auch an keine früher aufgetretenen Symptome erinnern können, ist sofortige ärztliche Betreuung dringend vonnöten. Ebenso, wenn sich das Kind in der Schule bisher ganz normal bewegt hat und plötzlich eine Schwäche der einen Körperhälfte auffällt, muß eine ärztliche Untersuchung vorgenommen werden.

Symptom Nr. 100:
Auffallendes Torkeln oder Gleichgewichtsstörungen

Taumeln oder Gleichgewichtsstörungen dürfen nicht übersehen werden. Bei einem Kind wird vielleicht nicht beobachtet, daß eine Körperhälfte schwächer als die andere ist, aber es kann nicht so gleichmäßig und kontrolliert gehen, laufen, sitzen, stehen und sich bewegen wie andere, gleichaltrige Kinder. In abgeschwächter Form können Sie das beobachten, wenn das Kind Schwierigkeiten hat, von einer sitzenden in eine aufrechte Stellung zu kommen, beim Treppensteigen, beim Laufen und Springen und anderen Bewegungsaktivitäten. Das Problem kann geringfügig oder schwerwiegend sein, deshalb sollten Sie solch ein Kind besonders im Auge behalten und alles, was Ihnen auffällt mündlich weitergeben oder besser schriftlich festhalten. Sie können dann eher sagen, ob Sie ein Fortschreiten der Störung beobachtet haben.
Wie bei den anderen Problemen bei Kindern, ist immer der erste Schritt die Orientierung und das Gespräch mit den Eltern. Vielleicht ist ihnen die Schwierigkeit schon bekannt, dann werden sie sicher froh sein, daß auch Sie um das Wohl des Kindes besorgt sind. Ist den Eltern noch nichts aufgefallen, muß der Arzt die Sachlage klären. Es kann auch sein, daß sie etwas bemerkt haben, aber nicht wahrhaben wollten, daß womöglich eine ernste Störung vorliegt. Vielleicht hoffen sie, daß das Problem verschwindet, wenn man es einfach nicht zur Kenntnis nimmt. Diese Haltung braucht kein Mangel an Sorgfalt oder ein Zeichen von zu wenig Liebe zu sein, viele von uns haben gewiß schon einmal eine solche Einstellung eingenommen. Doch in der Tat gehen wirkliche Störungen bei kleinen Kindern fast nie von alleine weg. Man muß sie aufmerksam beobachten und sorgfältig behandeln.

Der Arbeitsbogen

Der Arbeitsbogen enthält die auffallendsten Anzeichen und Symptome für Störungen im Kindesalter, über die in diesem Abschnitt gesprochen worden ist.

	Ungewöhnliche Symptome	Problemfelder				
Nr.	Symptome	physisch-organisch	emotional	sozial	umweltbedingt	schulisch-intellektuell
94	Krämpfe, Zuckungen, Anfälle	×	×			
95	Häufige, ruckartige, hastige Bewegungen	×	×			
96	Kurze oder ausgedehnte Absencen	×				
97	Schwäche- oder Ohnmachtsanfälle	×	×			
98	Gefühllosigkeit eines Körperteiles	×				
99	Schwäche in einer Körperhälfte	×				
100	Auffallendes Torkeln oder Gleichgewichtsstörungen	×				

Anhang

450 Anzeichen und Symptome für Störungen im frühen Kindesalter

Die nachfolgend aufgeführten 450 Anzeichen und Symptome wurden zunächst von einer Gruppe von Fachleuten zusammengetragen, um aus ihnen die 100 wichtigsten Merkmale und Hinweise auf Störungen im frühen Kindesalter herauszusuchen. 30 Experten wurden beauftragt, die 450 Auffälligkeiten nach bestimmten Gesichtspunkten zu untersuchen und ein Index-Schema zu entwickeln. Der Gruppe gehörten an: ein Augenoptiker, zwei praktische Ärzte, ein Psychiater, ein Anstalts- und zwei Schulpsychologen, ein Schulrat für Elementarschulen, ein Sprachheiltherapeut, zwei geprüfte Krankenschwestern, zwei Schulleiter, drei Sozialarbeiter, der Leiter einer Schule für geistig Behinderte, ein Professor der Erziehungswissenschaft (tätig an einer Universität), ein Zahnarzt, zwei Minister, ein Sportlehrer an einer Grundschule und acht Elementarlehrerinnen. Alle waren aktiv an dem Projekt beteiligt. Jeder von ihnen erhielt zunächst einen Fragebogen, auf dem die 450 Fakten verzeichnet waren, mit der Bitte, sie bezüglich ihrer Bedeutung und der Häufigkeit ihres Vorkommens zu klassifizieren. Zur Markierung der Bedeutung wurden die Ziffern 1 – 4 benutzt (»1« = relativ harmlos bis »4« = besonders schwerwiegend). Die Häufigkeit des Auftretens war dazu in Beziehung zu setzen, wiederum unter Verwendung der Ziffern 1 – 4, wobei »1« hieß, daß ein bestimmtes Symptom oder Merkmal nur ein einziges Mal aufzutreten brauchte, um für die entsprechende Störung bereits signifikant zu sein; die »4« dagegen zeigte an, daß dies mehrmals am Tag geschehen müsse, um als signifikant zu gelten. Danach waren die Ergebnisse zu kombinieren, wobei die Indexziffern für die Häufigkeit umgekehrt werden mußten. Daraus ergab sich für jedes Faktum eine Kennziffer zwischen »8« und »2«, mit großer Aussagekraft (»8« = schwerwiegende Störung schon bei einmaligem Auftreten des Symptoms bis »2« = relativ harmlose Störung selbst bei öfterem Auftreten desselben Symptoms. Schließlich wurden

die Resultate aller Fragebögen miteinander verglichen, jede Einzelposition analysiert und in einer Gesamtübersicht zusammengefaßt.
Eine Liste der hundert Auffälligkeiten, für die die höchsten Indexziffern ermittelt worden waren, wurde nun dem um 20 Mitglieder erweiterten Team zur Begutachtung vorgelegt. Die hinzugekommenen Mitarbeiter waren: ein Kinderarzt, ein Psychiater, ein Internist, ein Anstaltspsychologe, ein Schulpsychologe, ein auf Kinder spezialisierter Neurologe, der Leiter eines Kinderhilfswerks, ein Sprachheiltherapeut, zwei Sozialarbeiter, drei Dozenten von Pädagogischen Hochschulen, zwei Kollegen einer Hochschule für Medizin, der pädagogische Leiter eines Zentrums für geistig Behinderte, ein Sonderschullehrer und drei Väter bzw. Mütter jüngerer Kinder. Beide Gruppen hatten sich auf schriftliche Anfragen hin gebildet (68% der Adressaten hatten geantwortet). Es handelte sich durchweg um außerordentlich fähige, aufgeschlossene Leute, die entweder selber täglich mit jüngeren Kindern umgehen oder aber mit Menschen, die mit Kindern dieses Alters zu tun haben. Sie sind nach Überzeugung des Verfassers absolut als Vertreter der Verhältnisse in Großstädten wie auch in kleineren Orten und Landgemeinden anzusehen. Jeder Mitarbeiter wurde aufgefordert, sorgfältig zu prüfen, inwieweit die Liste seinen Vorstellungen entsprach, und sie gegebenenfalls zu ergänzen. Die einzige Bedingung für das Hinzufügen eines Faktums bestand darin, zum Ausgleich dasjenige auszustreichen, das der Betreffende für das am wenigsten bedeutsame hielt, so daß die Zahl von 100 Positionen erhalten blieb. In die Gesamtliste wurde das neue Faktum aufgenommen, wenn fünf oder mehr Mitglieder es befürworteten. Dabei ging man von der Voraussetzung aus, daß die Meinung von fünf Experten diese Änderung der Liste rechtfertige. Demgegenüber bedurfte es zehn oder mehr Stimmen, um ein Faktum von der Gesamtliste zu streichen, wobei man sich an den Streichungen auf den individuellen Listen orientierte. Aus diesem Vorgehen resultierte die dem Inhaltsverzeichnis zu entnehmende Auflistung der 100 Symptome und der Erhebungsbogen zur Früherkennung auf S. 232.
Die Tabellen wurden an Studenten verteilt, die sich freiwillig zur Verfügung gestellt hatten, um sie in der Praxis zu erproben. Ihr engagierter Einsatz führte zu Erkenntnissen bezüglich ihrer – potentiellen – Bedeutung für die Schulen und einer möglichst optimalen Handhabung seitens der Lehrer. Den Studenten gebührt für ihre Bemühungen Dank und Anerkennung.

Um dieses Buch optimal nutzbar zu machen, soll dem Leser jedoch auch die Liste der 450 Anzeichen und Symptome für Störungen im frühen Kindesalter nicht vorenthalten werden.
Der besseren Übersicht halber sind sie grob in vier Gruppen aufgeteilt:

1. Physisch/organische Störungen
2. Psychisch/soziale Störungen
3. Schul- und intellektuelle Probleme
4. Störungen, die durch Umwelt oder Familie bedingt sind.

Zudem haben wir versucht, sie alphabetisch aufgelisteten Oberbegriffen zuzuordnen, damit im Bedarfsfall ein entsprechender Rat schnell gefunden werden kann.
Es gilt jedoch grundsätzlich immer: *Jedes Kind, das Ihnen ernstlich Sorgen macht, sollte einem Arzt vorgestellt werden!*

1. Physisch/organische Störungen

Die Anzeichen und Symptome in diesem Kapitel deuten zum größten Teil auf Erkrankungen des Körpers hin und verlangen ärztliche Betreuung, wenn sie nicht ganz vorübergehend auftreten. Zumindest sollten jedoch die Eltern des Kindes aufmerksam gemacht werden, wenn eines dieser Merkmale auffällt. Scheint es geraten, das Kind nicht länger in der Schule zu halten, sollte es entweder von den Eltern abgeholt oder von einer Aufsichtsperson der Schule nach Hause gebracht werden. Im letzteren Fall muß man sich vorher vergewissern, daß eine erwachsene Person zu Hause ist, die die Verantwortung für das erkrankte Kind übernehmen kann. Kinder sollten nie allein nach Hause geschickt werden. Kann man die Eltern des Kindes oder eine andere verantwortliche Person nicht erreichen, muß man mit dem Arzt (Schularzt oder Notarzt, bzw. Krankenhaus) Verbindung aufnehmen.

Die Zeichen und Symptome in diesem Abschnitt sind unabhängig vom Alter des Kindes und repräsentieren weitgehend sehr ernst zu nehmende Probleme – wenn nicht ausdrücklich etwas Gegenteiliges bei dem einzelnen Merkmal angegeben ist!

Allergien

Allergien. Überzeugen Sie sich, ob das Kind bestimmte Medikamente nehmen oder nicht nehmen soll. Beobachten Sie, was es treibt, ißt, trinkt usw.

Asthma

Asthma. Von den Eltern schriftliche Anweisungen geben lassen, was bei einem Asthmaanfall in der Schule zu tun ist, wo das Kind aktiviert, wo geschont werden muß usw.

Atmung

Hastiges Atmen. Könnte ein ernstes Problem der Atmungsorgane bedeuten. Vielleicht ist das Kind aber auch nur sehr aufgeregt oder stark verängstigt. Unbedingt einen Arzt hinzuziehen, wenn das Symptom stärker wird oder nicht innerhalb weniger Minuten zurückgeht!

Keuchen. Möglicherweise eine Allergie oder harmlose Krankheit, vielleicht aber auch Zeichen einer schweren Erkrankung. Es könnte ein Fremdkörper in der Kehle stecken: in diesem Fall versuchen, das Kind dazu zu bringen, daß es den Gegenstand aushustet; wenn das nicht gelingt, muß der Arzt ihn herausholen. Dies kann u. U. sehr gefährlich sein!

Kurzatmigkeit nach geringer Anstrengung. Krankheitszeichen, wenn es sehr häufig auftaucht.

Setzt sich immer gleich hin nach kurzer körperlicher Beanspruchung. Kommt relativ oft vor; auf andere Symptome achten!

Auge

Sehstörungen. Müssen vom Fachmann untersucht werden. Wenn sie bei sonst normal sehenden Kindern auftreten: zum Augenarzt schicken.

Rote oder geschwollene Augen. Kann von heftigem Weinen kommen, auch durch Allergie oder Überanstrengung.

Häufige Gerstenkörner. Drüseninfektion.

Verschwommene oder tränende Augen. Sofort dem Arzt zeigen, wenn etwas anderes als wäßrige Flüssigkeit austritt.

Schielen. Einige Tage beobachten, dann die Eltern aufmerksam machen; Arztbesuch empfehlen.

Ein Auge wird mehr beansprucht als das andere. Wie oben.

Die Augen zukneifen. Wie oben.

Heftiges Zwinkern, Blinzeln. Vielleicht Fremdkörper im Auge, möglicherweise nervöse Angewohnheit.

Reibt sich ständig die Augen. Nur von Bedeutung, wenn es häufig und heftig geschieht; kann nervöse Angewohnheit sein oder auf emotionale Schwierigkeiten hinweisen.

Pupillen sind verschiedenfarbig. Kein Problem, wenn es von Geburt an besteht. Tritt das Symptom später auf, ist es möglicherweise ernstzunehmen. Arzt hinzuziehen!

Hervortretende Augen. Kann Schilddrüsenerkrankung anzeigen oder andere physische Ursache haben, kann persönliches Charakteristikum sein. Vom Arzt untersuchen lassen.

Augenlider fallen herab. Kann von Muskelerkrankung herrühren, aber auch persönliches normales Körpermerkmal sein.

Oft verklebte Augen. Dem Arzt zeigen. Wenn nicht ganz minimal, sofortige ärztliche Behandlung notwendig.

Zwinkern mit einem Auge unabhängig vom anderen. Meistens bedeutungslos, wenn nicht das eine Auge übermäßig stark zwinkert und das andere überhaupt nicht zwinkern kann.

Dunkle Ringe unter den Augen. Vielleicht außerordentlich müde, kann Zeichen für eine Erkrankung sein, möglicherweise Eisenmangel.

Augen bewegen sich unabhängig voneinander. Zwei bis drei Wochen beobachten, wenn immer noch auffällig, zum Augenarzt schicken.

Doppelt sehen. Sollte ernst genommen werden bereits beim ersten Auftreten.

Höhen- oder Tiefeneinschätzung fehlt. Augenärztliche Untersuchung notwendig.

Unfähig, einem Gegenstand mit den Augen zu folgen. Vom Facharzt untersuchen lassen.

Farbenblindheit. Wahrscheinlich relativ unbedeutend; kann sich störend bei einigen Tätigkeiten auswirken und Schwierigkeit bedeuten beim Überqueren der Straße an der Ampel.

Bauch

Stark hervortretender Bauch. Möglicherweise Unterernährung; kann auch andere körperliche Gründe haben. Arzt befragen.

Wiederholte Bauchschmerzen. Könnte psychische Probleme widerspiegeln, aber auch körperliche Ursachen haben (z. B. Blinddarm). In jedem Fall ärztlich untersuchen lassen.

Bewegung

Störungen in der Grob-Motorik (Bewegungsstörung). Kann viele verschiedene Gründe haben. Medizinische Beobachtung notwendig!

Feinmotorische Störungen. Wie oben.

Unfähig, zwischen Gegenständen durchzugehen oder ihnen auszuweichen. Kann Entwicklungsstörung, Hör-, Seh- oder andere körperliche Schwäche anzeigen; vielleicht hat das Kind auch nur nicht verstanden, was man von ihm erwartet.

Kann nicht kriechen oder krabbeln. Anzeichen einer körperlichen Entwicklungsstörung.

Schleppender, müder Gang. Kann von sozialen und emotionalen Ursachen herrühren, verlangt einfühlendes Verständnis.

Hinkender Gang. Zum Arzt schicken, wenn es länger als einen Tag anhält und nicht Folge eines eben erlittenen kleinen Unfalls ist.

Gehen mit nach innen gedrehten Fußspitzen. Mit dem Kind reden und sehen, ob es das revidieren kann. Zum Arzt schicken, wenn es sehr auffällig ist.

Schnelle, sprunghafte Bewegungen. Kann psychische Gründe haben.

Blähungen (Pupsen)

Blähungen. Meist belanglos; manche Kinder machen sich einen Spaß daraus. Könnte aber auch Symptom einer Erkrankung sein, wenn es länger als einen Tag anhält.

Blut

Blutspucken. Kann Zeichen innerer Blutung sein. Unbedingt einen Arzt zuziehen!

Blut im Stuhl. Kann innere Blutung anzeigen; einen Arzt zuziehen.

Brust

Tonnenartiger Brustkorb. Wahrscheinlich persönliches Charakteristikum. Sollte vom Arzt begutachtet werden, wenn sehr auffallend.

Unbedingt sofort den Arzt zu Rate ziehen, wenn eine Veränderung festzustellen ist.

Chronische Krankheiten

Chronische Krankheiten. Sich vom behandelnden Arzt des Kindes Verhaltensmaßregeln geben lassen.

Durchfall

Häufig Durchfall. Zum Arzt schicken, wenn es über acht Stunden andauert.

Entstellungen

Entstellungen im Gesicht oder am Körper. Verlangen Einfühlungsvermögen; können soziale und emotionale Probleme nach sich ziehen.

Erbrechen

Häufiges Erbrechen. Kann emotionale Schwierigkeiten als Ursache haben, kann auf eine körperliche ernstzunehmende Erkrankung zurückzuführen sein. Den Arzt hinzuziehen, wenn innerhalb von acht Stunden keine Besserung eintritt.

Essen und Trinken

Trinkt unmäßig viel Wasser. Hat meist nichts zu bedeuten, sollte dennoch beobachtet werden.

Ißt eigenartige Dinge, z. B. Farbe oder Seife. Vergiftungsgefahr. Ernährungsprobleme, körperliche oder seelische Störung.

Fieber

Hohes Fieber. Kann neurologische oder psychische Ursachen haben, oder Infektionskrankheit.

Gefühllosigkeit

Taube oder gefühllose Körperstellen. Ernst zu nehmen, wenn nicht vorübergehend oder auf starke Abkühlung zurückzuführen.

Gelenke

Geschwollene Gelenke. Könnte ernste Gründe haben. Zum Arzt schicken.

Gelenkschmerzen. Zum Arzt schicken, kann ernst sein.

Gewicht

Zu dick. Kann psychische Ursache haben; vielleicht einfach überernährt.

Zu dünn. Kommt oft bei kleinen Kindern vor; kann krankheitsbedingt sein, wenn es extrem erscheint, oder das Kind ist vernachlässigt.

Gleichgewichtsstörungen

Gleichgewichtsstörungen. Stolpert oder fällt ständig hin. Möglicherweise ernstzunehmende Störung. Sollte vom Arzt begutachtet werden.

Gliedmaßen

Keine Bevorzugung der rechten oder der linken Hand. Hat nichts zu bedeuten. Die meisten Menschen sind Rechts- oder Linkshänder, aber manche benutzen beide Hände gleichermaßen.

Deformation an den Armen, Händen oder Fingern. Verlangt Ihr Einfühlungsvermögen, kann zu sozialen und seelischen Schwierigkeiten führen.

Arm, Hand oder Finger fehlen. Wie oben.

Blasen an den Füßen. Wahrscheinlich sind die Schuhe zu klein. Arzt befragen, wenn mehr als 2 oder 3 kleine Blasen oder eine sehr große vorhanden sind, oder wenn die Blasen nicht in wenigen Tagen verschwinden.

Eingewachsene Fußnägel. Den Eltern zu einer medizinischen Behandlung raten.

Geschwollene Füße oder Beine. Vielleicht Verletzung, zum Arzt schicken.

Auffallend kleine Hände oder Füße. Im allgemeinen bedeutungslos; könnte Schwierigkeiten im Schulunterricht hervorrufen.

Ein Bein ist länger als das andere. Kann mit bestimmten Spielen oder anderen Aktivitäten zusammenhängen; kann weitere körperliche Probleme hervorrufen.

Deformierte Beine, Füße oder Zehen. Verlangt einfühlendes Verständnis; kann emotionale und soziale Probleme auslösen.

X-Beine. Sollte der Arzt sehen.

Plattfüße. Vom Schularzt ansehen lassen.

Bein, Fuß oder Zehen fehlen. Einfühlsam mit dem Kind umgehen, kann zu sozialen und seelischen Problemen führen.

Größe

Übernormal groß. Dem Arzt zeigen.

Minderwuchs (unter der Norm klein). Dem Arzt vorstellen.

Haare

Übermäßig viele Haare im Gesicht oder auf den Armen. Kann mit sozialen oder psychischen Störungen zusammenhängen.

Struppiges, glanzloses Haar. Wahrscheinlich Zeichen mangelnder Pflege, zu wenig gekämmt, kann aber auch Zeichen einer Erkrankung oder Unterernährung sein.

Starke Schuppenbildung. Vielleicht mangelnde Sauberkeit, möglicherweise Hautproblem. Spricht normalerweise gut auf Behandlung an; eventuell ärztliche Behandlung nötig.

Haare gehen aus. Kann Reaktion auf Medikamente sei; ernstliche Erkrankung möglich.

Kahle Stellen auf dem Kopf. Kann durch emotionale Probleme verursacht sein, wenn sich das Kind Haare ausgerissen hat.

Kopfläuse. Schulgesundheitsamt und die Eltern benachrichtigen; kann sich leicht ausbreiten.

Hals

Heiserkeit. Problematisch, wenn sie wiederholt und stark auftritt.

Schluckbeschwerden. Nachschauen, ob ein Fremdkörper verschluckt wurde. Eventuell zum Arzt schicken.

Häufige Halsentzündung. Kinder mit sich oft wiederholenden Halsschmerzen sollten vom Arzt angeschaut werden, kann infektiös sein.

Harnwege

Tröpfelnder Urin. Kleine Jungen müssen erst lernen, wie sie den Urin zum Fließen bringen und wie sie das Tröpfeln nach dem Urinieren stoppen.

Stark riechender Urin. Kann mit Verdauungsstörungen zusammenhängen, aber auch auf ernste Erkrankung hinweisen. Zum Arzt schikken, wenn sehr auffallend oder über eine Woche anhält.

Starker Harndrang. Kann für das Kind normal sein, kann durch seelische Probleme verursacht werden, kann krankheitsbedingt sein.

Schmerzen beim Wasserlassen. Wahrscheinlich Infektion der Harnwege, den Arzt fragen.

Kind kann kein Wasser lassen. Möglicherweise schwere gesundheitliche Störung, wenn es über 24 Stunden anhält. Zum Arzt schicken.

Haut/Warzen

Muttermale. Können soziale und psychische Probleme verursachen, wenn sehr auffällig.

Farbveränderungen der Haut oder Flecken. Medizinisch begutachten lassen.

Schuppige Stellen auf der Haut. Medizinisch begutachten lassen.

Flechte. Ansteckend; muß behandelt werden.

Hautausschlag. Sollte jemand vom Schulgesundheitsdienst oder der Arzt begutachten.

Furunkel oder Abszesse. Zeichen für eine Infektion; muß dem Arzt gezeigt werden.

Ständiges Jucken. Vielleicht mangelnde häusliche Hygiene, vielleicht nervöse Angewohnheit oder Allergie.

Leberfleck, der sich in der Farbe verändert. Könnte Zeichen für ernsthaftes Problem sein.

Viele Warzen. Kann Infektion sein, dem Arzt zeigen.

Herz

Angeborener Herzfehler. Möglichst schriftliche Anweisung vom Arzt geben lassen, was das Kind darf und was nicht.

Husten

Trockener Husten. Arzt aufsuchen, wenn er über eine Woche andauert, es könnte auch ein Fremdkörper im Hals sein.

Husten mit Auswurf. Wird problematisch, wenn er über eine Woche anhält. Zum Arzt schicken.

Knochenbrüche

Wiederholte Knochenbrüche. Verdacht auf Kindesmißhandlung. Nie ein Kind bewegen, wenn ein Knochen gebrochen sein könnte!

Körpergeruch

Auffallender Körpergeruch. Kann auf mangelnde Sauberkeit hindeuten, aber auch auf Erkrankung. Wenn es nach Chemikalien riecht, Verdacht auf Inhalieren irgendwelcher Dämpfe. Das Kind könnte natürlich auch an etwas geraten sein, das vielleicht ganz harmlos ist.

Wenn eine Ursache nicht festzustellen ist, den Arzt aufmerksam machen.

Koordination

Mangelnde Koordination von Auge und Hand. Schulberater, Psychologen oder Mediziner zu Rate ziehen.

Kopf/Gesicht

Blässe. Kein Problem, wenn sie nicht extrem oder für das jeweilige Kind ungewöhnlich.

Roter Kopf. Kind kann überhitzt, unterkühlt oder sehr aufgeregt sein. Kann jedoch auch die normale Gesichtsfarbe sein.

Ausschlag im Gesicht. Zum Arzt schicken.

Hält den Kopf schief. Vielleicht Hör- oder Sehproblem, könnte auch andere körperliche Ursachen haben.

Häufige Kopfschmerzen. Sind sehr unüblich bei Kindern. Der Ursache auf den Grund gehen. Eventuell Arzt fragen.

Krämpfe

Krämpfe oder Anfälle. Lassen Sie sich von den Eltern oder vom Arzt zeigen, was man in solchen Fällen tut.

Lähmung

Lähmung eines Körperteils. Außerordentlich ernst, wenn sie bei einem sonst gesunden Kind auftritt und nicht vorübergehend ist oder z. B. durch starke Auskühlung entstand.

Zerebrallähmung. Braucht Ihre einfühlsame Hilfe; kann soziale und psychische Probleme nach sich ziehen; das Kind braucht vielleicht spezielle Unterstützung und Anleitung.

Medikamente

Muß verordnete Medizin nehmen. Sehr sorgfältig überwachen, daß das Kind die ihm verordnete Medizin nimmt; aber nicht zulassen, daß Medikamente genommen werden, über deren ärztliche Verordnung man nicht sicher ist.

Mund

Mundgeruch, wie von Früchten. Wenn nicht durch Ernährung oder Süßigkeiten bedingt, Hinweis auf Diabetes oder eine andere Krankheit. Arzt hinzuziehen, falls kein harmloser Grund sichtbar.

Trockene, rissige Lippen. Reaktion auf Fieber, Medikamente oder andere Krankheiten.

Angeschwollene Lippen. Kann Allergie sein, Reaktion auf Insektenstich; vielleicht Unfall. Wenn mehr als kleine Schwellung, den Arzt rufen.

Gespaltene Lippe oder Gaumen. Kann mit Sprachschwierigkeiten einhergehen und soziale und emotionale Probleme nach sich ziehen.

Blaufärbung der Lippen, Ohrläppchen und Fingernägel. Vorübergehende Reaktion auf Überhitzung oder Unterkühlung; wenn die Verfärbung nicht in ca. zehn Minuten zurückgeht, kann es ein ernstes medizinisches Problem sein.

Rote Zunge. Kann von farbiger Nahrung, z. B. Bonbons, kommen, aber auch Entzündung bedeuten.

Trockene, rissige Zunge. Dem Arzt zeigen.

Geschwollene Zunge. Dem Arzt zeigen.

Nässende Stellen oder Wunden um Mund oder Nase. Eventuell Virusinfektion; problematisch, wenn es nicht weggeht. Arzt zeigen.

Starkes Sabbern. Mit einem Sprachtherapeuten oder Arzt reden.

Zahnfleischbluten. Vielleicht harmlos, sollte vom Arzt begutachtet werden.

Löcher in den Zähnen. Mangelnde Zahnpflege, mit den Eltern besprechen, wenn auffallend. Zahnarztbesuch empfehlen.

Fehlende Zähne (außer den Milchzähnen). Kind und Eltern unter vier Augen fragen, was geschehen ist; an Sturz oder Kindesmißhandlung denken.

Abgebrochene Zähne. Das Kind unter vier Augen fragen, was geschehen ist. Unfall oder Verdacht auf Kindesmißhandlung.

Verlust des Geschmackssinns. Tritt meist bei Erkältungen oder anderen leichten Krankheiten auf. Bedarf ärztlicher Untersuchung, wenn keine derartigen Krankheiten erkennbar. Dem Kind in den Mund schauen, ob es irgend etwas in den Mund gesteckt hat.

Nase

Laufende Nase. Das Kind lehren, das Taschentuch zu benutzen. Problematisch, wenn extrem stark oder lange andauernd; in diesem Fall dem Arzt zeigen.

Ständiges Schnüffeln. Oft anzutreffen. Naseputzen lehren. Kann auf Störung beruhen, wenn es regelmäßig über zwei Wochen anhält.

Häufiges Nasenbluten. Sofort zum Arzt, wenn es sehr stark ist oder nach ca. 10 Minuten nicht aufhört.

Verlust des Geruchsinns. Kann durch Erkältung oder Allergie entstehen. Ursache feststellen.

Ohnmacht

Ohnmacht. Kann ganz harmloses wie sehr ernstes Krankheitszeichen sein; durch Überhitzung, Hunger ausgelöst werden; nur sehr selten ist es eine Reaktion auf psychische Probleme. Das Kind sollte ruhig gehalten und während der folgenden 24 Stunden sorgsam beobachtet werden.

Ohr

Häufige Ohrenschmerzen. Eis auflegen, nicht mit Wärme behandeln, nichts ins Ohr tun.

Hört schlecht. Braucht fachmännischen Hörtest, manchmal wollen Kinder auch nur nicht zuhören.

Kann nicht erkennen, aus welcher Richtung ein Ton kommt. Vielleicht schwerhörig auf einem oder beiden Ohren. Zum Facharzt schicken.

Blutet aus dem Ohr. Sollte immer vom Arzt behandelt werden.

Geruch aus dem Ohr. Könnte von Infektion herrühren, eventuell ärztliche Behandlung notwendig.

Ohrensausen. Zum Arzt schicken, wenn es öfter vorkommt.

Räuspern/Rülpsen

Häufiges Räuspern. Kann nervöse Angewohnheit sein.

Häufiges Rülpsen. Kann ein »Spiel«, aber auch durch Atemschwierigkeiten oder eine andere krankhafte Störung bedingt sein, vor allem wenn es länger als einen Tag andauert.

Rückgratverkrümmung

Rückgratverkrümmung. Ärztliche Untersuchung notwendig, wenn nicht ganz unerheblich.

Schlaf

Kann nicht schlafen. Aufregung über ein bevorstehendes Ereignis, seelische Nöte, vielleicht auch körperliche Probleme.

Ist morgens nicht wach zu kriegen. Geht wahrscheinlich nicht früh genug schlafen. Fünf- und sechsjährige Kinder brauchen elf Stunden, sieben- und achtjährige etwa zehn Stunden Schlaf in der Nacht.

Schläft in der Schule. Hat vielleicht in der letzten Nacht zu wenig Schlaf bekommen, vielleicht häusliche Probleme, oder langweilt sich. Kann Krankheitszeichen sein.

Schütteln/Zittern

Schütteln oder Zittern. Vielleicht Reaktion auf Unterkühlung, vielleicht Grippe, Erkältungskrankheit oder eine andere harmlose Krankheit. Kann aber auch psychische Probleme oder eine ernste organische Krankheit anzeigen.

Schulter

Hält die eine Schulter höher als die andere. Vom Arzt oder einer Krankengymnastin begutachten lassen.

Schwäche

Schwäche einer Körperhälfte. Bei einem sonst normal reagierenden Kind ärztliche Hilfe nötig.

Schwitzen

Übermäßig starkes Schwitzen. Das Kind sollte dem Arzt vorgestellt werden, wenn es schon nach geringer körperlicher Anstrengung oder im Ruhezustand übermäßig schwitzt.

Sprache

Unverständliches, unzusammenhängendes Sprechen. Wenn es bei Kindern beobachtet wird, die sonst verständlich reden, einen Arzt hinzuziehen, könnte schwere Schläge auf den Kopf bekommen haben.

Spricht lauter als nötig; Schreien. Vielleicht bedeutungslos, vielleicht hört das Kind schlecht. Erst mal wie ein Verhaltensproblem behandeln, ggf. Hörtest.

Stottern. Muß behandelt werden, wenn es nicht mit kurzzeitlich bedingter Schläfrigkeit oder einer vorübergehenden Krankheit verbunden ist und häufiger als bei anderen Kindern beobachtet wird.

Tastsinn

Kann einen Gegenstand durch Berühren nicht erkennen. Möglicherweise Entwicklungsstörung, vielleicht kennt das Kind den Namen des Gegenstandes nicht, vielleicht eine Störung des Tastsinns.

Teilnahmslosigkeit

Kurze Perioden völliger Teilnahmslosigkeit. Bedarf unbedingt ärztlicher Beobachtung.

Tod

Eine zum Tode führende Krankheit. Seien Sie aufrichtig mit dem Kind; bereit, mit ihm zu sprechen; und reagieren Sie nicht mit Overprotektion (einer Haltung, die zu sehr verwöhnen und beschützen will).

Überaktivität

Scheint plötzlich vor Energie und Aktivität zu bersten. Meist ohne Bedeutung. Wenn sehr übersteigert, Arzt fragen.

Ungeschicklichkeit

Ungeschicklichkeit. Nicht über dieses Problem in Gegenwart des Kindes oder wenn andere Kinder zuhören, sprechen. Versuchen Sie, das Kind vorsichtig anzuleiten, ihm zu helfen.

Verletzung

Schnitt- und Kratzwunden, die nicht heilen. Verschiedene Ursachen möglich. Arzt hinzuziehen.

Schwerer Schlag auf den Kopf. Wenn eine Schwellung zu sehen ist, Eis auflegen, das Kind unbedingt hinlegen und vom Arzt untersuchen lassen.

Schwerer Schlag auf den Bauch. Kann gefährlich sein; einen Arzt holen, wenn Schmerzen und Atemnot nicht schnell vorübergehen.

Platz- und Schnittwunden. Müssen möglicherweise genäht werden. Vorsichtig auswaschen, sterilen Verband. Keine Medikamente.

Verbrennungen. Unbedingt dem Arzt zeigen, wenn nicht ganz minimal. Unter kaltes Wasser halten oder Eis auflegen. Nichts auf die Brandwunde tun, vor allem keine Butter oder ähnliches. Keine Präparate.

Blaue Flecken in großer Anzahl. Verdacht auf Kindesmißhandlung.

Beulen. Sollte vom Arzt angesehen werden, wenn es sich nicht gerade gestoßen hat oder harmlos hingefallen ist.

Viele Brandwunden oder -narben. Kann soziale und psychische Probleme verursachen, wenn sehr ins Auge fallend; fragen Sie das Kind und die Eltern, was geschehen ist; es besteht der Verdacht auf Kindesmißhandlung.

Verstopfung

Verstopfung. Kommt häufig vor, braucht medizinische Versorgung, wenn das Kind 48 Stunden keinen Stuhlgang hat oder über anhaltende Schmerzen klagt. Mit den Eltern sprechen, daß sie nicht gleich Abführmittel geben.

Verwechslung

Rechts/links-Verwechslung. Normal bei Kindergartenkindern und Erstkläßlern; wird problematisch bei Acht- und Neunjährigen.

Verwechselt hinten und vorne. Ungewöhnlich bei Kindern im Schulalter.

Würgen

Häufiges Würgen. Kann emotionale Reaktion bedeuten. Ursache erforschen.

Wunden

Infizierte Wunden. Ärztliche Versorgung nötig.

Zucken

Zucken irgendeines Körperteils. Möglicherweise psychisches Problem, kann ernst sein, wenn nicht minimal und vorübergehend.

2. Psychisch/soziale Störungen

Die Merkmale und Symptome, die in diesem Abschnitt aufgeführt sind, deuten fast durchweg auf psychische oder soziale Probleme kleiner Kinder hin. Doch für alle gilt, erst abzuklären, ob nicht eine gesundheitliche, physische Störung der Anlaß ist, bevor man die Auffälligkeit als psychisches oder soziales Problem ansieht. Ebenso können diese Zeichen und Symptome direkt oder mittelbar durch Lern- oder Entwicklungsstörungen entstanden sein, die sich jetzt als soziale oder psychische Probleme darstellen.

Erst wenn man sicher ist, daß keine körperliche Erkrankung vorhanden ist, und man sorgfältig geprüft hat, ob Lern- und Entwicklungsstörungen im Spiel sind, sollte man die auffälligen Merkmale genau untersuchen: inwieweit sie mit der eigenen Beziehung zum Kind zusammenhängen, was man unter gestörtem Verhalten versteht, wie es sich im speziellen Fall äußert.

Kinder mit Verhaltensstörungen müssen erfahren, daß es feste Grenzen gibt, die freundlich, aber bestimmt gesetzt werden aus einer fürsorglichen liebevollen Beziehung des Erziehenden zum Kind. Soll das Verhalten geändert werden, muß eine negative Konsequenz sofort auf das gezeigte unerwünschte Verhalten folgen. Wenn umgekehrt eine gewünschte Verhaltensweise verstärkt werden soll, sollte das Kind wissen, daß es jedesmal belohnt wird, wenn es dieses gewünschte Verhalten zeigt. Diese positiven und negativen Verstärker müssen von Ihnen ganz bewußt eingesetzt werden und setzen voraus, daß Sie das Kind immer im Auge behalten – ebenso seine Umgebung – und sich über Ihre Beziehung zum Kind klar sind.

Beim Nachdenken darüber, wie man auf Zeichen derartiger Störungen reagiert, muß man sich klar werden, wie man das unerwünschte Verhalten am besten ändern kann: durch Strenge, Mißbilligung und Strafen oder durch Bestätigung von Ansätzen zu einem gewünschten Verhalten durch Lob und Belohnung. Als nächstes muß man überlegen, was das Kind nötiger braucht: emotionale Wärme oder etwas mehr Distanz. Schließlich sollten Sie sich einen festen Plan machen, wie Sie mit dem Kind umgehen und sein störendes oder gestörtes Benehmen behandeln. Dieser Plan müßte über einige Wochen oder Monate eingehalten werden, wenn sich das als notwendig erweist. Darüber hinaus müßte man bedenken, wie man sich mit den Eltern abspricht, um die eigenen Maßnahmen mit denen im Elternhaus abzustimmen. Ist es gelungen, einen gemeinsamen Behandlungsweg mit den Eltern zu finden und konsequent mit dem Kind zu beschreiten, könnte man sich nach weiteren unterstützenden Maßnahmen in der Schule oder von außerhalb umsehen. Sicher möchten Sie mit einem Schulberater oder Psychologen über die Probleme des Kindes reden. Vor allem, wenn die Zusammenarbeit mit den Eltern *nicht* herzustellen ist, werden Sie versuchen in der Schule oder der Gemeinde Unterstützung zu finden.

Die hier aufgeführten Symptome haben oft noch nachfolgende Erscheinungsformen, die man mit in Betracht ziehen sollte. Es könnten zudem soziale und psychische Schwierigkeiten auftreten, die in dieser Liste nicht vorkommen. Die in diesem Abschnitt aufgeführten Symptome sind ausgeprägter bei Erstkläßlern als bei Kindergartenkindern und gravierender bei Zweitkläßlern als bei denen der ersten Klasse, usw. Je früher eine Verhaltensstörung festgestellt und behandelt wir, desto leichter ist sie zu beheben, und um so schneller wird der Erfolg zu sehen sein.

Aberglauben

Abergläubisch. Gar nicht beachten, es sei denn, es beeinflußt die Aktivitäten und Leistungen; in diesem Fall mit den Eltern besprechen.

Abkapselung

Sehr zurückhaltend. Könnte mit emotionaler und sozialer Vernachlässigung zusammenhängen.

Kapselt sich ab. Es freundlich zu mehr Teilnahme ermuntern.

Möchte lieber allein sein. Hat sich in sich zurückgezogen oder ist von den anderen isoliert; braucht meist psycho-therapeutische Behandlung, wenn es sehr extrem ist.

Abneigung

Lehrer und Kind mögen sich nicht. Sprechen Sie mit dem Kind, und fragen Sie es, ob es Ideen hat, wie man das Verhältnis verbessern kann.

Ängste

Hat Angst, sich beim Spielen weh zu tun. Wird vielleicht zu Hause verhätschelt; dem Kind freundlich Mut machen, mitzuspielen.

Hat Angst vor Männern. Hat meist nichts zu bedeuten. Langsam und freundlich versuchen, eine Beziehung aufzubauen.

Hat Angst vor Frauen. Wie oben.

Glaubt, daß die anderen Leute ihm wehtun wollen. Klären Sie, ob die Furcht berechtigt ist; vielleicht ein ängstliches und sozial geschädigtes Kind.

Trägt gefährliche Gegenstände, z. B. Messer, mit sich herum. Das Kind fragen, warum es das tut; vielleicht braucht es tatsächlich Schutz; wenn das nicht erkennbar, versuchen, dem Kind dies abzugewöhnen; wenn es berechtigte Ängste hat, dem Kind zu helfen versuchen.

Hat Angst, sich schmutzig zu machen. Das Kind im Vertrauen fragen, warum es diese Furcht hat. Eventuell mit den Eltern reden.

Angst vor dem Lehrer. Erst gefühlsmäßige Distanz akzeptieren, diese allmählich verringern und versuchen, eine vertrauliche Beziehung aufzubauen.

Angst vor der Schule. Fragen Sie das Kind, wenn Sie mit ihm allein sind, nach dem Grund; kann aus der Angst herrühren, von zu Hause getrennt zu werden, aber auch Angst zu versagen bedeuten.

Angst, Fehler zu machen. Kind hat es vielleicht noch nicht gelernt, Mißerfolge zu ertragen, übermäßig stark erfolgsmotiviert.

Fürchtet sich vor Klassenarbeiten und Tests. Kommt häufig vor; versuchen, dem Kind eine positive Einstellung nahe zu bringen. Ihm vermitteln, daß auch ein negatives Ergebnis es nicht ungeliebt macht.

Aktivität

Mangelnde Aktivität. Könnte Angst sowie psychische oder soziale Gründe als Ursache haben; zunächst das Kind unter vier Augen nach seinen Schwierigkeiten fragen.

Überaktiv. Das Übermaß wie ein Verhaltensproblem behandeln; könnte durch emotionale oder soziale Schwierigkeiten ausgelöst sein.

Alter

Das Jüngste in der Klasse. Hat im allgemeinen nichts zu bedeuten, wenn nicht andere Symptome auftreten.

Älter als die anderen in der Klasse. Hat meist nichts zu bedeuten, es sei denn, der Altersunterschied beträgt zwei Jahre oder mehr; darauf achten, ob die anderen Kinder es ärgern oder verspotten.

Angewohnheiten

Bringt seine Kuscheldecke mit in die Schule. In den ersten zwei bis drei Tagen darüber hinwegsehen; in den nächsten Tagen mit dem Kind sprechen, daß es die Decke doch besser zu Hause lassen soll. Ggf. mit den Eltern sprechen.

Knackt mit den Handgelenken. Hat nichts zu bedeuten; das Kind dazu anhalten, damit aufzuhören.

Trommelt mit den Fingern. Unbedeutend; das Kind auffordern, das zu unterlassen.

Wirft mit Gegenständen. Zunächst auffordern, damit aufzuhören. Beobachten, ob andere Symptome dazukommen.

Schreit. Das Kind auffordern, das zu unterlassen, es beim Namen nennen und leise mit ihm sprechen. Es wird vielleicht schon ruhig werden, um Sie zu verstehen. Grund erforschen.

Stößt mit den Füßen. Das Kind auffordern, es zu unterlassen. Grund erforschen.

Beißt. Wie oben.

Anpassung

Beteiligt sich nicht. Mit dem Kind unter vier Augen darüber sprechen; mit Hilfe der anderen Kinder versuchen, es in die Aktivitäten mit einzubeziehen, wenn das Verhalten nicht mit weiteren Symptomen gekoppelt ist. Ggf. mit den Eltern sprechen.

Nimmt nicht an gemeinsamen Spielen teil. Feststellen, ob es mit seinen Gefühlen und Gedanken vielleicht ganz woanders ist, ob es ein Außenseiter oder ungeschickt im Spielen ist – ggf. mit den Eltern reden.

Hält sich nicht an die Regeln. Mit dem Kind allein sprechen.

Widersetzt sich einer Autorität. Mit dem Kind allein darüber sprechen; vielleicht hat es Grund für seinen Widerstand.

Streitet. Kommt häufig vor; im allgemeinen bedeutungslos; Grund erfragen, und in Extremfällen mit den Eltern reden.

Auslachen

Wird von den anderen ausgelacht. Die anderen Kinder daran hindern; d. h. Grund erforschen und darüber sprechen.

Beleidigtsein

Ist schnell beleidigt. Am besten gar nicht darauf eingehen. In Extremfällen mit den Eltern beraten.

Berührung

Mag nicht berührt werden. Bei kleinen Kindern recht ungewöhnlich, könnte mit schulischen, psychischen oder sozialen Problemen zusammenhängen.

Wünscht sich immer wieder Berührungskontakt mit den anderen Kindern oder dem Lehrer. Begegnen Sie dem Kind mit gefühlsmäßiger Wärme, und erwidern Sie zunächst sein Streicheln; dies Verhalten aber langsam einschränken, wo es übermäßig wird.

Will alle Leute küssen, auch Fremde. Freundlich, Schritt für Schritt abgewöhnen; mit dem Kind allein sprechen, daß ihm fremde Menschen durchaus auch gefährlich werden können – oder die Annäherung einfach nicht mögen.

Besitzgier

Will alles haben. Mit dem Kind allein über dieses Problem reden; es freundlich bestärken, mit anderen zu teilen.

Betrügen

Betrügt. Die Beziehungen intensivieren; das Kind ist vielleicht übermäßig auf Erfolg bedacht; freundlich versuchen, eine Verhaltensänderung herbeizuführen.

Bewegungen

Sehr langsame Bewegungen. Kann auf seelische Schwierigkeiten hindeuten, fehlende soziale und emotionale Beziehungen.

Daumenlutschen

Daumenlutschen. Nicht unbedingt ungewöhnlich. Versuchen, es dem Kind abzugewöhnen; möglicherweise Unsicherheit des Kindes im Umgang mit Ihnen oder den anderen Kindern.

Desinteresse

Ist uninteressiert an seiner Arbeit. Versuchen Sie herauszufinden, wodurch es abgelenkt wird, ob es Tagträume, häusliche Schwierigkeiten, Müdigkeit oder Gesundheitsprobleme sind.

Eifersucht

Ist sehr eifersüchtig. Sprechen Sie unter vier Augen mit dem Kind darüber; im allgemeinen das Problem nicht weiter zur Kenntnis nehmen.

Einnässen/Einkoten

Näßt ein oder macht die Hosen voll. Das Kind ist vielleicht zu schüchtern, die Toilette zu benutzen oder danach zu fragen; hat nichts zu bedeuten, wenn es nur gelegentlich passiert; oft merken die Kinder nicht rechtzeitig genug, wenn sie auf die Toilette müssen. Kann aber auch Anzeichen eines ernsten psychischen Problems sein.

Entkleiden

Zieht seine Kleider aus. Mit dem Kind unter vier Augen darüber sprechen. Grund erforschen, evtl. Eltern zu Rate ziehen.

Entscheiden

Kann sich nicht entscheiden. Fangen Sie mit einer Auswahl kleiner Dinge an: »Nimm das weiße oder das braune Plätzchen oder keins«; sagen Sie nicht: »Dies wäre doch schön!« Dabei immer sehr freundlich sein!

Erfahrungen

Lernt nichts aus Erfahrungen. Das Kind braucht vielleicht jemanden, der ihm klar macht, was alles mit ihm schon passiert ist.

Erpressen

Erpreßt andere Kinder. Unbedingt feststellen, womit es droht – das andere zu verletzen? oder etwas zu verraten? Grund erforschen.

Freundschaften

Hat nur einen einzigen Freund. Sie könnten das Kind fragen, warum es keine anderen Freunde haben mag.

Hat wenig Freunde. Versuchen, mit dem Kind gemeinsam zu überlegen, warum die andern sich nicht mit ihm anfreunden wollen.

Hat keine Freunde. Spielen oder arbeiten Sie etwas mit dem Kind gemeinsam, lassen Sie dann andere mitmachen.

Versucht, sich Freunde zu kaufen. Vielleicht genügt schon ein Gespräch mit dem Kind.

Fortlaufen

Läuft fort. Dem Kind eindringlich klarmachen, daß es bei der Gruppe bleiben muß und nicht allein fortgehen darf; ihm die Gründe und die Gefahren erklären. Seine Beweggründe erfragen.

Gefühlsäußerungen

Leicht erregbar. Wie ein Verhaltensproblem behandeln.

Lacht nicht, wird auch nicht zornig. Vermutlich Schwierigkeiten im emotionalen Bereich, Defizite in der sozialen und gefühlsmäßigen Entwicklung.

Geschlechtsunspezifisches Benehmen

Mädchen mit jungenhaftem Gehabe. Wahrscheinlich nichtssagend, hat vielleicht keinen Umgang mit Frauen oder Mädchen. Auf den Grund gehen.

Jungen mit sehr mädchenhaftem Auftreten. Hat wahrscheinlich nichts zu sagen; braucht vielleicht mehr Umgang mit Buben oder Männern. Auf den Grund gehen.

Gesicht

Unbewegter Gesichtsausdruck. Vielleicht Kontaktschwierigkeiten oder Gefühlsmangel.

Schneidet Fratzen. Nichts Ungewöhnliches. Läßt auf Schwierigkeiten schließen, wenn es öfter am Tag vorkommt. Fragen Sie das Kind unter vier Augen, warum es andauernd Grimassen schneidet.

Verzieht das Gesicht merkwürdig. Hat wahrscheinlich nichts zu bedeuten; könnte irgendein körperliches oder psychisches Unbehagen anzeigen; vielleicht muß es auch nur auf die Toilette.

Grausamkeit

Grausam zu anderen Kindern. Mit dem Kind allein sprechen; einen psychologischen Test machen oder machen lassen; freundlich, aber konsequent energisch mit dem Kind umgehen.

Grobheit

Grob mit anderen Kindern. Mit dem Kind allein unter vier Augen über diese Unart reden, wahrscheinlich will es die Aufmerksamkeit auf sich ziehen, Suche nach Kontakten. Das Verhalten sehr freundlich durch Verstärken zu ändern versuchen.

Haare

Dreht immer an den Haaren. Hat meist nichts zu sagen. Möglicherweise nervös bedingt; Zeichen von Unsicherheit.

Kaut an den Haaren. Wie oben.

Reißt sich Haare aus. Könnte durch Wut, Enttäuschung, Lernschwierigkeiten oder Kontaktprobleme bedingt sein.

Hände/Fingernägel

Knabbert an den Fingernägeln. Nicht ungewöhnlich. Versuchen, es dem Kind jedesmal zu sagen. Es könnte ängstlich oder übereifrig in seinem Engagement sein.

Händezittern. Meist Zeichen von Angst, seltener Störung des Zentralnervensystems, kann aber auch leichte oder schwere Krankheit anzeigen.

Herabsetzen

Setzt die anderen herab. Mit andern Kindern gemeinsam über solch ein Verhalten sprechen; Gründe erforschen.

Körperstellung

Sitzt lange Zeit in der gleichen Stellung. Muß nichts bedeuten, wenn es nicht länger als eine halbe Stunde andauert, sonst könnte ein psychisches Problem dahinterstecken.

Liegt in der Stellung eines Embryos, wenn es aufgeregt ist. Sehr freundlich sein, wie eine Verhaltensstörung behandeln.

Konsequenzen

Sieht keine Konsequenzen. Mit dem Kind sprechen und es auf mögliche positive oder negative Folgen seiner Handlungen hinweisen.

Konzentration

Kann sich nicht konzentrieren. Zuerst überlegen, woran es liegen könnte, daß das Kind sich nicht konzentrieren will. Gründe erforschen: es könnte einfach mit etwas anderem beschäftigt sein. Ernste Störung möglich.

Aufmerksam nur über kurzen Zeitabschnitt. Versuchen zu ergründen, warum das Kind nicht aufpassen kann; freundlich, wie mit anderen Verhaltensproblemen umgehen.

Krankfühlen.

Glaubt immer, krank zu sein. Konsequent nach dem Verhaltensänderungsmuster behandeln.

Kritik

Kritisch gegen sich selbst. Dem Kind Mut machen, ihm seine Erfolge und Vorzüge aufzeigen, vorsichtig sein bei der Bewertung von Leistung und Fortschritt!

Sehr kritisch gegen die anderen. In der Klasse mit allen zusammen besprechen.

Kann keine Kritik vertragen. Allmählich dazu erziehen. Das Kind ist vielleicht extrem leistungs- und erfolgsmotiviert; versuchen, Kritik weniger scharf und freundlich auszudrücken.

Lachen

Kichert und lacht ohne Grund. Kann bedeutungslos sein, aber auch auf ein ernstes psychologisches oder psychiatrisches Problem hinweisen.

Zwanghaftes oder künstliches Lachen. Wahrscheinlich bedeutungslos; könnte aber auch Unsicherheit im Umgang mit anderen widerspiegeln.

Launenhaftigkeit

Ist sehr launisch. Kommt häufig vor; wenn es sehr auffallend ist, sollte eine psychologische oder psychiatrische Beratung vorgenommen werden.

Lügen

Lügt. Kümmern Sie sich intensiv um das Kind. Die Beziehungen vertiefen. Sonst wie eine Verhaltensstörung behandeln.

Zwanghaftes Lügen. Nicht ungewöhnlich bei kleinen Kindern; wie ein Verhaltensproblem behandeln.

Masturbieren

Masturbiert in der Schule. Wie ein normales Verhaltensproblem behandeln.

Minderwertigkeitsgefühle

Denkt, die anderen mögen es nicht. Bedeutungslos, wenn es nur hin und wieder vorkommt; möglicherweise ernst, wenn das Gefühl ständig anhält.

Fühlt sich ungeliebt. Unbedeutend, wenn es nur selten zum Ausdruck kommt; wenn es öfter oder andauernd auffällt, dem Kind mit emotionaler Zuwendung zu helfen versuchen.

Meint, es sei nicht liebenswert. Nehmen Sie das ernst, wenn es nicht nur sehr gelegentlich zum Ausdruck kommt.

Glaubt, es sei nicht so gut wie die anderen. Mit dem Kind über seine Gefühle sprechen, vielleicht braucht es etwas Nachhilfe.

Gibt schnell auf. Könnte schon viele Mißerfolge erlebt haben; hat übermäßige Erfolgserwartungen.

Fühlt sich unfähig, eine Arbeit durchzuführen. Zuerst feststellen, warum es glaubt, nichts schaffen zu können.

Gibt auf, bevor es richtig angefangen hat. Zeigen Sie sich begeistert, wenn es zu arbeiten anfängt, und achten Sie nicht so sehr darauf, wenn es aufhört. Gründe erforschen.

Fühlt sich minderwertig. Nach und nach durch kleine Erfolge das Selbstwertgefühl stärken.

Mund

Kaut auf den Innenseiten der Backe. Kann nervöse Angewohnheit sein; das Kind bitten, damit aufzuhören.

An den Zähnen oder der Zunge lutschen. Wie oben.

An den Lippen kauen. Wie oben.

Zähneknirschen. Könnte Ärger, starke Konzentration, Enttäuschung, Anspannung sein, das Kind unter vier Augen fragen, warum es das tut.

Nase

Steckt Dinge in die Nase. Dem Kind sagen, was geschehen kann, es ermahnen, das zu unterlassen.

Ohr

Zieht an den Ohren. Wahrscheinlich bedeutungslos; kann starke Spannung ausdrücken oder gefühlsmäßiges Unbehagen; denken Sie aber auch an Ohrenschmerzen oder Verletzung.

Steckt Dinge in die Ohren. Dem Kind die Folgen klar machen; es ermahnen, das zu unterlassen.

Petzen

Petzt. Schwieriges Problem für den Lehrer; in einer Klassendiskussion besprechen, was man dem Lehrer sagen soll, auch wenn es die anderen Schüler in Schwierigkeiten bringen kann, und was nicht. Am besten dem petzenden Kind raten, ohne Hilfe des Lehrers mit dem Problem fertig zu werden. Sowohl das petzende Kind als auch die berichtete Sachlage in die Überlegungen einbeziehen.

Routine

Regt sich sehr auf, wenn sich etwas an der gewohnten Routine ändert. Machen Sie ihm Mut, bestehen Sie aber darauf, daß es akzeptiert, daß sich im Leben öfter etwas ändert.

Sammeltrieb

Sammelt und hebt alles auf. Ist nicht ungewöhnlich.

Sarkasmus

Sarkastisch. Zuerst gar nicht darauf reagieren, dann nach dem Verhaltensänderungsmuster behandeln.

Sauberkeit

Krampfhaftes Sauberkeitsbedürfnis. Mit Freundlichkeit dieses extreme Verhalten abzugewöhnen versuchen.

Schreianfälle

Schreianfall. Erst das Kind nach dem Grund seines Schreiens fragen; es könnte wirklich Schmerzen haben. Sprechen Sie leise; das Kind muß leise werden, um Sie zu verstehen.

Selbstmord

Selbstmordversuch. Braucht unbedingt psychiatrische Behandlung.

Droht mit Selbstmord. Dem Kind mit emotionaler Zuwendung begegnen; wahrscheinlich wird eine psychiatrische Behandlung notwendig sein.

Sich-Hervortun

Will stets dominieren. Vermeiden Sie es, ärgerlich oder Ihrerseits dominierend darauf zu reagieren.

Übertreibt stark. Reden Sie mit dem Kind allein, und zeigen Sie ihm, daß Sie an seine Übertreibungen nicht glauben.

Glaubt, daß es besser als alle anderen ist. Mit mehreren Kindern gemeinsam darüber sprechen.

Erfindet Geschichten, um sich interessant zu machen. Mit dem Kind über diese Angewohnheit sprechen und ihm versichern, daß Sie es mögen, so wie es ist.

Spiel

Weiß nicht, wie es mit anderen spielen soll. Mit dem Turnlehrer besprechen; manchmal hilft es, wenn man es mit einem anderen Kind zusammenbringt, das gut spielen kann.

Spielt nur mit älteren Kindern. Kinder, die intellektuell schon weiter sind, können mit ein oder zwei Jahre älteren oft mehr anfangen.

Spielt nur mit jüngeren Kindern. Intellektuell langsam entwickelte Kinder spielen oft lieber mit jüngeren; könnte auch ein Problem der sozialen Entwicklung sein.

Sprache/Sprechen

Benutzt häßliche Flüche. Vielleicht ist es das von zu Hause gewöhnt: sprechen Sie mit dem Kind allein darüber, daß eine solche Redeweise weder schön noch angemessen ist.

Weigert sich, mit dem Lehrer zu sprechen. Sehr, sehr vorsichtig und freundlich einen Anfang machen. Gründe erforschen.

Will nicht vor der Klasse sprechen. Langsam das Kind ermutigen, auf mündliche Fragen zu antworten, auch wenn die Antwort anfänglich nur aus einem Wort besteht.

Redet zu viel. Mit dem Kind allein darüber sprechen; es loben, wenn es ruhig ist oder kurz antwortet.

Spricht nur im Flüsterton. Hat vielleicht Angst oder ist psychisch oder sozial benachteiligt.

Macht merkwürdige Geräusche. Nicht ungewöhnlich; wie eine Verhaltensstörung behandeln.

Stehlen

Stiehlt. Die Beziehungen intensivieren; als Verhaltensproblem behandeln. Ggf. Eltern und/oder Fachmann zu Rate ziehen.

Stören

Stört die Klasse. Sprechen Sie mit dem Kind allein, und behandeln Sie es nach dem Verhaltensänderungsmuster.

Streit

Fängt Streit an. Unerheblich, wenn es nicht öfter vorkommt. Wie ein Verhaltensproblem behandeln, wenn es immer wieder vorkommt.

Sucht

Schnüffelt Klebstoff o. ä. Sprechen Sie mit dem Kind sehr eindringlich, und versuchen Sie, es davon abzubringen; wenn es wiederholt auffällt, ist fachmännische Beratung dringend nötig.

Nimmt Drogen oder nicht verordnete Medikamente. Umgehend eine fachmännische Beratung und Behandlung einleiten.

Trinkt Alkohol. Wenn das nicht nur ausnahmsweise und in geringsten Mengen geschieht, muß ein Fachmann zu Rate gezogen werden.

Raucht Zigaretten. Mit dem Kind über das Problem reden und wie eine Verhaltensstörung behandeln. Fachmann zuziehen.

Tierquälerei

Quält Tiere. Mit dem Kind allein sprechen; einen psychologischen Test machen; freundlich, aber energisch mit dem Kind umgehen.

Tod

Beschäftigt sich mit dem Tod. Könnte eine vorübergehende Reaktion auf den Tod eines Lieblingstieres oder gar Freundes oder Familienmitgliedes sein; r man muß es ernst nehmen, wenn es über drei oder vier Wochen anhält.

Unfreundlichkeit

Unfreundlich. Geben Sie sich freundlich und interessiert dem Kind gegenüber, und übersehen Sie seine Unfreundlichkeit.

Verletzen

Fügt sich selbst Schmerzen zu. Könnte ein ernsthaftes Problem dahinterstehen, wenn es das nach den ersten Schmerzerfahrungen nicht läßt.

Sticht, kratzt oder kneift sich. Nicht ungewöhnlich. Denken Sie an Unruhe, Langeweile, Lernschwierigkeiten oder an übersteigerten Leistungswillen.

Verletzt jemand anderen ernstlich. Könnte ein Unfall gewesen sein; wenn es absichtlich geschehen ist und/oder wiederholt geschieht, muß ein Fachmann zu Rate gezogen werden.

Verstecken

Versteckt die Sachen der andern. Wie ein Erziehungsproblem behandeln – kann natürlich auch einfach sein »Spaß« ein – je nach Erheblichkeit darüber reden.

Versteckt sich in Ecken oder Schränken. Bringen Sie das Kind in die Gruppe zurück; es kann ein Spiel sein; auf andere Symptome achten.

Wahnvorstellungen

Hört Stimmen. Das Kind sorgfältig beobachten; könnte krankhaft sein.

Hält sich für jemand anderen. Kommt öfter vor, daß Kinder so etwas spielen; wenn es wirklich daran glaubt, sollte man den Psychiater fragen.

Halluzinationen, Wahnvorstellungen. Umgehend ärztliche Untersuchung veranlassen.

Weinen

Weint viel. Liebevoll mit dem Kind umgehen, es braucht vermehrte Zuwendung. Doch gleichzeitig darauf bestehen, daß es aufhört zu weinen. Mit dem Kind unter vier Augen über seinen Kummer reden.

Fängt an zu weinen, wenn man es anspricht. Sich freundlich und einfühlsam dem Kind zuwenden. Es besteht der Verdacht auf Kindesmißhandlung oder sehr harte Erziehungsmaßnahmen der Eltern.

Wettbewerb

Kann nicht verlieren. Mit dem Kind über seine Schwierigkeit sprechen; die anderen Kinder an dem Gespräch teilnehmen lassen.

Will immer erster sein. Kommt häufig vor; wie andere Verhaltensprobleme behandeln.

Wutanfälle

Wutanfälle. Manchmal beruhigt sich das Kind schon, wenn man es gar nicht beachtet; sonst nachdrücklich sagen, daß es aufhören soll. Hilfreich ist auch, das Kind aus der Umgebung herauszunehmen, bis es sich beruhigt hat. Gründe erforschen.

Zerstören

Macht Dinge der anderen Kinder kaputt. Erklären Sie ihm, wie häßlich das ist, und suchen Sie einen Weg, daß es den Gegenstand ersetzt; ermutigen Sie es, sich zu entschuldigen.

Zündeln

Spielt mit Streichhölzern. Bei der ersten Beobachtung nachdrücklich verbieten, ihm dann jedoch Zuwendung und Freundlichkeit entgegenbringen.

Zuwendung

Möchte, daß der Lehrer ihm seine ganze Aufmerksamkeit zuwendet. Anfänglich ihm viel Zuwendung zeigen, es dann ermutigen, sich den anderen Kindern und anderen Erwachsenen anzuschließen; allmählich die enge gefühlsmäßige Bindung lockern.

3. Schul- und intellektuelle Probleme

Die Anzeichen und Symptome in diesem Abschnitt deuten auf Schwierigkeiten hin, die mit dem Intellekt, der Entwicklung, dem Lernen zu tun haben. Darüber hinaus können sie durch mehr oder minder ernste gesundheitliche Störungen bedingt sein, sie können emotionale und soziale Probleme aufzeigen. Es ist wichtig zu untersuchen, inwieweit physische, soziale, emotionale Ursachen und Anzeichen im Spiel sind, wenn man sich über Schul- und intellektuelle Probleme Gedanken macht. Wenn möglich, sollte man Kinder auf beide Ursachen hin untersuchen: auf physische und auf psychische, wenn derartige Merkmale und Symptome auftreten. Ist das nicht möglich, könnte es Ihnen u. U. schon helfen, das Kind einzuschätzen, indem Sie bestimmte Leistungsschritte festlegen und die Schwierigkeiten, die bei der Ausführung entstehen, gesondert betrachten. Sie können seine Lesefertigkeit prüfen, indem Sie ihm zuerst Texte aus den ersten Schulanfängen vorlegen, dann nach und nach anspruchsvolleres Material, bis das Kind Schwierigkeiten bekommt. Auf die gleiche Weise können Sie prüfen, auf welchem Stand seine Rechenfertigkeit steht. Zusätzlich sollte man beobachten, auf welche Weise das Kind die Aufgaben löst, also auf die Durchführung achten. Wird es zum Beispiel mit einigen Dingen leichter fertig als mit anderen? Hat es gute und schlechte Tage? Hat das

Kind Lernschwierigkeiten, schrauben Sie die Ansprüche zurück, bis das Kind die Aufgaben problemlos lösen kann. An diesem Punkt beginnen Sie neu und steigern allmählich Schwierigkeit und Vielseitigkeit der Arbeit, bis das Kind seinen Leistungsstand erreicht hat.
Sollte ein Kind nicht in der Lage sein, auch nur den kleinsten Schwierigkeitsgrad zu meistern, müßte der Schulpsychologe es sorgfältig untersuchen und begutachten. Doch vorher sollte man sich überlegen, ob es andere Lehrmethoden gibt, mit denen man das Kind fördern kann. Es wurde bereits besprochen, wie Kinder mit ihren verschiedenen Sinnen Dinge lernen und erfassen: mit Sehen, Hören und Tasten. Man kann herausfinden, wie es am besten lernt, was ihm am meisten Spaß macht, und es auf diesen Gebieten fördern. Alles, was einem einfallen mag, um das Interesse an der Schule zu fördern, kann zum Erfolg führen. Vielleicht haben andere Kollegen Erfahrungen und können Ihnen raten. Der Stoff der Grundschule kann eigentlich von allen Kindern bis zu einem gewissen Grad erlernt werden.
Bei all diesen Bemühungen braucht man viel Geduld, Ausdauer, Einfallsreichtum. Man muß versuchen, eine zuversichtliche und positive Atmosphäre herzustellen und mit dem Kind gemeinsam an den Erfolg glauben. Die in diesem Abschnitt aufgeführten Symptome sind um so stärker ausgeprägt, je älter das Kind ist. So sind sie zum Beispiel bei Drittkläßlern auffallender als bei Zweitkläßlern, bei Zweitkläßlern sichtbarer als bei Erstkläßlern, und so weiter bis zu den Kindergartenkindern. Dennoch sollten Sie auch bei kleinen Kindern schon hellhörig werden, wenn es keinerlei Lernfortschritte macht, gleichgültig in welchem Alter es ist. Das Argument, es sei noch zu jung oder nicht schulreif, ist nur selten allein stichhaltig. Eine wirkliche Lernschwierigkeit wird sich meist nicht durch Wachsen und Älterwerden beheben lassen, man muß versuchen, sie aufmerksam und sorgfältig zu beobachten, um sie richtig einschätzen zu können.
Zu den mehr allgemeinen Kommentaren bei den hier aufgeführten Zeichen und Symptomen, sind bei einigen noch speziellere Erläuterungen hinzugefügt. Diese speziellen Kommentare sollten immer mit den mehr allgemeinen im Zusammenhang gesehen werden. So sagt zum Beispiel die Feststellung, ein Kind sei »hyperaktiv« nichts Wesentliches aus. Der Ausdruck »hyperaktiv« ist so viel mißbraucht, daß er kaum einen Aussagewert hat. Um ein schwieriges Kind richtig einzuschätzen, muß man auf *verschiedene* Symptome achten.

Antworten

Antwortet nicht auf die gestellte Frage. Könnte Zeichen von Verständnisschwierigkeiten, ein Hörproblem oder mangelndes Interesse an der Umwelt bedeuten.

Ausdrucksfähigkeit

Kann seine Ideen nicht ausdrücken. Bemühen Sie sich ernsthaft zu verstehen, was das Kind sagen will. Formulieren Sie seine Ideen in klaren Sätzen, und machen Sie ihm Mut, seine Gedanken ebenfalls klarer auszudrücken. Kann eine Frage des Wortschatzes sein, ebenso eine emotional bedingte Unsicherheit.

Auswendiglernen

Kann nicht auswendig lernen. Kann Konzentrationsschwäche sein, kann daran liegen, daß es den Stoff, den es lernen soll, nicht versteht oder uninteressant findet.

Begabung

Ist klüger als der Durchschnitt. Kann eine Frage der sozialen Schicht sein; kann u. U. ein Problem werden.

Differenzierungsvermögen

Erkennt weder Ähnlichkeiten noch Unterschiede. Kann eine Verzögerung in der Entwicklung bedeuten; wie ein einfaches Lernproblem behandeln. In jedem Fall aufmerksam beobachten.

Entwicklung

Verzögert in der Entwicklung. Das Kind sollte medizinisch und psychologisch untersucht werden.

Ist in seiner Entwicklung seinem Alter voraus. Wenn das Kind schulisch, intelligenzmäßig und sozial seinem Alter voraus ist, braucht es anspruchsvollere Anforderungen. Man sollte sorgfältig prüfen, ob es eine Klasse überspringen soll, was nicht in jedem Fall richtig ist.

Erzählen

Kann keine Geschichte nacherzählen. Ermuntern Sie das Kind, die Geschichte langsamer zu lesen und über die wichtigsten Punkte nachzudenken. Dasselbe gilt für Bildgeschichten. Leseprobleme hängen oft mit Verständnis- und Erinnerungsproblemen zusammen.

Gedächtnis

Gedächtnislücken. Wir alle vergessen manchmal Dinge. Das Kind hat vielleicht nicht verstanden und erkannt, was gemeint war, es hat vielleicht nicht zugehört oder war anderweitig beschäftigt. Kann aber auch ein ernstes Problem sein.

Gedächtnisschwierigkeiten. Vielleicht hat das Kind die Arbeitsanweisung nicht verstanden oder weiß nicht, wie es die Aufgabe erledigen soll. Wirkliche Gedächtnisschwierigkeiten sind sehr selten; vielleicht will das Kind sich auch nicht erinnern oder hat keine Lust.

Unfähig, drei Zahlen der Reihenfolge nach zu wiederholen. Bei Kindergartenkindern als leichte Lernschwierigkeit anzusehen; im ersten Schuljahr sollte es allmählich nicht mehr vorkommen. Ursachen erforschen.

Geld

Kann nicht mit Geld umgehen. Kennt vielleicht den Wert des Geldes noch nicht; vielleicht fehlt das Zahlenverständnis; vielleicht hat es noch keine Erfahrung mit Geld.

Hören

Hört keine Lautunterschiede. Wenn es oft vorkommt und lange anhält, müßte man an Hörschwierigkeiten denken; sehr deutlich mit dem Kind sprechen.

Klassengröße

Große Schülerzahl in einer Klasse. Häufig eine große Belastung für den Lehrer und das Lernen/die Erziehung überhaupt; dennoch kein legitimer Grund, daß ein Kind *nichts* lernt und sich nicht entwickelt.

Körperstellung

Krümmt und windet sich. Muß vielleicht auf die Toilette oder ist gerade sehr aufgeregt. Es mag auch Schmerzen haben. Ursache erfragen.

Körperteile

Kann die Körperteile nicht benennen. Behandeln Sie es zunächst wie ein einfaches Lernproblem.

Konzentration

Abgelenkt. Sie, die gestellte Aufgabe oder das Thema sind vielleicht nicht interessant genug. Ursachen erforschen.

Langeweile

Langeweile/Nicht-gefordert-Werden. Kinder müssen lernen, sich auch mal zu langweilen und die anderen nicht zu stören oder zu unterbrechen. Man kann sie mit Puzzles oder besonderen Spielen o. ä. beschäftigen.

Lehrerverhalten

Lehrer macht das Kind lächerlich. In jedem Fall unangebracht.

Leistung

Kann keine einfachen Formen reproduzieren. Wie eine einfache Lernschwierigkeit behandeln; versuchen Sie, das Problem über die verschiedenen Sinne anzugehen.

Führt eine angefangene Aufgabe nicht zu Ende. Die Aufgabe könnte zu lang sein; es hat keinen Wert, dem Kind längere und schwierigere Aufgaben zuzumuten, als es bewältigen kann.

Arbeitet sehr unterschiedlich, sowohl in qualitativer als auch in quantitativer Hinsicht. Gewisse Unterschiede sind normal, gelegentlich auch größere. Wenn sie sehr auffallend sind und länger anhalten, müssen Sie an körperliche oder seelische Störungen denken.

Hervorragend nur auf bestimmten Gebieten. Die meisten Kinder erreichen in fast allen Fächern den gleichen Standard. Ein Kind, das im allgemeinen gut ist und in einigen außergewöhnlich gut, bietet vermutlich keinerlei Probleme. Eines, das in einigen Fächern ausgesprochen schwach ist, braucht darin Unterstützung.

Leistet weniger als es könnte. Ein sehr kompliziertes Problem; zunächst versuchen, die Forderung ein wenig anzuheben, jeden kleinen Fortschritt beloben. Nicht das Endziel erwähnen, sondern jeden Schritt dorthin zeigen und das Kind belobigen, bis es auf dem Stand seiner Fähigkeiten angelangt ist.

Plötzliche Verschlechterung in der Arbeitsqualität. Ein kompliziertes Problem; könnte körperliche, seelische, soziale oder familiäre Gründe haben. Fragen Sie das Kind nach seinen Problemen, gedulden Sie sich zwei/drei Tage, und bestehen Sie dann nach und nach darauf, daß das Kind seinem vorherigen Standard gemäß arbeitet.

Entschuldigt seine minderwertige Ausführung. Diese Entschuldigung kann gerechtfertigt sein. Vielleicht glaubt es, daß es alles sehr gut macht. Wenn die Entschuldigungen nicht stichhaltig sind, sollten Sie nach und nach darauf bestehen, daß es sorgfältiger arbeitet, trotz aller Proteste und Entschuldigungen.

Lernunlust

Hat keinen Spaß am Lernen. Warum haben Sie und die anderen Erwachsenen es nicht erreicht, Spaß und Interesse am Lernen zu erwecken? Erforschen Sie die Ursachen, und versuchen Sie zu motivieren.

Lerntempo

Faßt schneller auf als die anderen Kinder. Das Kind kann sich langweilen, die Aufgaben sind vielleicht zu einfach. Es mag nützlich sein, für die »schnellen« Schüler eine Ecke im Schulzimmer einzurichten, in der sie Aufgaben oder Spiele finden, wenn sie mit ihrer Arbeit fertig sind.

Lernt langsam. Hat nichts mit der Lernfähigkeit zu tun.

Lesen

Der Rhythmus fehlt. Mit Geduld und Einsatz wie ein Lernproblem behandeln.

Kann die Wörter nicht richtig betonen. Könnte Probleme haben mit dem Alphabet, mit dem Wortklang; könnte auch Hör- oder Sehproblem bedeuten.

Überspringt Wörter beim Lesen. Das Kind dazu anhalten, langsamer und sorgsamer zu lesen. Sehr freundlich damit umgehen und feststellen, ob das Kind vielleicht schlecht sieht.

Überspringt Zeilen. Das Kind dazu anhalten, langsamer und aufmerksamer zu lesen. Sehr freundlich damit umgehen und überprüfen, ob das Kind schlecht sieht.

Wiederholt Wörter oder Zeilen beim Lesen. Das Kind ermutigen, langsamer und sorgsamer zu lesen; das Kind könnte Probleme mit den Augen haben. Das Überspringen oder Wiederholen von Wörtern oder Zeilen kommt oft bei Kindern vor, die das Lesen erst lernen.

Liest schneller als es auffassen kann. Das Kind dazu anhalten, langsamer und aufmerksamer zu lesen, gelegentlich nach dem Sinn des Gelesenen fragen. Zeigen Sie sich nicht begeistert, wenn ein Kind schnell lesen kann, und setzen Sie genug Zeit für das Lesen an. Auch sollte man vermeiden, attraktive Dinge in Aussicht zu stellen, die die Kinder veranlassen, möglichst schnell das Lesen hinter sich zu bringen.

Ersetzt Wörter durch andere. Kinder, die dies beim Sprechen tun, besitzen meist nur einen geringen Wortschatz. Beim Lesen geschieht es fast immer durch zu hastiges und nicht genaues Lesen. Das Kind anhalten, langsamer und genauer zu lesen. Könnte auch ein Sehproblem sein.

Fügt beim Lesen Wörter dazu. Zeigt meist, daß es das Geschriebene überblickt; Kind veranlassen, langsamer zu lesen.

Malen

Malt nur schwarz. Vielleicht ist das Kind farbenblind, vielleicht liebt es schwarz, vielleicht hat es aber auch emotionale Probleme.

Malt oder zeichnet nur Bilder zerstörerischen Inhalts. Vielleicht ist Ihre Interpretation nicht vorurteilsfrei. Das Kind könnte von Aggressionen und Kampfgeist erfüllt sein, oder es ist noch gar nicht auf die Idee gekommen, etwas anderes zu malen. Bilder können Zeichen für ein negatives oder zerstörerisches Selbstgefühl oder eine entsprechende Lebenseinstellung darstellen.

Selbständigkeit

Kann seine Zeit nicht einteilen. Versuchen Sie, die Aufgaben in kleinere Abschnitte einzuteilen und weniger kompliziert zu stellen.

Weiß nicht, wie es sein Material gebrauchen soll. Das wird meist in der Schule nicht gelehrt. In der Klasse mit den Kindern besprechen.

Sprache/Sprechen/Schrift

Macht Sprechbewegungen mit dem Mund, ohne daß ein Laut kommt. Kommt öfters bei Kindern vor, die Schwierigkeiten haben, einen gesehenen oder gehörten Stoff zu verarbeiten. Sie haben nicht verstanden und versuchen, es noch einmal tonlos nachzusprechen.

Man sollte auf andere Merkmale oder Schwierigkeiten achten.

Murmelt. Könnte Angst haben oder kein Zutrauen; das Symptom könnte auch eine schlechte Sprachangewohnheit sein, oder das Kind traut seinen eigenen Überlegungen nicht. Ermuntern Sie es freundlich, lauter und deutlicher zu sprechen.

Spricht monoton. Wahrscheinlich bedeutungslos; könnte Hörprobleme haben oder emotional reduziert sein.

Lispelt. Ernst zu nehmen, wenn es kaum zu verstehen ist; wenn das Kind über sieben Jahre ist und das Lispeln nicht vorübergeht, sollte ein Sprach- und Hörtest gemacht werden.

Stottern oder Stammeln. Dürfte bei siebenjährigen oder älteren Kindern nur selten vorkommen; manchmal ist das Kind sehr aufgeregt oder will zu schnell sprechen. Nicht zu sehr beachten und viel Geduld üben. Ggf. Sprach- und Hörtest.

Wiederholt ständig die gleiche Sache. Hat wahrscheinlich nichts zu sagen, das Kind hat vielleicht Spaß, eine Tätigkeit auszuprobieren, um sie gut zu meistern; kann aber auch ein emotionelles Defizit oder Probleme in den sozialen Beziehungen bedeuten.

Spricht die Sätze nicht zu Ende. Vielleicht ist das Kind nicht daran gewöhnt, daß die Menschen sich Zeit nehmen, ihm zuzuhören und sich für seine Dinge zu interessieren; könnte Schwierigkeiten im sozialen Bereich widerspiegeln oder Unsicherheit, wenn es seine Gedanken ausdrücken möchte.

Ersetzt einen Laut durch andere. Wahrscheinlich unbedeutend; es sei denn, es ist immer der gleiche Laut und hält lange an. Verdacht auf Hör- oder Sprachstörung; sprechen Sie sehr deutlich.

Babysprache. Zuerst nicht beachten, allmählich darauf bestehen, daß das Kind richtig spricht.

Geringer Wortschatz. Wie ein Lernproblem behandeln.

Arbeitet nicht selbständig. Versuchen Sie, das Kind durch kleine Aufgaben, die es selbst lösen muß, zu fördern.

Schlechte Schrift. Vielleicht sind Ihre Ansprüche zu hoch oder unrealistisch, oder das Kind ist verkrampft. Manche Kinder haben auch einfach eine schlechte Schrift – wie Erwachsene übrigens auch!

Spricht in einem Sing-Sang-Rhythmus. Könnte Hör- oder Sprachstörung anzeigen.

Kann nicht reden. Wenn ein Kind nicht spricht und gar kein Geräusch macht, könnten sowohl psychische oder soziale Gründe vorliegen als auch Hör- oder Sprachstörungen.

Tagträume

Tagträume. Wir alle hängen oft Tagträumen nach. Warum ist der Unterricht nicht interessanter?

Überaktivität

Überaktiv. Begabte und sozial geförderte Kinder scheinen oft überaktiv zu sein; gelangweilte oder unterbeschäftigte Kinder scheinen auch überaktiv und zappelig. Alle Kinder sind manchmal überaktiv unruhig und manchmal nicht in Gang zu bringen. Fordern Sie es auf, still zu stehen oder sitzen, oder ruhig zu sein. Behalten Sie sein Verhalten jedoch im Auge. Ggf. Eltern befragen.

Umwelt

Nimmt nicht wahr, was um es herum und in der Welt passiert. Das Kind hat vermutlich nur einen geringen Erfahrungsschatz und ganz begrenzte Durchblicke. Es sollte Zeit und Gelegenheit haben mit anderen Menschen zu sprechen, um etwas von seiner Umwelt zu erfahren.

Vertauschen

Vertauscht Zahlen. Kommt oft bei fünf- und sechsjährigen Kindern vor; als einfaches Lernproblem ansehen.

Vertauscht Buchstaben. Wie oben.

Zahlenverständnis

Kann die Zahlen nicht verstehen. Am Anfang als einfache Lernschwierigkeit behandeln. Im Auge behalten.

Zeitgefühl

Zeitgefühl fehlt. Wie ein Lernproblem behandeln.

4. Störungen, die durch Umwelt und/oder Familie bedingt sind

Bevor wir uns mit den Symptomen dieses Abschnittes befassen, ist es wichtig, klar herauszustellen, daß die meisten Eltern ihre Kinder lieben und ihr ganzes Trachten und Streben darauf gerichtet ist, das Allerbeste für sie zu tun. Außerdem verstehen Eltern das Wesen ihres Kindes weit besser als wir Pädagogen es je könnten. Immer wenn wir in

Versuchung geraten, Eltern zu beschuldigen, oder uns auch nur wundern, warum sie nicht besser mit ihrem Kind umgehen können, sollten wir erst unsere eigenen Motive und die Berechtigung unserer Kritik in Frage stellen. Im allgemeinen kümmern sich Eltern um ihr Kind so gut wie man es erwarten kann. Natürlich gibt es einige, die ihre Kinder nicht verstehen, vernachlässigen, mißbrauchen oder gar mißhandeln, aber sie sind eine kleine Minorität. Wenn Kinder Probleme haben, werden normalerweise Eltern und Lehrer versuchen, diese zusammen mit dem Kind zu lösen. Unsere Betrachtungen sollten sich weniger darauf konzentrieren, warum eine Situation so ist, sondern wie sie im Interesse des Kindes verbessert werden kann. Bei den Gesprächen mit den Eltern ist eine positive Motivation ganz besonders wichtig.

Einige Punkte, die wir hier behandeln werden, sind keine Probleme an sich, doch sie können eine Situation so beeinflussen, daß das Kind dadurch in der Schule ungewöhnliche Schwierigkeiten bekommt. In solchen Fällen ist es wichtig, daß Sie sich der Lage bewußt sind und die möglichen Auswirkungen auf das Kind erkennen. Dadurch, daß Sie die Umwelteinflüsse in der Schule ausgleichen und ggf. regulieren und eine persönliche Beziehung zum Kind herstellen, können Sie ihm am besten helfen. Einige der Anzeichen und Symptome, die wir hier behandeln, erfordern die Hinzuziehung von entsprechend qualifizierten Fachkräften und Fürsorgeämtern. Dabei ist es sehr wichtig, daß die Eltern einbezogen werden und voll kooperieren. Nur dann können Sie die Gesamtsituation beurteilen und das Problem in den Griff bekommen. In einigen Fällen werden Sie auch ohne die Zustimmung der Eltern von Außenstehenden Hilfe holen müssen. Da kommt es nur darauf an, die Bedürfnisse und das Ergehen des Kindes zu berücksichtigen. Wenn dieser Aspekt nicht erkannt wird, ist es wesentlich besser, einfach nichts zu tun. Sie machen sich allerdings schuldig, wenn Sie es versäumen, andere einzuschalten, wenn es notwendig ist.

Adoption

Das Kind wurde adoptiert. Im allgemeinen bedeutungslos. Falls ein Kind adoptiert wurde, weil es zu Hause mißhandelt oder vernachlässigt wurde, können emotionelle, soziale, schulische und physische Nachwirkungen auftreten.

Aggressive Eltern

Eltern werden aggressiv, wenn sie auf die Probleme ihres Kindes ange-

sprochen werden. Auf keinen Fall dürfen Sie auch aggressiv oder verärgert reagieren. Die guten Anlagen des Kindes hervorheben. Ruhig zuhören, bis die Eltern sich abreagiert haben, und friedlich das Gespräch etwa so fortführen: »Sie haben ein so nettes Kind. Ich möchte es besser verstehen und hoffe, Sie helfen mir dabei.«

Alleinsein

Wird oft alleine gelassen. Wenn Sie glauben, daß das Kind vernachlässigt wird, dies mit den Eltern besprechen. Sind Sie weiterhin besorgt, melden Sie es der Schulleitung und der Fürsorge.

Alter der Eltern

Besonders alte Eltern. Kann möglicherweise sogar vorteilhaft für das Kind sein, weil die Familienverhältnisse stabil und die wirtschaftliche Lage gesichert ist.

Besonders junge Eltern. Könnte Probleme verstärken, wenn die Familienverhältnisse nicht gesichert sind. Jedoch nicht notwendigerweise von Bedeutung.

Angst

Angst vor den Eltern. Vorsichtig und vertraulich mit dem Kind über das Problem reden, ohne eine »Affäre« daraus zu machen.

Angst vor Brüdern oder Schwestern. Das Kind befragen; mit den Eltern das Problem nur indirekt und vorsichtig behandeln.

Apathische Eltern

Apathische, gleichgültige Eltern. Versuchen Sie, diese positiv zu beeinflussen, so daß sie Anteil nehmen. Wirklich uninteressierte Eltern sind selten. Geben Sie eine intensive Hilfestellung nicht auf.

Ausländer/Fremdheit

Andere rassische Herkunft. Sie müssen vielleicht den anderen Kindern die fremdartigen Gewohnheiten und Gebräuche erklären, damit sie verständnisvoll reagieren und eine Beziehung herstellen können.

Isolierung wegen anderer rassischer Herkunft. Speziell in ländlichen Gegenden sind oft nur ein oder zwei Kinder anderer rassischer Herkunft in der Klasse. Diese Kinder sind leicht der Voreingenommenheit der übrigen Kinder, und damit der Isolation ausgesetzt. Sie sollten stets darauf achten.

Behinderung in der Familie

Blinde Eltern. Normalerweise ohne Bedeutung.

Taube Eltern. Wahrscheinlich bedeutungslos. Könnte die Sprachentwicklung erschweren.

Sprachbehinderte Eltern. Wahrscheinlich bedeutungslos. Könnte die Sprachentwicklung verzögern.

Chronische Krankheit in der Familie. Im allgemeinen nicht von Bedeutung. Kann jedoch zu unregelmäßigem Schulbesuch und Anpassungsproblemen führen.

Anormale Geschwister. Wahrscheinlich bedeutungslos.

Disziplin

Keine Disziplin im Elternhaus. Kind wehrt sich in der Schule gegen Regeln und Beschränkungen usw.

Essen

Schlechter Esser. Wahrscheinlich bedeutungslos. Möglicherweise gesundheitliche Störung.

Kommt hungrig zur Schule. Mit Kind und Eltern darüber sprechen.

Bekommt zu Hause zu wenig zu essen. Mit Eltern darüber sprechen. Eventuell Fürsorge einschalten.

Familiengröße – Familienprobleme

Ungewöhnlich große Familie. Normalerweise bedeutungslos.

Einzelkind. Könnte Kontaktschwierigkeiten haben.

Unehelich geboren. Wahrscheinlich nicht von Bedeutung. Beeinflußt vielleicht die Haltung einiger Familienmitglieder dem Kinde gegenüber. Kann auch negative Äußerungen anderer Kinder wie »Du hast keinen Vater, keine Mutter« bewirken. Beobachten Sie eventuell auftretende Probleme.

Eltern sind geschieden oder leben getrennt. Nicht notwendigerweise ein Problem. Achten Sie auf eventuell auftretende Schwierigkeiten.

Trennung von den Geschwistern. Pflegekinder, Kinder in Institutionen – Kinder, die aufgrund von Tod oder Krankheit der Eltern usw. von den Geschwistern getrennt werden: emotionelle Störungen, soziale und Lernschwierigkeiten sind zu beobachten.

Ein Elternteil im Gefängnis. Kann Kind verunsichern und eine negative Haltung der anderen Kinder – wie auch der Erwachsenen – bewirken.

Familientradition

Verschiedenartige Familientraditionen. Diese müssen erklärt und akzeptiert werden.

Finanzielle Verhältnisse

Materiell einfaches Elternhaus. Wahrscheinlich bedeutungslos.

Plötzliche schlechte finanzielle Lage. Wenn der Lebensstil reduziert und aus Geldknappheit die Möglichkeit nicht mehr vorhanden ist, alle möglichen Dinge zu tun, kann es für das Kind schwierig sein, sich zu orientieren und den veränderten Umständen anzupassen.

Auffallender Reichtum. Kann zu negativer Einstellung der anderen Kinder führen, während Erwachsene in der Schule oft dazu neigen, ein solches Kind vorzuziehen.

Auffallende Armut. Kann zu einer Vielfalt von Schwierigkeiten führen, weil für alles das Geld fehlt.

Kleidung

Ungeeignete Kleidung für die Schule. Finden Sie heraus, warum das Kind sie trägt, und schlagen Sie geeignete Kleidung vor.

Kleidung zu klein oder zu eng. Schnell wachsenden Kindern ist oft die Kleidung zu klein, bevor sie ausrangiert wird. Ist kein Problem solange nicht zu extrem.

Kleidung zu groß. Ist vielleicht von anderen Familienmitgliedern geerbt. Solange nicht zu extrem, ist es kein Problem. Ggf. mit den Eltern reden.

Kleidung, die nicht dem Wetter entspricht. Mit Kind und Eltern besprechen. Kann an Geldknappheit liegen.

Kulturelles Niveau

Niedriges kulturelles Niveau im Elternhaus. Kind braucht vielleicht spezielle Erfahrungen und Hilfe in der Schule.

Leistungseinschätzung

Eltern, die ihrem Kind sagen, es sei dumm. In einem Gespräch mit den Eltern dürfen Sie nicht den Eindruck erwecken, daß Sie ihr Verhalten dem Kinde gegenüber auch als dumm ansehen. Betonen Sie die Vorzüge und guten Seiten des Kindes, und versuchen Sie, die Eltern dazu zu bringen, eben diese guten Seiten selbst zu formulieren.

Ständiger Vergleich mit den Geschwistern. Wenn Erwachsene dies in der Schule tun, versuchen Sie es abzuschwächen. Positive Vergleiche können vorteilhaft sein. Eventuell mit Eltern darüber reden.

Mißhandlung

Mißhandlung durch Eltern. Auch nur bei Verdacht müssen Sie es der Schulleitung und den zuständigen Fürsorgestellen mitteilen.

Mißhandlung durch andere im Elternhaus. Schon bei Verdacht der Schulleitung und Fürsorgestellen melden.

Religion

Andere Religion als die meisten Kinder. Normalerweise unbedeutend. Achten Sie darauf, daß der Glaube und die Werte des Kindes von den anderen respektiert werden.

Sauberkeit

Das Kind ist schmutzig. Kinder beschmutzen sich schnell auf dem Schulweg. Im Extremfall mit Kind und Eltern darüber reden.

Schmutziges Zuhause. Sauberkeit ist ein dehnbarer Begriff. Solange der Zustand nicht gesundheitsschädlich wird, ist er meist bedeutungslos. Kind könnte jedoch gehänselt werden.

Schlaf

Geht zu spät zu Bett. Wenn dies oft vorkommt, mit Kind und Eltern besprechen.

Schulbesuch

Kommt zu früh zur Schule. Mit den Eltern reden, ob es nötig ist, das Kind so zeitig loszuschicken.

Herumlungern nach Schulschluß. Zunächst mit dem Kind reden. Vielleicht gibt es Gründe, weswegen es nicht gleich nach Hause geht.

Häufiges Fehlen. Vielleicht haben Eltern Probleme, die es ihnen schwer machen, das Kind zur Schule zu schicken.

Häufiges Zuspätkommen. Es kann sein, daß das Kind zur rechten Zeit auf den Weg geschickt wird, es aber trödelt.

Eltern, die ihr Kind von der Schule fernhalten. Herausfinden, warum. Wenn keine vernünftige Erklärung gegeben wird, darauf bestehen, daß das Kind zur Schule geschickt wird. Ist das erfolglos, Schulleitung und Fürsorge einschalten.

Schuldgefühl

Kind, das sich schuldig fühlt für die Probleme der Eltern. Mit Eltern reden und herausfinden, ob sie das Kind beschuldigen. Falls das so ist, muß wahrscheinlich fachliche Beratung hinzugezogen werden. Andernfalls können die Eltern vielleicht dem Kind die Ursache ihrer Probleme verständlich machen. Sie müssen dem Kind ganz deutlich sagen, daß es nach ihrer Meinung keinerlei Schuld trägt.

Schulwechsel

Häufiger Schulwechsel. Sehr verwirrend für ein Kind. Wichtig ist, die Kenntnisse und Fähigkeiten in den verschiedenen Fächern richtig zu beurteilen und dafür zu sorgen, daß eventuelle fehlende Grundkenntnisse aufgeholt werden. Auf Kontaktschwierigkeiten achten.

Selbständigkeit

Zu Hause werden keine Eigenentscheidungen erlaubt. In der Schule Möglichkeiten geben, Entscheidungen zu treffen und mit Eltern darüber reden.

Sexueller Mißbrauch

Sexuell mißbraucht. Wenn der Fall richtig aufgearbeitet wurde, das Kind normal behandeln. Solche Erfahrungen können das emotionelle wie das soziale Gleichgewicht des Kindes stören, auch seine schulischen Leistungen negativ beeinflussen. Sofort Schulleitung und Fürsorge einschalten, wenn keine therapeutische Behandlung stattgefunden hat.

Spielen

Darf nicht mit anderen Kindern spielen. Auf jeden Fall mit Eltern darüber reden und deren Erklärungen anhören.

Hat kein Spielzeug. Vielleicht haben Eltern zu wenig Geld. Vorsichtig mit Eltern das Thema behandeln.

Hat kein dem Alter entsprechendes Spielzeug. Mit Eltern besprechen.

Sprache

Zu Hause wird eine andere Sprache gesprochen. Kann das Lernen von Lesen und Schreiben erschweren. Darf aber nicht mit echten Lernproblemen verwechselt werden.

Sucht

Eltern Alkoholiker. Kann zu Mißhandlung und Vernachlässigung führen. Muß unbedingt der Schulleitung und der Fürsorge gemeldet werden.

Elterlicher Drogenmißbrauch. Kann zu Mißhandlung und Vernachlässigung führen und muß der Schulleitung und der Fürsorge gemeldet werden.

Tod

Tod in der Familie. Kann vorübergehende Auswirkungen auf die emotionelle und soziale Anpassungsfähigkeit des Kindes haben, und die Schulleistungen könnten sich verschlechtern.

Trennung

Kind weint, wenn es sich von der Mutter trennen muß. Verständnisvoll aber bestimmt darauf bestehen, daß die Mutter die Schule verläßt, und das Kind beruhigen, daß es nach der Schule wieder nach Hause darf. Sofort versuchen, das Kind aktiv in der Klasse zu beteiligen.

Überängstlichkeit – Überforderung

Überängstlichkeit der Eltern. Vorsichtig versuchen, das Problem mit den Eltern zu besprechen.

Muß zu Hause zu schwer arbeiten. Könnte zu wenig Zeit haben für Schularbeiten, Spielen und Ausruhen. Evtl. körperliche Überforderung.

Überforderung von seiten der Eltern. Möglicherweise reagiert das Kind, indem es nicht mehr kooperiert.

Eltern, die nicht die Grenzen der Leistungsfähigkeit ihres Kindes akzeptieren. Mit Eltern reden, zunächst die Stärken und Fähigkeiten des Kindes hervorheben und dann vorsichtig taktvoll auf die Grenzen aufmerksam machen. Allerdings müssen Sie sich ganz sicher sein, wo diese liegen. Es ist wahrscheinlich besser, ein wenig zu viel als zu wenig zu erwarten.

Unsozial

Sozial nicht akzeptierbarer Elternteil (zum Beispiel wegen liederlicher Moralbegriffe). Kann sehr leicht zu Voreingenommenheit und negativer Haltung der anderen Kinder und auch der Erwachsenen führen.

Vorlesen

Dem Kind ist niemals vorgelesen worden. Ist nicht notwendigerweise ein Problem.

Wohnungswechsel

Umzug von der Stadt aufs Land und umgekehrt. Normalerweise keine besondere Bedeutung – außer den üblichen Problemen des Neuanfangs in einer Schule, neue Freunde zu gewinnen und überhaupt sich einer ungewohnten Routine anzupassen.

Häufiger Wohnungswechsel. Kann neben Schulproblemen auch emotionelle und soziale Schwierigkeiten bringen.

Zuwendung/Ablehnung

Mangelnde Liebe zu Hause. Kind braucht eine enge, gesunde Beziehung zu Ihnen. Übertriebene Zuneigung und Abschirmung hilft nicht.

Negative Haltung der Eltern dem Kind gegenüber. Mit Eltern reden. Die Stärken und Fähigkeiten des Kindes betonen, um vorsichtig die negative Einstellung abzubauen.

Eltern, die ihr Kind nicht annehmen. Kind empfindet sich unter Umständen als minderwertig und sucht Verständnis und Liebe bei anderen, auch bei den ungeeignetsten Personen und in den ungeeignetsten Situationen. Das Kind vorsichtig sensibilisieren.

Arbeitsbogen zur Früherkennung

Vom ersten Kapitel an haben wir ein Konzept durchgeführt, wonach für jedes einzelne Kind eine Liste mit Symptomen angelegt wird. In der nachfolgenden Tabelle sind diese in den Kapiteln zwei bis neun entwikkelten Listen zu einem Arbeitsbogen zur Früherkennung zusammengestellt. Am Kopf jedes Arbeitsbogens sollten die Daten des jeweiligen Kindes, sowie diejenigen seines Lehrers eingetragen werden. In der linken Spalte sind die hundert signifikantesten Merkmale und Symptome frühkindlicher Störungen aufgeführt, wie sie vom Lehrer in der Schule beobachtet werden können. In den übrigen fünf Spalten kennzeichnen Kreuze diejenigen Problemfelder, die mit dem jeweiligen Merkmal oder Symptom aller Wahrscheinlichkeit nach am engsten ursächlich verknüpft sind. Selbstverständlich können die Ursachen für eine Störung auch woanders liegen, doch bezeichnen die Kreuze diejenigen Kategorien, die im Sinne der Wahrscheinlichkeit am signifikantesten sind.

Der Arbeitsbogen zur Früherkennung kann von Klassenlehrern oder auch innerhalb einer bestimmten Schulart auf mindestens zwei verschiedene Weisen benutzt werden. Zunächst kann der einzelne Klassenlehrer den Bogen als »symptomatische Übersicht« für bestimmte Kinder anwenden. Wenn es ein Kind in Ihrer Klasse gibt, das Ihnen besondere Sorgen bereitet, können sie den Arbeitsbogen ausfüllen, so daß Sie eine Übersicht über die Merkmale seiner Störungen erhalten und einen Plan zu ihrer Behandlung ausarbeiten können. Außerdem ist zu empfehlen, daß Sie den Arbeitsbogen für jedes Kind etwa drei bis vier Wochen nach Beginn des Schuljahres anlegen. Dies wird Ihnen ermöglichen, jedes Kind bezüglich seiner Probleme und Bedürfnisse systematisch zu beobachten. Etwa vier Monate nach Schulbeginn können Sie dann die Liste erneut vornehmen, um zu sehen, welche Veränderung das jeweilige Kind hinsichtlich seiner Schwierigkeiten durchgemacht hat, ob neue Probleme aufgetreten sind oder bereits bestehende sich komplexer gestaltet haben. Es ist ratsam, daß Sie einen bestimmten Farbstift benutzen, wenn Sie die Arbeitsbögen am Anfang des Schuljahres ausfüllen, und einen anderen, wenn Sie die Listen ein zweites oder drittes Mal überarbeiten. Die verschiedenen Farben werden dann verdeutlichen, wie sich das Kind entwickelt, wie sich Symptome verandern usw. Im übrigen wird Ihnen ein zwei- bis dreimal jährlich ausgefüllter Arbeitsbogen ermöglichen, besondere Bedürfnisse und Probleme zu erkennen, was für bestimmte Kinder von entscheidendem Wert sein kann. Außerdem könnte dies ein zweckmäßiger Weg sein, Ihrer beruflichen und gesetzlichen Verantwortung nachzukommen und besondere Nöte der Kinder herauszufinden.

Außer seiner Anwendung für einzelne Kinder oder innerhalb einzelner Klassen ist der Arbeitsbogen zur Früherkennung auch ein äußerst nützliches Instrument im Rahmen der ganzen Schule oder einer ganzen Schulart. Zum Beispiel könnten die Listen von allen Klassenlehrern für alle Kinder, von der Vorschule bis zur dritten Klasse, innerhalb der Schule oder des Schultyps ausgefüllt werden. Die so gesammelten Informationen wären in der Arbeit jedes Klassenlehrers direkt anwendbar. Außerdem können die Daten zusammengestellt und bezüglich der ganzen Schule oder des ganzen Schultyps analysiert werden. Der einzelne Lehrer wäre nicht so isoliert bei der Erstellung von Arbeitsbögen über besondere Kinder mit schulischen, sozialen, emotionalen, umweltbedingten oder physisch-organischen Schwierigkeiten.

Die Daten könnten getrennt gesammelt werden, um besondere Bedürfnisse der Schule zu berücksichtigen. Zum Beispiel könnte die Schule die Daten aller Kinder mit Lernproblemen sammeln. Auf der Grundlage eines derart zusammengestellten Datenmaterials kann jede Schule oder jeder Schulzweig ein Programm entwickeln, das den Anforderungen dieser Schülergruppe angemessen ist. Zudem hilft ein solches Material, das Ausmaß einer bestimmten Art von Schwierigkeit zu beurteilen. Sind die Daten für die Schule oder den Schulzweig auf allgemeiner Grundlage gesammelt, kann das gesamte Material analysiert werden, um eine »symptomatische Übersicht« über die ganze Schule zu erstellen.

Die Form der Arbeitsbögen zur Früherkennung ist auch für eine Computerauswertung geeignet. Die Liste jedes Kindes muß dann so kodiert werden, daß das jeweilige Kind leicht identifiziert werden kann. Die Angaben am Kopf der Liste können kodiert und eingegeben werden, ebenso jeder Punkt in der ersten Spalte der Liste; die darauf bezogenen Problemfelder erscheinen in Untergruppen. Zum Beispiel könnte also der erste Punkt den Code »1« erhalten. Die fünf zugehörigen Problemfelder würden dann mit 1.1, 1.2, 1.3, 1.4 und 1.5 kodiert werden. Dies würde die direkte arithmetische Rechnung von bestimmten Symptomen und kausalen Komponenten erlauben, die bei einer Erhebung vorherrschend sind. Computerauswertung kann auch herangezogen werden zur Untersuchung von kausalen oder Symptom-Diagrammen, von Zusammenhängen zwischen Symptomen untereinander, zwischen Symptomen und Ursachen und zwischen Ursachen untereinander. Außerdem können diese Daten hinsichtlich einer eventuellen Beziehung zu den Angaben am Kopf des Arbeitsbogens analysiert werden.

Wenigstens aber könnte eine symptomatische Übersicht für eine Schule oder einen Schulzweig angefertigt werden, indem man die Anzahl der Kinder mit einem bestimmten Symptom in eine Extraliste einträgt. Danach könnte diese Anzahl auf die jeweils vorliegenden Ursachen, d.h. auf die Spalten der Problemfelder verteilt werden.

Wenn dieser Vorgang für alle Kinder und sämtliche Merkmale und Symptome durchgeführt ist, wird eine sorgfältige visuelle oder elektronische Analyse deutlich diejenigen Probleme offenbaren, die am dringlichsten eines Eingriffes bedürfen. Auch würde eine solche zusammenfassende Liste zeigen, bei welchen Problemfeldern, bei welchen Ursachen die Abhilfe einzusetzen hat. Dieses Vorgehen würde es der Schulverwaltung erlauben, ein umfassendes, den Bedürfnissen und Problemen der Kinder innerhalb der Schule oder der Schulart entsprechendes Programm zu entwickeln. Die Datenerhebung kann dann in regelmäßigen Abständen wiederholt werden, um die Effektivität des Programms zu ermitteln und es gegebenenfalls zu korrigieren. Der Arbeitsbogen zur Früherkennung erscheint also als vielseitig verwendbares Instrument

- zur Einschätzung von Schwierigkeiten,
- zur Information über Art und Ort eines Eingriffs und
- zur Bewertung des Erfolges eines Hilfsprogramms.

Wie an mehreren Stellen des Buches ausdrücklich betont wurde, kann der Arbeitsbogen zur Früherkennung keine Merkmale und Symptome enthalten, die innerhalb einer besonderen Schule oder eines besonderen Schulzweiges vorherrschend oder wichtig sind. Dies liegt daran, daß die aufgeführten hundert Merkmale und Symptome die signifikantesten in bezug auf *alle* Kinder zwischen fünf und acht Jahren sind. Innerhalb eines bestimmten geographischen Gebiets, einer bestimmten Gemeinde, oder einer bestimmten Schulsituation kann es einige zusätzliche Merkmale oder Symptome geben, die von besonderer Bedeutung sind. Bei Benutzung der Arbeitsbögen zur Früherkennung ist es daher dringend ratsam, die situationsspezifischen Merkmale und Symptome der »Hunderterliste« hinzuzufügen.
Die einhundert Merkmale und Symptome des Arbeitsbogens zur Früherkennung sind indes von solcher Wichtigkeit, daß keins von ihnen übergangen werden sollte. Dennoch sollten Sie bei Anwendung der Liste in einer besonderen Situation daran denken, daß die Zahl hundert keine »magische« ist. Es wird jedoch unbedingt davon abgeraten, die Liste um mehr als etwa zehn Punkte zu verlängern, da sie sonst unpraktikabel wird.

Name:
Adresse:
Alter:
Geschlecht:
Lehrer:
Klassentyp:

Datum:
Schule:
Klasse:
Lehrererfahrung: ____ Jahre
allgemeiner schulischer
Standard des Kindes:

Bitte lesen Sie jeden Punkt genau durch und kennzeichnen Sie die Kreuze rechts davon mit einem Kreis, falls Sie das entsprechende Symptom im Zeitraum der letzten beiden Monate bei dem Kind beobachtet haben. Haben Sie den jeweils beschriebenen Sachverhalt in dieser Periode nicht beobachtet, kennzeichnen Sie die Kreuze nicht. (Mit anderen Worten: machen Sie keinerlei Anmerkung, wenn das beschriebene Problem nicht vorliegt.)

		Problemfelder				
Nr.	Symptome	physisch-organisch	emotional	sozial	umweltbedingt	schulisch-intellektuell
1	Plötzlicher Leistungsabfall	×	×			×
2	Kind scheint nicht fähig, die geforderten Aufgaben zu erledigen		×			×
3	Gibt auf, bevor es überhaupt angefangen hat		×			×
4	Leistet weniger als es seiner Veranlagung nach könnte		×			×
5	Kann mit seiner Lerngruppe nicht Schritt halten	×	×	×		×
6	Vertauscht Zahlen und Buchstaben	×				×
7	Kann seine Körperteile nicht benennen	×				×
8	Läßt sich durch geringe Geräusche und Unruhe ablenken	×	×			×
9	Stellt immer wieder Bücher und Bilder auf den Kopf	×				×
10	Engagiert sich nicht und bleibt nicht bei einer Sache	×	×			×

		Problemfelder				
Nr.	Symptome	physisch-organisch	emotional	sozial	umweltbedingt	schulisch-intellektuell
11	Kann nicht mehr als zwei bis drei Dinge in der richtigen Reihenfolge wiederholen	×				×
12	Hat manchmal Gedächtnislücken	×	×			×
13	Kippelt ständig mit dem Stuhl		×			×
14	Arbeitet an einem Tag eifrig, am anderen nicht	×	×			×
15	Kann einfache Anweisungen nicht befolgen		×			×
16	Antwort bezieht sich nicht auf die Frage		×			×
17	Hält Bleistift oder Farben krampfhaft fest. Drückt Löcher ins Papier	×	×			×
18	Kritzelt, wenn es Personen malen soll		×			×
19	Kann keine Kreise, Rechtecke oder Kreuze zeichnen	×				×
20	Reißt sich Haare aus		×			
21	Tut sich absichtlich weh		×			
22	Kaut Fingernägel, bohrt in der Nase, kratzt sich ständig	×	×			
23	Stört die anderen		×	×		
24	Ist wiederholt grausam zu anderen Kindern			×		
25	Verletzt andere Kinder absichtlich		×	×		
26	Quält Tiere		×			
27	Bekommt oft Wutanfälle		×		×	
28	Läuft wiederholt aus der Schule oder von zu Hause fort		×		×	
29	Hält sich nicht an die Regeln des Zusammenlebens			×		×
30	Scheint nicht aus Erfahrungen zu lernen	×	×			
31	Wehrt sich gegen jede Autorität		×	×		
32	Stiehlt wiederholt		×			

Nr.	Symptome	Problemfelder				
		physisch-organisch	emotional	sozial	umweltbedingt	schulisch-intellektuell
33	Fällt im Schulbus oder auf dem Schulweg unangenehm auf		×	×	×	
34	Übersteigertes Zärtlichkeitsbedürfnis		×	×		
35	Scheint nicht liebenswert		×	×	×	
36	Erbrechen	×	×			
37	Schluckbeschwerden	×				
38	Häufig heftige Bauchschmerzen	×	×			
39	Ausschlag im Gesicht oder an anderen Körperteilen	×	×			
40	Keuchen und Schnaufen	×				
41	Husten und Schnupfen	×				
42	Durchfall	×	×			
43	Kind wird anscheinend zu Hause mißhandelt				×	
44	Scheint sexuell mißbraucht zu werden		×		×	
45	Die Eltern scheinen alkohol- oder drogensüchtig zu sein				×	
46	Eltern wollen Leistungsgrenzen oder eventuelle Behinderungen des Kindes nicht akzeptieren				×	
47	Eltern reagieren aggressiv und feindselig, wenn ihnen Schwierigkeiten des Kindes mitgeteilt werden				×	
48	Eltern halten dem Kind vor, daß es dumm sei und setzen es ständig herab				×	
49	Eltern sorgen nicht dafür, daß das Kind in die Schule oder in den Kindergarten geht	×	×		×	
50	Kind sagt, daß die Eltern den Umgang mit anderen Kindern verbieten		×	×	×	
51	Benutzt ein Auge mehr als das andere	×				
52	Sieht doppelt	×				

		Problemfelder				
Nr.	Symptome	physisch-organisch	emotional	sozial	umweltbedingt	schulisch-intellektuell
53	Rote verschwollene Augen	×	×		×	
54	Häufige Ohrenschmerzen	×				
55	Hört schlecht	×				
56	Kneift die Augen oft zu oder blinzelt	×	×			
57	Hört Klingen oder Brausen im Ohr	×				
58	Blutet aus dem Ohr	×				
59	Händezittern	×	×			
60	Hat feuchte, kalte Hände		×			
61	Stammelt und stottert		×		×	
62	Zittert am ganzen Leib	×	×			
63	Traut sich nichts zu		×	×	×	
64	Reagiert nicht		×	×		
65	Wehrt sich, von den Eltern getrennt zu werden		×		×	
66	Hat in relativ harmlosen Situationen übersteigerte Ängste		×		×	
67	Hat häufig Kopfweh	×	×			
68	Macht in die Hose	×	×			
69	Hört Stimmen und sieht Dinge, die nicht existieren		×			
70	Fürchtet sich extrem vor Tod und Sterben		×			
71	Fühlt sich minderwertig		×		×	
72	Fürchtet, man wolle ihm etwas antun		×	×		
73	Will nicht mit anderen Kindern spielen		×	×		
74	Glaubt, niemand möge es leiden		×		×	
75	Gibt sich die Schuld an häuslichen Problemen		×		×	
76	Weigert sich zu sprechen	×	×			

		Problemfelder				
Nr.	Symptome	physisch-organisch	emotional	sozial	umweltbedingt	schulisch-intellektuell
77	Lebt in Träumen und Fantasien	×	×	×	×	×
78	Leidet unter der Ablehnung anderer Kinder		×	×		
79	Fürchtet, daß ihm in der Pause jemand etwas tut		×	×		
80	Mundbluten	×				
81	Blaue Lippen, Ohrläppchen oder Fingernägel	×				
82	Atemnot nach geringer Anstrengung	×				
83	Schmerzen oder Brennen beim Wasserlassen	×				
84	Beulen und blaue Flecken	×			×	
85	Verbrennungen	×			×	
86	Schrammen und Schnittwunden	×				
87	Geschwollene und schmerzende Gelenke	×				
88	Angeschwollene Füße oder Beine	×				
89	Verdacht auf Alkohol- und Drogenmißbrauch		×	×	×	
90	Ißt merkwürdige Dinge	×	×			
91	Übermäßiges Sabbern	×	×			
92	Starkes Übergewicht	×	×		×	
93	Anzeichen von Wurmbefall	×				
94	Krämpfe, Zuckungen, Anfälle	×	×			
95	Häufige, ruckartige, hastige Bewegungen	×	×			
96	Kurze oder ausgedehnte Absencen	×				
97	Schwäche- oder Ohnmachtsanfälle	×	×			
98	Gefühllosigkeit eines Körperteiles	×				
99	Schwäche in einer Körperhälfte	×				
100	Auffallendes Torkeln oder Gleichgewichtsstörungen	×				

Erste-Hilfe-Tips

Diese Anleitung in Erster Hilfe soll die ausführlichere Erörterung von Symptomen und deren Begegnung durch den Lehrer ergänzen, die in den vorangegangenen Kapiteln unternommen wurde. Es sei vor allem auf folgende Kapitel verwiesen: »Ich fühl' mich nicht wohl!« – »Was ist mit den Ohren, was ist mit den Augen?« – »Bin ich krank?« und »Irgend etwas stimmt nicht!« Diese Erste-Hilfe-Anleitung geht davon aus, daß Ihnen die dortigen Erörterungen gründlich vertraut sind. Ferner gibt die Liste der 450 Symptome eine außerordentlich umfangreiche Übersicht über bei Kindern zu beobachtende physisch-organische Anzeichen und Symptome, sowie Vorschläge zu ihrer Handhabung. Darüber hinaus kann diese Anleitung schnell zu Rate gezogen werden, wenn Sie sich auf die Behandlung von Erster Hilfe im Unterricht vorbereiten oder wenn rasche und leicht zugängliche Information erforderlich ist. Außerdem kann nur dringlichst empfohlen werden, die vom örtlichen Roten Kreuz oder der jeweiligen Gesundheitsbehörde angebotenen Erste-Hilfe-Kurse in Anspruch zu nehmen. Zumindest aber sollten Sie ausreichend geübt haben, um vorbereitet zu sein auf Verletzungen, bei denen Knochenbrüche möglich sind, auf Unfälle, nach denen es zu starken Blutungen kommt, auf Situationen, in denen Kinder sich ernsthafte Verbrennungen zugezogen haben, und auf Umstände, in denen Mund-zu-Mund-Beatmung erforderlich oder die Kehle des Kindes durch irgendeinen Gegenstand verstopft ist. Es ist durchaus wahrscheinlich, daß ein Vertreter des Roten Kreuzes oder der örtlichen Gesundheitsbehörde gern in Ihre Schule kommt, um einen Kurs für das Schulpersonal abzuhalten. Ein so geringer Aufwand wie eine Übungsstunde kann von entscheidender Bedeutung sein, falls ein Kind sich in einer wirklichen Notsituation befindet. Vor allem aber vergessen Sie nicht, daß Erste Hilfe immer nur eine minimale, sich auf das Wesentliche beschränkende Notfallversorgung sein soll, um die Zeit bis zum Eintreffen angemessener medizinischer Fürsorge zu überbrücken. Tun Sie niemals mehr als notwendig: das Kind in gesicherte Ruhestellung zu bringen und weiteren Schaden oder eine Komplikation des Falles zu verhindern.

Wenn Sie erst mit dem Inhalt dieses Buches – und besonders mit der Erste-Hilfe-Anleitung – gründlich vertraut sind und einige Übung in Erster Hilfe haben, werden Sie eine Erste-Hilfe-Ausrüstung für Ihre Klasse anschaffen wollen. Zunächst sollten Sie an die Dinge denken,

die Sie in Notsituationen *nicht* tun sollten. Vor allem sollten Sie dem Kind weder Medikamente verabreichen, noch seine Haut medikamentös behandeln. Zu dieser Verbotsliste gehören Mittel wie Aspirin, Jod, Kaliumpermanganat, Brand- und andere Salben usw. Zweitens sollten Sie kein Kind bewegen und seine Bewegung nicht zulassen, wenn nach einem Unfall der Verdacht auf Knochenfraktur besteht. Und schließlich sollte jedes Kind, das einen harten Schlag an den Kopf bekommen hat, umgehend hingelegt und zum Ausruhen an einen sicheren Platz *getragen* werden.
Unter Berücksichtigung dieser Ermahnungen und Vorschläge können Sie beginnen, die Erste-Hilfe-Ausrüstung vorzubereiten. Sie sollte Namen, Adresse und Telefonnummer der Eltern oder Aufsichtspersonen aller Kinder Ihrer Klasse sowie Kontaktadressen für den Fall der Unerreichbarkeit dieser Eltern oder Aufsichtspersonen enthalten. Sie sollten auf der Liste speziell verzeichnen, daß die Erlaubnis zur medizinischen Notfallversorgung jedes einzelnen Kindes Ihrer Klasse im Sekretariat der Schule bereitliegt. Jede Ausnahme *muß* gekennzeichnet sein. Obenauf in Ihrem Erste-Hilfe-Kasten sollten sich die Telefonnummern der nächsten Ambulanz und des nächsten Unfallkrankenhauses befinden. Sollten solche Einrichtungen nicht in der Nähe Ihrer Schule vorhanden sein, vergewissern Sie sich, ob effektive Vorkehrungen für den Fall getroffen sind, daß Kinder in der Schule verunglücken oder ernsthaft erkranken. Und natürlich sollten Sie daran denken, daß Ihre Erste-Hilfe-Ausrüstung wertlos ist, falls Sie sie nicht sofort finden, wenn sie gebraucht wird.

Die Ausrüstung sollte folgendes enthalten:
- zwei Rollen sterile Gaze unterschiedlicher Breite
- eine Anzahl steriler Gaze-Polster
- eine Rolle Leukoplast
- kleine Heftpflaster
- präparierte Kompressen oder sauberes Tuch, das zu Kompressen gefaltet werden kann
- ein Handtuch und ein Waschlappen
- ein Stück milde Seife
- kleine Plastiktüten für Eis
- eine Schere
- ein Thermometer zum oralen Gebrauch, das nach jeder Anwendung sorgfältig sterilisiert werden muß

– Pflaster zur Ruhigstellung der Zunge
– eine kleine Blinklampe

Die folgenden Erste-Hilfe-Maßnahmen sind zur leichteren Orientierung in Abschnitte unterteilt. Sie sollten sich Zeit nehmen, um sich gründlich mit jedem Abschnitt und den angemessenen Erste-Hilfe-Maßnahmen vertraut machen zu können. Bedenken Sie, daß Sie in einem tatsächlichen Notfall vermutlich keine Zeit haben werden, in dieses Buch zu schauen.

1. Verletzungen oberhalb der Schultern

An diesem Teil des Körpers können sich auch scheinbar geringfügige Verletzungen als außerordentlich ernsthaft erweisen. Wenn Sie nicht absolut sicher sind, daß die augenscheinliche Verletzung keinerlei versteckte Komplikationen oder Probleme mit sich bringt, sollten Sie die Eltern entschieden ermahnen, ihr Kind von ihrem Hausarzt sicherheitshalber untersuchen zu lassen. Wenn Sie auch nur den geringsten Verdacht haben, es könnte die Möglichkeit bestehen, daß die vorliegende Verletzung ernster ist oder unsichtbare Komplikationen mit sich führt, sollten Sie sie wie einen medizinischen Notfall behandeln und sich entsprechend verhalten. Wenn Sie übertrieben reagiert haben, mögen Sie einigen Leuten Ungelegenheiten bereitet haben. Sollten Sie jedoch recht behalten, könnte Ihr rasches und unverzügliches Eingreifen das Kind vor erheblichen Schwierigkeiten bewahren.

Schlag oder Stoß an den Kopf. Legen Sie das Kind sofort hin, tragen Sie es an einen sicheren Platz und halten es wach. Ist die Schwellung mehr als geringfügig, besorgen Sie Eis und richten sich auf eine umgehende Notfallbehandlung ein. Fordern Sie die Eltern auf, das Kind zum Arzt zu bringen, falls Schwindelgefühl, Übelkeit oder fortgesetzte Kopfschmerzen vorliegen. Zumindest innerhalb der nächsten 24 Stunden sollte das Kind stündlich geweckt werden, falls der Arzt dies nicht für unnötig hält.

Nasenbluten. Kind hinlegen, Kopf leicht nach hinten geneigt, kalte Kompresse auf die Nase des Kindes halten, Nasenlöcher mit leichtem Druck zuhalten. Falls die Blutung sehr stark ist oder innerhalb von fünf Minuten nicht zum Stillstand kommt, sorgen Sie für die medizinische Notfallbehandlung, und informieren Sie die Eltern.

Gegenstand steckt in der Nase. Nicht versuchen, den Gegenstand herauszuziehen. Eltern verständigen; versichern Sie sich, daß diese das Kind zum Arzt bringen.

Schwellung der Nase. Kalte Kompresse auflegen, mit weiteren Verletzungen ist zu rechnen, Eltern verständigen.

Blaues Auge. Kalte Kompresse auflegen. Eltern verständigen.

Gegenstand im Auge. Nicht versuchen, Gegenstand herauszunehmen. Falls der natürliche Tränenfluß den Gegenstand nicht innerhalb von ungefähr zwei Minuten hinausspült, zum Notarzt.

Blutiger oder eitriger Ausfluß am Auge. Sofort zum Notarzt.

Starkes Tränen oder Jucken des Auges. Kalte Kompressen auflegen, Eltern verständigen.

Sichtbare Verletzung des Auges (auch geringfügiger Art). Zum Notarzt.

Jeglicher Ausfluß aus dem Ohr. Verständigen Sie die Eltern; versichern Sie sich, daß das Kind in ärztliche Obhut gegeben wird.

Schwellungen am Ohr. Kalte Kompressen auflegen, Eltern verständigen, ärztliche Untersuchung veranlassen.

Gegenstand steckt im Ohr. Gegenstand nicht herauszuziehen versuchen. Zum Notarzt.

Harter Schlag gegen das Ohr. Eis auflegen; falls Schwellung auftritt, Eltern verständigen und sie auffordern, mit dem Kind zum Arzt zu gehen.

Ohrenschmerzen. Ist der Schmerz heftig, Eltern verständigen.

Lippenschwellung. Eis auflegen, Eltern verständigen.

Blutung im Mund. Wenn möglich, lassen Sie das Kind die Ecke eines sauberen Tuches auf die verletzte Stelle drücken. Notarzt.

Zahnschmerzen. Lassen Sie das Kind den Mund mit warmem Wasser ausspülen, denn gelegentlich sind Speisereste oder gewisse Getränke die Ursache von Zahnschmerzen, ebenso wie zeitweilig starke Kälte im Mund. Informieren Sie die Eltern, und raten Sie ihnen, mit dem Kind zum Zahnarzt zu gehen, falls die Schmerzen andauern oder wiederholt auftreten.

Rötung oder Schwellung von Zunge oder Zahnfleisch. Verständigen Sie die Eltern, und raten Sie zu einem Arztbesuch.

Halsweh. Sie sollten die Eltern informieren und sie bitten, mit dem Kind zum Arzt zu gehen, da möglicherweise ernsthafte Infektionen vorliegen.

Abgebrochener oder gespaltener Zahn. Die Eltern sollten mit dem Kind zum Zahnarzt gehen, auch wenn es sich um einen Milchzahn handelt.

Loser Zahn (außer Milchzahn). Eltern verständigen, damit sie das Kind zum Zahnarzt schicken.

Schnittwunde im Gesicht, an Auge, Ohr oder im Mund. Eltern verständigen und sich versichern, daß das Kind vom Arzt untersucht wird.

Kopfschmerzen. Kind hinlegen, kalte Kompresse auf die Stirn; Eltern informieren und ihnen raten, das Kind untersuchen zu lassen. Kopfschmerz kann eine vorübergehende Reaktion auf den Genuß sehr kalter Speisen oder Getränke sein. Kleine Kinder sollten normalerweise keine Kopfschmerzen bekommen, nur weil sie sich zu heftig bewegt haben, zu schnell gelaufen sind o. ä.

2. Schwierigkeiten beim Atmen

Unfähigkeit zu atmen (Ersticken, Strangulieren). Stellen Sie sich hinter das Kind, oder knien Sie über ihm, so daß es Ihnen den Rücken zuwendet, wenn es sitzt oder liegt. Legen Sie eine Faust knapp unter den Brustkorb des Kindes, die andere Hand auf die Faust; dann pressen Sie kräftig gegen den Rücken des Kindes. Die Absicht ist, die Luft im Zwerchfell des Kindes durch den übrigen Atmungsapparat zu drücken, wobei sie eventuell in der Kehle steckende Gegenstände hinausstoßen soll. Wiederholen Sie den Vorgang zwei- bis dreimal. Falls Atmung nicht zurückkehrt, Ambulanz rufen lassen, während Sie weiter pressen, um den Gegenstand in der Kehle zu lösen, oder begeben Sie sich sofort in das Krankenzimmer, während Sie versuchen, den Gegenstand herauszubekommen. (Anmerkung: In der Regel ist die Ambulanz schneller bei Ihnen als Sie das Krankenzimmer erreichen können.)

Atmung hört auf infolge von Rauchinhalierung, Wasserschlucken beim Schwimmen oder ohne sichtbaren Grund. Besteht die Gefahr, daß ein Gegenstand die Kehle verstopft, versuchen Sie, den Gegenstand zu entfernen wie beim erstickenden oder sich strangulierenden Kind. Führen Sie Mund-zu-Mund-Beatmung durch bis wieder Atmung eintritt. Beim Versuch, die Atmung wieder herbeizuführen, das Kind in das Krankenzimmer transportieren oder die Ambulanz rufen lassen.

Keuchen. Informieren Sie die Eltern, und fordern Sie sie auf, das Kind ärztlich untersuchen zu lassen.

Atemnot. Eltern verständigen, Notarzt holen.

3. Verletzungen oder andere Probleme der Haut

Vergessen Sie nicht, daß die erste Maßnahme bei einer Blutung die feste Auflage eines Druckverbandes oder einer Kompresse auf die betroffene Stelle sein sollte. Rührt die Blutung nicht von einem tieferen Schnitt her oder ist sie nur geringfügig, kann zuweilen fließendes kaltes Wasser die Gerinnung beschleunigen, was zudem den Vorteil hat, daß die Wunde gleichzeitig ausgewaschen wird. Auf geschwollene Partien oder Verbrennungen sollte stets Eis gelegt werden.

Kratzer. Hautpartie mit Wasser und Seife waschen und mit sauberem Verband bedecken.

Schnittwunden. Bei Blutung Druckverband anlegen; mit kaltem Wasser waschen, wenn Blutung aufgehört hat. Eltern und Notarzt verständigen, falls Wunde mehr als geringfügig oder falls Blutung nicht innerhalb von zwei Minuten aufhört. Raten Sie den Eltern, die Wunde ärztlich untersuchen zu lassen, vor allem bei Verletzungen oberhalb der Schultern.

Beulen. Mit Wasser und Seife waschen, Eis auflegen. Eltern verständigen.

Schwellung infolge von Stoß. Eis auflegen, Eltern verständigen.

Verbrennungen. Eis auflegen, Eltern verständigen. Bei stärkeren Verbrennungen zum Notarzt.

Splitter oder Bleistiftspitze in der Haut. Nicht versuchen Gegenstand herauszuziehen. Eltern verständigen und sie auffordern, mit dem Kind zum Arzt zu gehen, falls größere Verletzungen oder solche mit giftigen Substanzen (Bleistift) vorliegen.

Hautausschlag. Unabhängig davon, welche Körperstelle betroffen ist: Eltern verständigen und ihnen raten, mit dem Kind zum Arzt zu gehen.

Trockene oder juckende Haut. Eltern informieren.

Jegliche Stichwunde. Mit Wasser und Seife waschen; Eis auflegen, falls Schwellung auftritt, Eltern verständigen, damit das Kind untersucht wird. Kind muß möglicherweise Tetanus-Spritze oder Antibiotika bekommen. Veranlassen Sie, daß der Arzt erfährt, was den Stich verursacht hat, da Splitter oder andere Teilchen noch in der Wunde stecken könnten. Bei starker Blutung Druckverband anlegen.

4. Sonstige Anzeichen, bei denen Erste Hilfe notwendig ist

Verstauchtes Gelenk (Fußknöchel, Knie, Schulter, Ellbogen, Finger usw.). Sorgen Sie dafür, daß das Kind das verletzte Gelenk nicht belastet. Eis auflegen, Kind hinlegen lassen, Eltern verständigen.

Verdacht auf Knochenfraktur. Kind nicht bewegen oder sich bewegen lassen. Notarzt rufen.

Andauernde extreme Schmerzen nach einem Unfall. Sofort ins Unfallkrankenhaus.

Magenschmerzen. Wenn heftig, Eltern verständigen und Notarzt rufen. Wenn geringfügig, informieren Sie die Eltern, und bitten Sie sie, mit dem Kind zum Arzt zu gehen. Falls die Schmerzen bei einem bestimmten Kind wiederholt auftreten, veranlassen Sie eine ärztliche Untersuchung, und folgen Sie dann den Anweisungen und Vorschlägen des Arztes, sobald das Problem wieder auftritt.

Hitzschlag. Kind hinlegen, seine Beine und Füße leicht hochstellen und kalte Kompressen auf die Stirn. Eltern verständigen.

Unterkühlung. Kind umgehend an einen warmen Ort schaffen. Feuchte Kleidung ausziehen, hinlegen, Hände und andere exponierte Körperteile leicht massieren. Verständigen Sie die Eltern, damit das Kind ärztlich untersucht werden kann, falls fortgesetzter Juckreiz vorliegt – auch bei taubem Gefühl, Entfärbung der Haut oder Schmerz.

Erbrechen. Verständigen Sie die Eltern, und raten Sie ihnen, mit dem Kind zum Arzt zu gehen, falls das Erbrechen nach acht Stunden immer noch andauert.

Durchfall. Verständigen Sie die Eltern, und raten Sie ihnen, mit dem Kind zum Arzt zu gehen, falls der Durchfall nach acht Stunden immer noch andauert.

Krämpfe. Kind auf den Boden legen, Stühle oder andere Gegenstände wegräumen, an denen das Kind sich stoßen könnte. Kleidung des Kindes um Hals und Hüfte lockern; wenn Mund geöffnet, Zunge mit

Heftpflaster befestigen; ruhig bleiben: Sie können nichts tun, um den Krampf zu verhindern oder zu beenden. Ist der Krampf vorüber, sollte man dem Kind raten, sich eine Weile liegend auszuruhen. Verständigen Sie die Eltern: ihnen ist das Problem wahrscheinlich bekannt, und sie können Sie über Maßnahmen im Falle eines erneuten Auftretens der Krämpfe beraten.

Ohnmachts- oder Schwächeanfall. Kind an ruhigen Platz tragen, wo es liegen kann, Füße etwas hochstellen, kalte Kompresse auf die Stirn. Eltern verständigen.

Fieber über 37,5°. Immer, wenn das Kind etwas erhitzt oder krank erscheint, ist es ratsam, die Temperatur zu messen. Wenn sie 37,5° übersteigt, sollten Sie die Eltern verständigen und das Kind nach Hause schicken.

Gifteinnahme (oder Verdacht darauf). Ins Unfallkrankenhaus! Vergewissern Sie sich sorgfältig, *was* das Kind eingenommen hat, und nehmen Sie eine Probe davon mit ins Krankenzimmer, wenn dies möglich ist. Eltern verständigen. Den Transport des Kindes unter keinen Umständen verzögern! Rasches Handeln ist hier u. U. lebenswichtig.

Schwindelgefühl. Kind hinlegen, Beine und Füße leicht hochgestellt, kalte Kompresse auf die Stirn. Eltern verständigen.

Harter Schlag in Rücken oder Magen. Falls die Atmung ausbleibt und nicht innerhalb von zwanzig Sekunden wieder einsetzt, Mund-zu-Mund-Beatmung vornehmen. Wenn Schmerz oder Unwohlsein nach fünf Minuten immer noch andauern, verständigen Sie die Eltern, damit das Kind ärztlich untersucht werden kann. Wenn einige Sekunden nach dem Schlag intensiver Schmerz auftritt, den Notarzt rufen.

Literatur

Axline, Virginia M.: Dibs. Die wunderbare Entfaltung eines menschlichen Wesens. München 5. Auflage 1971. Tagebuch einer Spieltherapie.

Becker, Antoinette/Niggemeyer, Elisabeth: Ich bin doch auch wie ihr. Fotomappe. Ravensburg 1977. Erlebnisse, Gedanken und Gefühle behinderter Kinder.

b:e tabu: Familienerziehung, Sozialschicht und Schulerfolg. Weinheim 1972

Bernstein, Basil: Studien zur sprachlichen Sozialisation. Düsseldorf 1972.

Biene, Elke: Zusammenarbeit mit den Eltern zur Förderung des entwicklungsgestörten und des behinderten Kindes. Ravensburg 1981.

Biermann, Gerd (Hrsg.): Handbuch der Kinderpsychotherapie. München 1969.

Biermann, Gerd: Unsere kranken Kinder. München 1978. Neue Wege ihrer Behandlung.

Bornemann, E.: Die Erziehungsberatungsstelle. In: Handbuch der Erziehungsberatung, Bd. I, München 1964.

De Fries/Häussler: Soziales Training durch Rollenspiel. Köln 1975.

Dercum, Christa: Fritz und Flori. Tagebuch einer Adoption. München 1980.

Eisert, H. G./Barkey, P.: Verhaltensmodifikation in der Schule. Deutsches Institut für Internationale Forschung. Frankfurt 1972.

Foppa, K.: Lernen, Gedächtnis, Verhalten. Köln 1965. Lehrbuch der Lernpsychologie. Bezieht sich hauptsächlich auf klassische und instrumentelle Konditionierung.

Franger, Gaby/Keyserlingk von, Linde/Kowalski, Peter (Hrsg.): Ausländerkinder. Ravensburg 1980.

Freud, Anna: Psychoanalyse für Pädagogen. Stuttgart 1971.

Freud, Anna/Bergmann, Thesi: Kranke Kinder. Ein psychoanalytischer Beitrag zu ihrem Verständnis. Frankfurt 1976.

Gagné, R. M.: Die Bedingungen des menschlichen Lernens. Hannover 1969. Didaktisch orientierte Darstellung verschiedener Arten des Lernens.

Grigat, Rolf: Psychologie für Erzieher. München 1978.

Grossmann, Klaus E.: Vom Umgang mit Angst – Wege und Grenzen ihrer Nutzung. Wiesbaden 1978.

Haas, Gisela: Ich bin ja so allein. Ravensburg 1981. Kranke Kinder zeichnen und sprechen über ihre Ängste.

Hebenstreit, S.: Schulkindergarten – Modell ausgleichender Erziehung. Kronberg 1974.

Hechinger, F.: Vorschulerziehung als Förderung sozial benachteiligter Kinder. Stuttgart 1970.

Hellbrügge, Theodor: Das sollten Eltern heute wissen. Über den Umgang mit unseren Kindern. München 1975.
Hertl, Michael u. Renate: Kranke und behinderte Kinder in Schule und Kindergarten. Stuttgart 1979.
Höhn, E.: Der schlechte Schüler. München 1967.
Problem der Lernstörung vom sozialpsychologischen Gesichtspunkt aus.
Hundertmarck, G.: Soziale Erziehung im Kindergarten. Stuttgart 1975.
Huscke, Peter: Typische Situationen im Grundschulunterricht. Weinheim 1980.
Huth, Margret: Gesundheitslehre für Erzieher. München 1981.
Iben, Gerd (Hrsg.): Erzieheralltag. Ravensburg 1981.
Iben, Gerd: Kinder am Rande der Gesellschaft. München 1970.
Junker, H.: Das Beratungsgespräch. Zur Therapie und Praxis kritischer Sozialarbeit. München 1973.
Junker, Helmut: Konfliktberatung in der Schule. München 1976.
Kaufhold, Trudelinde: Bildnerisches Gestalten zur Förderung des entwicklungsgestörten und des behinderten Kindes. Ravensburg 1980.
Kemmler, Lilly: Erfolg und Versagen in der Grundschule. Empirische Untersuchungen. Göttingen 1967.
Klein-Jäger, Wilma: Fröbel-Material zur Förderung des entwicklungsgestörten und des behinderten Kindes. Ravensburg 1978.
Kluge/Patschke: Spielen, Spielmittel und Spielprogramme zur Förderung behinderter Kinder und Jugendlicher. Ravensburg 1975.
Merz, Christine: Im Kontakt mit Eltern. Freiburg 1981.
Meyer, Ernst (Hrsg.): Angstbewältigung als pädagogische Aufgabe. Europäisches Pädagogisches Symposion, Band 2. Wien 1977.
Meyer, Ernst (Hrsg.): Kinder und Jugendliche in seelischer Not. Braunschweig 1982. Möglichkeiten der pädagogischen und therapeutischen Intervention durch Lehrer, Eltern und Erzieher.
Naegele, M./Haarmann, D./Rathenow, P./Warwel, K. (Hrsg.): Lese- und Rechtschreibschwierigkeiten. Weinheim 1982.
Ockel, H. H.: Zur Formulierung der Diagnose bei Erkrankungen und Verhaltensstörungen im Kindes- und Jugendalter. In: Praxis der Kinderpsychiatrie 13.
Oy von, Clara Maria/Sagi, Alexander: Lehrbuch der heilpädagogischen Übungsbehandlung. Hilfe für das geistig behinderte Kind. Ravensburg 1981.
Piaget, Jean: Theorien und Methoden der modernen Erziehung. München 1972.
Pschyrembel: Klinisches Wörterbuch. de Gruyter Berlin.
Reinartz, Anton/Sander, Alfred (Hrsg.): Schulschwache Kinder in der Grundschule. Weinheim 1982.
Richter, Horst-Eberhard: Eltern, Kind und Neurose. Stuttgart 1963.
Röhrs, H.: Kindergarten, Vorschule, Elternhaus in Kooperation. München 1976.
Rogers, Carl: Die klientenbezogene Gesprächstherapie. München 1973.
Roth, H. (Hrsg.): Begabung und Lernen. Gutachten und Studien der Bildungskommission. Stuttgart 1969. Der Band enthält im Auftrag des Deutschen Bildungsrates erstellte Gutachten über Bedingungen und Wirkungen des schulischen Lernens.
Sagi, Alexander: Verhaltensauffällige Kinder im Kindergarten. Freiburg 1982.

Schmaus, M.: Pädagogik im Kindergarten. München 1974.
Schmidbauer, W.: Erziehung ohne Angst. Orientierungshilfe für Eltern. München 1974.
Schulze, Th.: Methoden und Medien der Erziehung. München 1976.
Skinner, F. B.: Jenseits von Freiheit und Würde. New York 1971. Einen Überblick über den gegenwärtigen Stand zur Theorie und Praxisanwendung der Verhaltensforschung.
Spitz, René: Vom Säugling zum Kleinkind. Stuttgart 1967.
Ströder, Josef: Unser Kind ist krank – was tun? Freiburg 1981.
Tausch, Reinhard: Gesprächspsychotherapie. Göttingen 1974.
Tsiakalos, Georgios und Sigrid: Ausländische Kinder im Kindergarten. Freiburg 1982.
Ude, Anneliese: Betty. Protokoll einer Kinderpsychotherapie. München 1978.
Waechter, Hartmut: Das Schülergespräch. Weinheim 1980.
Watzlawick, Paul/Beavin, J. H./Jackson, D. D.: Menschliche Kommunikation. Formen, Störungen, Paradoxien. Bern 1969.
Weiner, B.: Die subjektiven Ursachen von Erfolg und Mißerfolg. In: Bedingungen des Bildungsprozesses. Stuttgart 1973.
Weinert, F. E. (Hrsg.): Pädagogische Psychologie. Köln 1967. 37 Aufsätze aus dem Gebiet des schulischen Lehrens und Lernens.
Wender, Paul H. und Esther H.: Das hyperaktive Kind und das Kind mit Lernstörungen. Ravensburg 1980.
Winnicott, D. W.: Die therapeutische Arbeit mit Kindern. München 1975.
Zulliger, Hans: Die Angst unserer Kinder. Frankfurt 1969. 10 Kapitel über Angstformen, Angstwirkungen . . .

Register

Aus der Reihe: Ich und die Welt

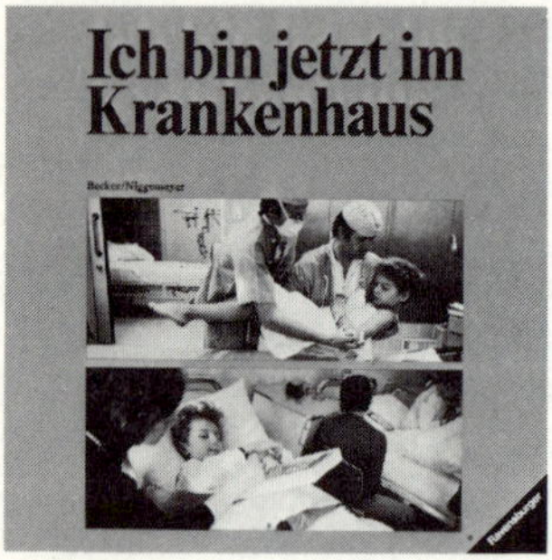

Antoinette Becker/Elisabeth Niggemeyer
Ich bin jetzt im Krankenhaus
Hendrik wird mit einem komplizierten Armbruch ins Krankenhaus gebracht. Vieles ist neu und beängstigend für ihn, er lernt aber auch die positiven Seiten des Krankenhauses kennen, die Hilfe und große Bereitschaft von Schwestern und Ärzten. Aufgenommen in die Auswahlliste zum Deutschen Jugendbuchpreis und in »Die silberne Feder«.
37 Seiten, ab 5 Jahren.

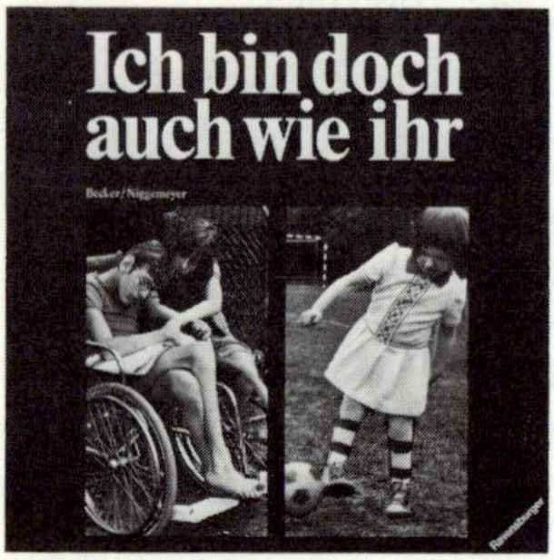

Antoinette Becker/Elisabeth Niggemeyer
Ich bin doch auch wie ihr
David ist spastisch gelähmt, Iris trägt Schienen an den Beinen, Claudia ist taubstumm. Das Buch schildert Gedanken, Gefühle und Erlebnisse behinderter Kinder und zeigt gesunden Jungen und Mädchen, was sie tun können, um ihre behinderten Kameraden besser zu verstehen. Aufgenommen in die Auswahlliste zum Jugendbuchpreis »Die silberne Feder« und in die Bestliste zum Deutschen Jugendbuchpreis. 37 Seiten, ab 7 Jahren.

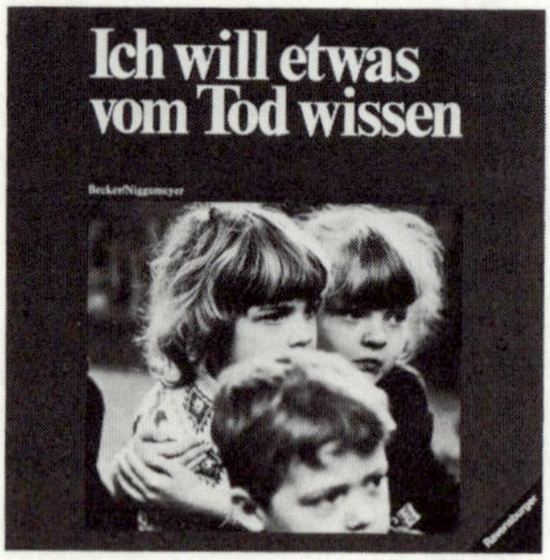

Antoinette Becker/Elisabeth Niggemeyer
Ich will etwas vom Tod wissen
Der Tod – lange ein Gesprächs-Tabu – wird zunehmend auch in die Realität des kindlichen Erfahrungsbereichs miteinbezogen. Weil sich Kinder den Tod nur schwer vorstellen können, schrieb Antoinette Becker Geschichten von der Vergänglichkeit des Lebens in der Natur, vom Altwerden der Menschen, vom Tod, wie er Kindern begegnet.
79 Seiten, ab 6 Jahren.

Wie findet man Zugang zur Problemwelt kranker Kinder?

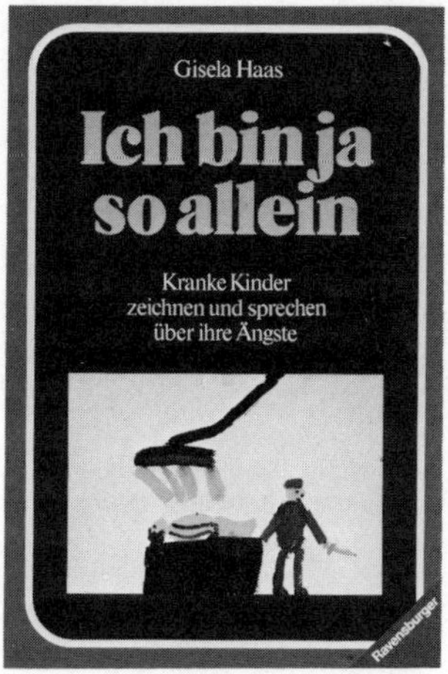

– wie kann man ihnen helfen, ihre Ängste, Sorgen und Nöte zu artikulieren?

Kranke Kinder zeichnen und sprechen über ihre Ängste. Die Autorin – engagierte Lehrerin an der Klinikschule in Heidelberg – berichtet hier über 48 Gesprächsverläufe mit Kindern, die jeweils eine zuvor angefertigte Zeichnung zum Ausgangspunkt nahmen. Zur Sprache kommen Angst vor der Trennung von der Familie, vor der Krankenhaussituation, vor der Schule, Probleme mit Eltern und Geschwistern und die Auseinandersetzung mit dem Tod.

Gisela Haas
Ich bin ja so allein
158 Seiten mit 52 farbigen und s/w-Abbildungen. Fotos von Monika Littmann und Wilhelm Schmitt, Format 14 × 21 cm.

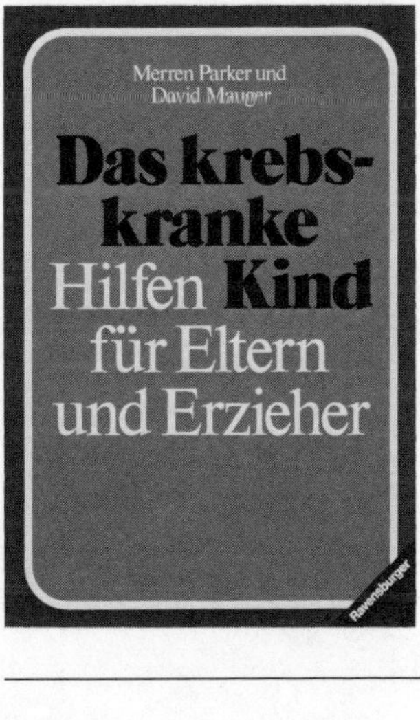

Diagnose: Krebs
Für die Familie und die Betreuer eines erkrankten Kindes ein furchtbarer Schock. Quälende Fragen tauchen auf. Man fühlt sich unsicher – und alleingelassen.
Dieser Ratgeber durchbricht erstmals ein Tabu. Er begegnet Ängsten mit offenen Informationen. Er bringt Erfahrungsbeispiele. Und er gibt Mut zum Durchhalten. Eine wichtige Lebenshilfe.

Merren Parker, David Mauger
Das krebskranke Kind
Hilfen für Eltern und Erzieher. Aus dem Englischen von Gisela Haas und Dr. Rainer Appell.
148 Seiten, Format 14 × 21 cm.